Entwicklungsdiagnostik

Kompendien Psychologische Diagnostik

Band 13

Entwicklungsdiagnostik

von Prof. Dr. Günter Esser und Prof. Dr. Franz Petermann

Herausgeber der Reihe:

Prof. Dr. Franz Petermann und Prof. Dr. Heinz Holling

Entwicklungs-diagnostik

von

Günter Esser und Franz Petermann

HOGREFE

GÖTTINGEN · BERN · WIEN · PARIS · OXFORD · PRAG · TORONTO
CAMBRIDGE, MA · AMSTERDAM · KOPENHAGEN · STOCKHOLM

Prof. Dr. Günter Esser, geb. 1950. 1968–1973 Studium der Psychologie in Gießen. 1980 Promotion. 1982–1995 Leiter der AG Neuropsychologie des Kindes- und Jugendalters im Zentralinstitut für Seelische Gesundheit in Mannheim. 1990 Habilitation. 1998 Gründer der Akademie für Psychotherapie und Interventionsforschung, eine staatlich anerkannte Ausbildungsstätte für Kinder- und Jugendlichenpsychotherapie und der Bundesvereinigung Verhaltenstherapie im Kindes- und Jugendalter e.V. Seit 1996 Professor für Klinische Psychologie und Psychotherapie an der Universität Potsdam und Direktor der Psychologisch-Psychotherapeutischen Ambulanz.

Prof. Dr. phil. Franz Petermann, geb. 1953. 1972–1975 Studium der Mathematik und Psychologie in Heidelberg. Wissenschaftlicher Assistent an den Universitäten Heidelberg und Bonn. 1977 Promotion. 1980 Habilitation. 1983–1991 Leitung des Psychosozialen Dienstes der Universitäts-Kinderklinik Bonn, gleichzeitig Professor am Psychologischen Institut. 1991–2007 Lehrstuhl für Klinische Psychologie, seit 2007 Lehrstuhl für Klinische Psychologie und Diagnostik an der Universität Bremen und seit 1996 Direktor des Zentrums für Klinische Psychologie und Rehabilitation.

Bibliografische Information der Deutschen Nationalbibliothek

Die Deutsche Nationalbibliothek verzeichnet diese Publikation in der Deutschen Nationalbibliografie; detaillierte bibliografische Daten sind im Internet über http://dnb.d-nb.de abrufbar.

Göttingen • Bern • Wien • Paris • Oxford • Prag • Toronto
Cambridge, MA • Amsterdam • Kopenhagen • Stockholm
Rohnsweg 25, 37085 Göttingen

http://www.hogrefe.de
Aktuelle Informationen • Weitere Titel zum Thema • Ergänzende Materialien

Satz: ARThür, Grafik-Design & Kunst, Weimar
Druck: Druckerei Hubert & Co, Göttingen
Printed in Germany
Auf säurefreiem Papier gedruckt

ISBN 978-3-8017-2232-6

Inhaltsverzeichnis

1 Grundlagen der Entwicklungsdiagnostik

1.1 Entwicklungsbegriff

Eine einheitliche präzise Definition des Entwicklungsbegriffes lässt sich bis heute nicht in der entwicklungspsychologischen Literatur finden. Konsens besteht inzwischen darüber, dass die Entwicklung eines Menschen die *gesamte Zeitspanne* seines Lebens umfasst, also von der Konzeption bis zum Tode reicht (Ettrich, 2000). Eine anerkannte und oft zitierte Definition liefert Thomae (1959, S. 10), der Entwicklung definiert als „eine Reihe von miteinander zusammenhängenden Veränderungen, die bestimmten Orten des zeitlichen Kontinuums eines individuellen Lebenslaufs zuzuordnen sind". Entwicklung bezeichnet demnach eine intraindividuelle Veränderung des Verhaltens und Erlebens und der ihnen zugrunde liegenden psychischen Komponenten. Die verschiedenen Komponenten müssen jedoch in einem inneren Zusammenhang stehen, also Späteres muss auf Früheres bezogen werden und Veränderungen müssen über längere Zeiträume stabil bleiben (Ettrich, 2000). Nickel, Karch, Michaelis und Rennen-Allhoff (1989, S. 36) definieren Entwicklung als einen „differentiellen, gerichteten und kumulativen Prozess, der sich stets über einen längeren Zeitraum erstreckt; er bezieht sich sowohl auf Veränderungen im individuellen Lebenslauf, als auch auf relative Konstanz interindividueller Unterschiede; an ihm ist eine Vielzahl innerer und äußerer Faktoren beteiligt, und er vollzieht sich in enger Wechselbeziehung mit den jeweiligen soziokulturellen und historisch-epochalen Gegebenheiten."

Entwicklung = gesamte Lebensspanne

Den meisten entwicklungsdiagnostischen Verfahren liegt jedoch meist ein deutlich *engerer Entwicklungsbegriff* zugrunde. Der traditionelle Entwicklungsbegriff orientiert sich an Reifungsprozessen und bezieht sich auf eine Veränderungsreihe mit mehreren, aufeinander aufbauenden Schritten in Richtung eines höherwertigen Endzustands. Ettrich (2000, S. 22) fasst folgende Kriterien für die Entwicklung im Kindes- und Jugendalter zusammen, die sich nach Aussage des Autors jedoch nicht einfach auf spätere Lebensphasen übertragen lassen:

Enger Entwicklungsbegriff

- *Sequentialität:* Veränderung vollzieht sich in einer geordneten Abfolge von Stufen oder Stadien,
- *Irreversibilität:* Abfolge dieser Schritte ist nicht umkehrbar,
- *Unidirektionalität:* Veränderungen verlaufen in eine Richtung, Ausrichtung auf einen bestimmten Endzustand oder ein Endziel,

- *Universalität:* relativ identischer Verlauf der Veränderungsprozesse für alle Individuen, nur Entwicklungsgeschwindigkeit variiert,
- *Strukturalismus:* Veränderungen sind qualitativer Natur.

Das Stufenmodell der Entwicklung entspricht diesen Kriterien. Diese traditionelle Sichtweise ist deutlich mit biologischen Reifungsmodellen der Entwicklung verhaftet. Ein solcher Entwicklungsbegriff ist jedoch zu eng gefasst und empirisch schwer belegbar. Diese traditionelle Beschreibung reicht nach heutigem Forschungsstand als Erklärungsmodell allein nicht mehr aus (zusammenf. s. a. Petermann & Macha, 2008a). Neuere Forschungsbefunde stellen dieses Konzept in Frage, da Stufenfolgen der Entwicklung nicht linear verlaufen und Sprünge zwischen den Stufen keine Ausnahme bilden (Petermann & Macha, 2005a). Veränderungen lassen sich nicht ausschließlich als Abfolge mehrerer auseinander hervorgehender Schritte beschreiben, sondern stellen eher einen Wandel des Ausgangszustandes dar (Montada, 2002) und lassen sich nur multikausal erklären. Bei der traditionellen Definition finden auch Fehlentwicklungen und Abbauprozesse im Alter kaum Berücksichtigung. Kritisch muss auch die Annahme eines End- oder Reifezustandes gesehen werden. Dieser Begriff suggeriert das Fehlen weiterer Veränderungen, also nach Erreichen des Endzustandes lebenslange Stagnation oder absolute Stabilität. Endpunkte und Zielzustände lassen sich für Entwicklungsveränderungen nicht verbindlich definieren, sondern sind multidirektional. Durch Umweltfaktoren sind Veränderungen grundsätzlich während der gesamten Lebensspanne möglich. Viele Veränderungen enthalten neben qualitativen (Erwerb neuer Fähigkeiten) auch quantitative (Zuwachs an Wissen) Aspekte. Die Annahme der Universalität vernachlässigt kulturspezifische Einflüsse wie Veränderungen, die sich durch Normen oder Anforderungen entwickeln. Dabei muss auch Beachtung finden, dass sich das Kind zunächst in allen wesentlichen Lebensfragen und Entscheidungen in vollkommener Abhängigkeit vom Erwachsenen befindet. Eine ausführliche Kritik am traditionellen Entwicklungsbegriff findet sich bei Montada (2002).

Entwicklung verläuft nicht linear

Aktuelle Forschungskonzepte lösen sich von den traditionellen Reifungstheorien und gehen davon aus, dass normale Entwicklungsverläufe einer *beträchtlichen Variabilität* unterliegen. Zum Beispiel lernt ein Teil von Kindern das freie Laufen ohne den voran gegangenen Entwicklungsschritt des flüssigen Krabbelns vorher durchlaufen zu haben. So können verschiedene Kinder in ihrer Entwicklung deutlich voneinander abweichen und sich dennoch normal entwickeln (Petermann & Macha, 2005a). Die moderne Entwicklungspsychologie versteht die Entwicklung als *multifaktorielles Geschehen*, berücksichtigt die Erklärung von Entwicklungsunterschieden und bezieht die *Wechselwirkung zwischen Person und Umwelt* mit ein. Entwicklungsprozesse werden von biologischen, sozialen und psychischen Faktoren beeinflusst und beinhalten Reifung, Lernen und Selbststeuerung (Montada,

Entwicklungsverläufe sind sehr variabel

2002). Beide Entwicklungsbegriffe schließen sich somit einander nicht aus. Je nach betrachteter Entwicklungsdimension und je nach untersuchtem Entwicklungsabschnitt ist der eine oder der andere Ansatz in seinem Beschreibungs- und Erklärungswert jeweils zu diskutieren. Entwicklung sollte somit weder als ausschließliches Korrelat genetisch determinierter neurobiologischer Reifungsvorgänge noch als einziges Ergebnis der Stimulation durch die Umwelt verstanden werden. Wie und in welchem Ausmaß der individuelle Genotyp und darin angelegte Reifungsphänomene mit jeweils spezifischen Umwelteinflüssen interagieren, lässt sich für die verschiedenen Entwicklungsbereiche für ein Individuum nur schwer bestimmen (Reuner & Pietz, 2006).

Biopsychosoziales Entwicklungsmodell

1.2 Was ist das Besondere an Entwicklungsdiagnostik – Abgrenzung zur Leistungsdiagnostik

Lienert und Raatz (1998, S. 1) bezeichnen einen entwicklungspsychologischen Test „als ein wissenschaftliches Routineverfahren zur Untersuchung eines oder mehrerer empirisch abgrenzbarer Persönlichkeitsmerkmale mit dem Ziel einer möglichst quantitativen Aussage über den relativen Grad der individuellen Merkmalsausprägung.“ Entwicklungsdiagnostik stellt ein Teilgebiet der Diagnostik dar und beschäftigt sich überwiegend mit der (frühen) Kindheit (Margraf-Stiksrud, 2003, S. 1097). Entwicklungsdiagnostik im engeren Sinn bezieht sich dabei auf *Entwicklungstests* (Macha & Petermann, 2006). Entwicklungstests erfassen im Vergleich zu Leistungstests ein sehr *breites Spektrum verschiedener Funktionsbereiche* und treffen Aussagen zum *allgemeinen Entwicklungsstand* des Kindes. Somit ist es „... kennzeichnend für Verfahren in der frühen Kindheit, dass sie mehrere Funktionsbereiche erfassen, deren Gesamtheit den allgemeinen Entwicklungsstand des Kindes, manchmal auch die Struktur der Entwicklung abbilden soll.“ (Margraf-Stiksrud, 2003, S. 1105). Die Besonderheit allgemeiner Entwicklungstests liegt somit darin, dass sie eine differenzierte Orientierung über ein breites Spektrum kindlicher Entwicklung ermöglichen (Hagmann-von Arx, Meyer & Grob, 2008). Verfahren der Entwicklungsdiagnostik bilden mehrere Funktionsbereiche ab, deren Gesamtheit den allgemeinen Entwicklungsstand des Kindes darstellen soll. Entwicklungstests erfassen eine hohe Bandbreite kindlicher Entwicklung wie Körpermotorik, Handmotorik, Wahrnehmung, Lernen und Gedächtnis, kognitive Entwicklung, Sprachentwicklung, Sozialentwicklung und emotionale Entwicklung. Bei der Entwicklungsdiagnostik geht es vor allem darum, Entwicklungsabweichungen aufzudecken, um eine frühzeitige Förderung zu begründen und langfristige ungünstige Entwicklungsmuster zu vermeiden (Margraf-Stiksrud, 2003). Entwicklungstests eignen sich zudem zur Beurteilung des Ausmaßes erzielter Veränderungen und in besonderer

Entwicklungstests sind zentral

Entwicklungstests und Verlaufskontrolle

Weise zur Verlaufskontrolle und Evaluation von Interventionsmaßnahmen (Petermann & Macha, 2005a).

Ein weiteres Merkmal von Entwicklungstests liegt darin, dass methodisch bedingt Aspekte der klassischen Testgütekriterien gelegentlich zugunsten inhaltlicher Gültigkeit vernachlässigt werden müssen (Petermann & Macha, 2003). Entwicklungsdiagnostik ist geprägt von systematischen Beobachtungen von Verhaltensweisen, die der Säugling spontan zeigt oder die durch Animation stimuliert werden (Macha, Proske & Petermann, 2005). Entwicklungstests ermöglichen diagnostische Untersuchungen und Verhaltenseinschätzungen bereits im Säuglingsalter, während Leistungstests meist erst ab einem Alter von vier Jahren sinnvoll sind. Im Vergleich zur Leistungsdiagnostik setzt die Entwicklungsdiagnostik besondere Anforderungen an den Untersucher und das Setting voraus (Macha et al., 2005). Der Umgang mit Säuglingen und Kleinkindern erfordert viel Erfahrung, Empathiefähigkeit sowie eine sehr gute Beherrschung des Untersuchungsmaterials. Zudem muss der Testleiter in der Lage sein, die Aufgaben flexibel an die Motivation und Aufmerksamkeitsbereitschaft des Kindes anzupassen (vgl. Kapitel 4).

Verhaltenseinschätzungen sind bedeutsam

Allgemeine Entwicklungstests sollten ein theoretisches Konzept über Entwicklungsgesetzmäßigkeiten und theoretisch begründbare Aussagen vorweisen (Margraf-Stiksrud, 2003). Nach Rennen-Allhoff und Allhoff (1987, S. 1) geht es „um die interindividuellen Unterschiede in der intraindividuellen (entwicklungsmäßigen) Verhaltensvariation". Die Besonderheit der Entwicklungsdiagnostik besteht dabei darin, dass unter Veränderungen in definierten Situationen der altersabhängig verlaufende Entwicklungsprozess gemeint ist. Es sollen dabei Verhaltens- und Erlebensaspekte erfasst und geprüft werden, die eine Entwicklung von Merkmalen anzeigen (Margraf-Stiksrud, 2003).

1.3 Ziele und Aufgaben der allgemeinen Entwicklungsdiagnostik

Häufig wird der Begriff der Entwicklungsdiagnostik ausschließlich als Synonym für einen Entwicklungstest verwendet. Es sollte allerdings berücksichtigt werden, dass es sich dabei um eine stark verkürzte Sichtweise handelt. Allein mittels Entwicklungstests können keine hinreichenden Aussagen über den komplexen Ablauf frühkindlicher Entwicklung gegeben werden. Eine fachgerechte Entwicklungsdiagnostik beinhaltet neben dem Einsatz standardisierter Entwicklungstests auch eine sorgfältige Anamnese zum bisherigen Entwicklungsverlauf, Beobachtungen des Kindes sowie Befragungen von Bezugspersonen zu den Fähigkeiten und Fertigkeiten des Kindes (Sarimski, 2009; Reuner & Pietz, 2006).

Anamnese des Entwicklungsverlaufs

Zu den Aufgaben entwicklungsdiagnostischer Verfahren gehören nach Petermann und Rudinger (2002; vgl. Petermann, 1998) das Erkennen:
- einer *Entwicklungsstörung*,
- eines *Entwicklungsstillstandes*,
- eines *Entwicklungsrückstandes* sowie
- einer *beschleunigten Entwicklung* (vgl. Petermann & Macha, 2008b).

Die Verfahren sollen das gegebene Verhalten eines Kindes mit dem durch eine Normstichprobe ermittelten Verhalten vergleichen. Ziel der Entwicklungsdiagnostik ist es, eine Person anhand beobachteter Verhaltensweisen auf der entsprechenden Entwicklungsvariablen einzuordnen. Dabei interessieren neben qualitativen und quantitativen Veränderungen auch Verlauf, Geschwindigkeit und Muster dieser Veränderungen (Rennen-Allhoff, 1989).

Entwicklungsdiagnostik ist durch eine hohe *praktische Relevanz* gekennzeichnet. Sie soll den Entwicklungsstand eines Kindes erfassen, dabei Entwicklungsabweichungen und -defizite identifizieren, Ressourcen aufdecken sowie Aussagen zur Prognose treffen. Sie bietet eine wesentliche Grundlage für eine differenzierte Therapieplanung und Evaluation. Damit dienen Entwicklungstests der Beantwortung vielfältiger Fragestellungen, die die gesamte Bandbreite normaler und abweichender Entwicklungsverläufe umfassen. Insgesamt lassen sich vier Ziele der allgemeinen Entwicklungsdiagnostik festhalten (Reuner & Pietz, 2006):
- Ein erstes Ziel stellt die *Statusdiagnostik* dar, die die Bestimmung des momentanen Entwicklungsstandes eines Kindes im Vergleich zu einer Gruppe Gleichaltriger beinhaltet. **Statusdiagnostik**
- Als zweites Ziel ist das *förderdiagnostische Vorgehen* zu benennen, das häufig eine Mehrfachuntersuchung beinhaltet, um entsprechende therapeutische oder pädagogische Interventionen gezielt planen zu können. Dabei liegt ein Schwerpunkt auch auf der Herausarbeitung kindlicher Stärken und Ressourcen. Mittels nachfolgender diagnostischer Maßnahmen werden diese Interventionen wiederum auf Erfolg überprüft. Dies verdeutlicht den Verlaufscharakter der Förderdiagnostik. **Förderdiagnostik**
- Die *Qualitätssicherung* medizinischer Prozeduren gilt als ein weiteres Ziel allgemeiner Entwicklungsdiagnostik. Zum Beispiel soll die Qualität der Intensivmedizin in der Neonatalperiode durch strukturierte Nachuntersuchungen Frühgeborener mittels standardisierter Verfahren geprüft und sichergestellt werden. **Qualitätssicherung**
- Das vierte Ziel der Entwicklungsdiagnostik beinhaltet die *Prognose*. Vor allem wird hier das Bestreben genannt, mittels der Ergebnisse von Entwicklungstests im Säuglings- und Kleinkindalter, eine spezifische Vorhersage über spätere Intelligenzleistungen zu treffen. Sowohl die Tatsache, dass sich diese Forderung nur begrenzt erfüllen lässt, als auch die Annahme, dass die Zuverlässigkeit solcher Entwicklungsprognosen mit zunehmenden Entwicklungsabweichungen ansteigt, wird von verschie- **Prognose**

denen Quellen bestätigt (Petermann & Macha, 2005a; Macha et al., 2005; vgl. Kapitel 2.3).

Entwicklungsscreenings für Kinderärzte

Entwicklungsdiagnostik findet in verschiedenen Bereichen Anwendung. Der Einsatz hängt in erster Linie immer von der diagnostischen Fragestellung ab. Während Entwicklungsscreenings beispielsweise eine entscheidende Grundlage für Vorsorgeuntersuchungen in kinderärztlichen Praxen bilden, stellen allgemeine Entwicklungstests einen wichtigen Marker der Eingangs- und Förderdiagnostik im Sinne allgemein-orientierender Diagnostik dar und geben unabdingbare Hinweise auf vorliegende Entwicklungsdefizite (Müller, 2003). Zudem finden Entwicklungstests Anwendung, wenn das Ausmaß der bereits erzielten Veränderungen des betroffenen Kindes beurteilt werden soll.

Zusammenfassend lässt sich feststellen, dass die Aufgaben und Ziele entwicklungsdiagnostischen Vorgehens sich nicht auf einen spezifischen Bereich begrenzen lassen. Die aktuelle Entwicklungsdiagnostik zielt darauf ab, den Entwicklungsstand der entsprechenden Funktionsbereiche sowie Entwicklungsdefizite und -ressourcen eines Kindes intraindividuell sowie in Bezug zur Altersnorm festzuhalten (Hagmann-von Arx et al., 2008).

2 Methodische Anforderungen an Entwicklungstests

Allgemeine Entwicklungstests sollen in der Regel eine Vielzahl von Aufgaben erfüllen. Dazu gehören das Erkennen einer Entwicklungsstörung, eines Entwicklungsstillstandes, eines Entwicklungsrückstandes sowie einer beschleunigten Entwicklung (Petermann & Rudinger, 2002; vgl. Petermann, 1998). Zudem verfolgen sie das Ziel, aus den Testergebnissen Prognosen bezüglich der weiteren Entwicklung abzuleiten. In der Vergangenheit basierte die Konstruktion eines Entwicklungstests häufig nur auf inhaltlicher Plausibilität. Fundierte testtheoretische Überlegungen wie auch ein zugrunde liegendes theoretisches Konzept fehlten. Dieses Vorgehen gilt als wissenschaftstheoretisch überholt. Die geforderten entwicklungspsychologischen und testtheoretischen Begründungen können jedoch von Entwicklungstests nicht immer voll erfüllt werden.

Entwicklung kann auch beschleunigt sein

Zu den Hauptkriterien innerhalb der klassischen Testtheorie gehören *Objektivität, Reliabilität* und *Validität* eines Tests. Zu diesen Kriterien zählen ebenso die Itemkenngrößen, Trennschärfe, Itemschwierigkeit und Itemhomogenität. Margraf-Stiksrud (2003) gibt zu bedenken, dass nur die genaue Berücksichtigung der Testgütekriterien gewährleistet, dass auch nur die Lösung eines einzelnen Items richtig beurteilt wird.

Forderungen der klassischen Testtheorie

2.1 Objektivität entwicklungsdiagnostischer Verfahren

Ein objektives Verfahren ist hinsichtlich seiner Durchführung, Auswertung und Interpretation vom Testleiter unabhängig. Ein Test wäre demnach vollkommen objektiv, wenn verschiedene Untersucher bei derselben Person die gleichen Ergebnisse erzielen (Lienert & Raatz, 1998). Die Objektivität stellt die Basis für den Einsatz standardisierter psychologischer Verfahren dar. Das Gütekriterium lässt sich über eine interpersonelle Übereinstimmung bezüglich Durchführung, Auswertung und Interpretation erfassen.

Die Durchführungsobjektivität betrifft die äußeren Bedingungen der Testung, die sich auf das Material und die Instruktionen sowie das Verhalten des Untersuchers während der Untersuchung beziehen. Kubinger (2006) legt dabei den Schwerpunkt auf das Verhalten des Testleiters und verwendet anstelle von Durchführungsobjektivität den Terminus *„Testleiterunabhängigkeit“* (S. 35). Die Durchführungsobjektivität setzt eine hohe Standardisierung der Testsituation, des Materials und der Testanleitungen (Instruktionen) voraus, um zufällige oder systematische Verhaltensveränderungen des Untersuchers auszuschließen (Fisseni, 2004; Kubinger, 2006).

Auswertungsobjektivität

Die Auswertungsobjektivität ist gegeben, wenn verschiedene Untersucher den gleichen Antworten identische numerische Werte zuordnen (Fisseni, 2004). Diese Anforderung lässt sich bei festen Antwortvorgaben (z. B. Multiple Choice) leichter realisieren, als bei einem offenen Antwortformat, das sehr genaue Auswertungsrichtlinien voraussetzt (Kubinger, 2006; Lienert & Raatz, 1998). Weiterhin sollte das Untersuchungsergebnis unabhängig davon sein, wer es beurteilt (Interpretationsobjektivität). Verschiedene Untersucher sollten aus dem Testergebnis einer Person gleiche Schlussfolgerungen ziehen.

Setting kindgemäß gestalten

Die Objektivität fällt umso höher aus, je standardisierter die Untersuchungssituation, das Testmaterial und die Instruktionen sind, je exakter die Auswertungsregeln und Bewertungskriterien definiert und je eindeutiger die Interpretationsmöglichkeiten (Normwerte, Fallbeispiele) beschrieben sind. Bei älteren Kindern und Erwachsenen lässt sich das Kriterium weitgehender Objektivität durch ein standardisiertes Vorgehen in der Regel erreichen. Insbesondere bei der Untersuchung jüngerer Kinder können diese idealen Bedingungen jedoch nicht immer exakt umgesetzt werden. Im entwicklungsdiagnostischen Setting werden Ergebnisse in Entwicklungstests gewonnen, indem der Testleiter spontanes Verhalten des Kindes beobachtet, Verhaltensreaktionen stimuliert, die Bezugspersonen befragt und diese Informationen zusammenfassend einschätzt. Margraf-Stiksrud (2003) weist darauf hin, dass ein völlig schematisches Vorgehen bei der Durchführung eines Entwicklungstests bei Kleinkindern vermutlich noch unzuverlässigere Werte ergeben würde als ein flexibles, der Situation angepasstes Vorgehen. Da eine willentliche Steuerung der Aufmerksamkeit bei Säuglingen und Kleinkindern noch nicht gelingt, hängt das Testverhalten in hohem Maße von situativen Bedingungen ab. So müssen das im Verlauf der Testung variierende Interesse, die schwankende Motivation und begrenzte Aufmerksamkeitsspanne sowie auch das momentane Aktivitätsniveau und die körperliche Befindlichkeit eines Kleinkindes Berücksichtigung finden (Fuiko, 2003). So ist ein standardisiertes Vorgehen im Säuglingsalter häufig nicht möglich. Der mangelnden Standardisierbarkeit der Datengewinnung kann mit

Training der Testleiter nötig

einem umfangreichen Training des Testleiters begegnet werden. Die meisten Verfahren erfordern daher eine intensive Einarbeitung in die Methode sowie viel Erfahrung im Umgang mit Kindern, um ein möglichst objektives Vorgehen zu garantieren.

2.2 Reliabilität entwicklungsdiagnostischer Verfahren

Die Reliabilität oder Zuverlässigkeit eines Tests beschreibt den *Grad an Genauigkeit* mit der ein Testverfahren ein bestimmtes Persönlichkeits- oder Verhaltensmerkmal erfasst, gleichgültig ob der Test dieses Merkmal auch zu messen beansprucht (Lienert & Raatz, 1998). Eine präzise Durchführung und Auswertung der Testaufgaben stellen eine grundlegende Voraussetzung der Messgenauigkeit dar (Objektivitätsproblem). Je höher die Reliabilität eines Verfahrens, desto geringer der Messfehler. Reliabilitätskoeffizienten bewegen sich zwischen 0 (Testergebnis besteht ausschließlich aus Messfehlern) und 1 (kein Messfehler). Zu den Methoden der Reliabilitätsprüfung gehören die Testwiederholungs- oder Retestmethode, die Paralleltestmethode und die Testhalbierungs- oder Splithalfmethode (s. a. Petermann & Macha, 2008a).

Reliabilitätsprüfung

Bei der Retest-Methode findet eine Wiederholung des gleichen Tests nach einem bestimmten Zeitintervall statt. Die Wiederholungsmessungen erfolgen dabei in der Regel nach zwei bis drei Monaten. Diese Methode ist jedoch für Instrumente des Säuglings- und Kleinkindalters nur bedingt zu empfehlen, da sie sich schwer mit den entwicklungspsychologischen Grundannahmen vereinbaren lässt. Insbesondere in diesem Altersbereich finden rasche Veränderungen in Wochen- oder Monatsschritten bei den Kindern statt, wobei Entwicklungsgeschwindigkeit und Verlaufsformen variieren. Bei größeren Zeitintervallen zwischen den Untersuchungen werden somit die Retestkennwerte nicht nur durch die Reliabilität des Verfahrens, sondern durch tatsächlich stattfindende zwischenzeitliche Entwicklungsprozesse bestimmt (Renner, 2009). Bei einem eher kurzen Intervall können Übungseffekte und die zunehmende Vertrautheit mit der Situation die Reliabilitätskennwerte verfälschen.

Die Erfassung der Paralleltest-Reliabilität erfolgt durch eine Testwiederholung mit einer Parallelform, die das gleiche Merkmal erfasst. Bei der Reliabilitätsschätzung findet eine Ermittlung der Korrelationen zwischen den Parallelformen statt. Diese Form der Reliabilitätsmessung eignet sich im Bereich der Entwicklungsdiagnostik nicht, da meist keine Paralleltests vorliegen. Da das sich entwickelnde Verhaltensrepertoire in den ersten Jahren noch recht eingeschränkt ist, gestaltet es sich schwierig, tatsächlich indikationsidentische Items zu finden. Viele Aufgaben weisen eine gewisse Einmaligkeit auf. Dies zeigt sich auch darin, dass in verschiedenen Tests ähnliche Aufgaben Anwendung finden (Fuiko, 2003). Kubinger (2006) weist außerdem darauf hin, dass die Korrelation zwischen Test und Paralleltest eher ein Kriterium dafür darstellt, wie gut die Konstruktion des Paralleltests gelungen ist und nicht unbedingt, wie zuverlässig die Messungen ausfallen.

Paralleltests existieren kaum

Ettrich (2000) empfiehlt zur Überprüfung der Reliabilität von Entwicklungstests die Splithalf- oder Testhalbierungsmethode oder deren Verallgemeinerung zur Konsistenzanalyse. Bei der Testhalbierungsmethode erfolgt eine Teilung des Tests nach einem bestimmten Kriterium (z. B. Paarlinge nach Schwierigkeit und Trennschärfe) in zwei Teile. Anschließend wird die Korrelation zwischen den beiden Testhälften berechnet und auf die Gesamtlänge hin korrigiert. Bei der Konsistenzanalyse wird die Testhalbierung solange fortgesetzt, bis sich für jedes Einzelitem ein Konsistenzwert berechnen lässt. Das heißt, der Test wird in genau so viele Teile zerlegt, wie Items vorhanden sind. Diese Methode lässt sich im Bereich der Entwicklungsdiagnostik jedoch nur bedingt einsetzen. Für einzelne Altersstufen stehen meist nur ein oder sehr wenige Items zu Verfügung, zudem fallen die Skalen häufig nicht homogen aus, was jedoch eine Grundvoraussetzung für die Konsistenzanalyse darstellt.

Reliabilitätsaussagen fehlen manchmal

Eine hohe Messgenauigkeit des Testverfahrens stellt eine logische Voraussetzung für die (externe) Validität dar (Rost, 2004). Bei Entwicklungstests lassen sich im Vergleich zu Testverfahren im Erwachsenenalter jedoch nur selten hohe Werte erreichen. Aufgrund der geschilderten Problematik sind fehlende Angaben zur Reliabilität eines Tests sowie auch unzureichende Untersuchungen bei entwicklungsdiagnostischen Verfahren keine Ausnahme.

2.3 Validität entwicklungsdiagnostischer Verfahren

Die Validität oder *Gültigkeit* eines Tests bezeichnet das Ausmaß, mit dem ein Test dasjenige Merkmal, das er zu messen oder zu vorhersagen beansprucht, auch tatsächlich misst (Lienert & Raatz, 1998). Die Validität stellt das wichtigste Gütekriterium dar. Gleichzeitig lässt es sich am schwierigsten überprüfen. Das zentrale Problem der Validität eines Entwicklungstests besteht in der fehlenden theoretischen Fundierung und in der häufig nicht vorhandenen empirischen Verankerung eines Entwicklungskontinuums (Ettrich, 2000). Häufig fehlt bereits eine theoretische und praktische Beschreibung des Zwecks des Verfahrens (Rennen-Allhoff & Allhoff, 1987). So verfolgen viele Entwicklungstests die Entdeckung von Entwicklungsstörungen als Ziel. Dabei bleibt unklar, ob es sich um bereits vorliegende Störungen handelt oder ob im Sinne einer Früherkennung Kinder herausgefiltert werden sollen, die mit einer gewissen Wahrscheinlichkeit eine solche Störung entwickeln werden. Zudem fällt die Validität entwicklungsdiagnostischer Ergebnisse angesichts der Besonderheiten in der Durchführung entwicklungsdiagnostischer Verfahren geringer aus als bei Testverfahren für das Vor- und Grundschulalter (Sarimski, 2009).

Ziel: Entdeckung von Entwicklungsstörungen

Die Feststellung der Validität geschieht aufgrund der Übereinstimmung des Testergebnisses mit einem Kriterium. Je nach Art des Kriteriums lassen sich verschiedene Konzepte der Validität unterscheiden (Ingenkamp & Lissmann, 2005). Grundsätzlich wird zwischen Inhaltsvalidität, Konstruktvalidität und kriteriumsbezogener Validität differenziert (Baving & Schmidt, 2000). Inhaltliche Validität stellt das Ausmaß dar, in dem das Gemessene das zu Messende unmittelbar repräsentiert. Ein Test gilt als inhaltlich valide, wenn er das zu interessierende Merkmal präzise erfasst und im Idealfall selbst das optimale Kriterium für die Verhaltensweise darstellt. Diese Form der Validierung lässt sich häufig bei Entwicklungstests finden. Die inhaltliche Validität wird bei entwicklungsdiagnostischen Verfahren jedoch meist nur mit der Tatsache begründet, dass mit steigendem Alter umfangreichere sowie eine höhere Anzahl von Aufgaben gelöst werden können. Die Differenzierungsfähigkeit wird zum Beispiel dadurch belegt, dass sich früh- und reifgeborene Kinder hinsichtlich ihrer Fähigkeiten statistisch bedeutsam unterscheiden (Sarimski, 2009). Entsprechende Unterschiede konnten für den Bayley II sowie für den ET 6-6 ermittelt werden (Macha et al., 2005). Dagegen ließen sich für die deutsche Fassung der Griffiths-Entwicklungsskalen (GES) nur geringfügige Unterschiede zwischen früh- und reifgeborenen Säuglingen nachweisen. Somit bezogen die Autoren der GES die Entwicklungsergebnisse beider Teilgruppen in die Normierung ein. Die Überprüfung der Inhaltsvalidität erfolgt häufig durch ein Expertenrating (Lienert & Raatz, 1998; Lissmann, 2003). Die Höhe der inhaltlichen Validität ergibt sich durch die inhaltliche Betrachtung der Items. Aufgrund der daraus resultierenden mangelnden mathematischen Operationalisierbarkeit findet die Inhaltsvalidität in der klassischen Testtheorie wenig Beachtung (Heller, 2000). Die Inhaltsvalidität ist nicht zu verwechseln mit der Augenscheinvalidität. Hierbei handelt es sich um den Aspekt, dass einer Testperson augenscheinlich klar ist, was der Test zu messen beabsichtigt (Kubinger, 2006).

Validitätskonzepte

Inhaltsvalidität = Expertenrating

Die Konstruktvalidität ist gegeben, wenn die gemessenen Eigenschaften mit einem theoretischen Modell übereinstimmen. Die Konstruktvalidierung zielt demnach auf die theoretische Klärung dessen ab, was der Test misst, also inwieweit ein bestimmter Test ein intendiertes theoretisches Konstrukt erfasst. Es lässt sich zwischen konvergenter und diskriminanter Konstruktvalidierung unterscheiden. Ein Test sollte demnach hoch mit konstruktnahen Variablen korrelieren (konvergente Konstruktvalidität) und negative oder nur geringe positive Korrelationen mit Variablen zeigen, mit denen er keine theoretische Übereinstimmung aufweist (diskriminante Konstruktvalidität). Zur Bestimmung der Konstruktvalidität liegen mehrere komplexe statistische Verfahren vor. Dabei findet insbesondere die Faktorenanalyse häufig Anwendung. In Bezug auf Entwicklungstests kam jedoch immer wie-

Konstruktvalidität

der die Frage auf, ob der allgemeine Entwicklungsstand überhaupt als latente Variable angenommen werden kann, da es sich bei diesem Merkmal um ein sehr heterogenes Merkmal handelt, das sich zudem im Verlauf der Entwicklung eines Kindes qualitativ verändert.

Die kriteriumsbezogene Validität ergibt sich durch die Korrelation der Testergebnisse einer Stichprobe mit einem sogenannten Kriterium, das unabhängig vom Test erhoben wird (Lienert & Raatz, 1998). Liegt kriteriumsbezogene Validität vor, besteht ein empirischer Zusammenhang zwischen dem Verhalten in der Testsituation und dem Verhalten außerhalb der Testsituation (Fisseni, 2004). Untersuchungen, in denen die Resultate eines Entwicklungstests mit den Ergebnissen eines anderen entwicklungsdiagnostischen Verfahrens verglichen werden, lassen sich im Säuglings- und Kleinkindalter eher selten finden (Sarimski, 2009). Im Rahmen der Früherkennung besteht ein besonderes Interesse an der prognostischen Validität. Bei der Vorhersagevalidität wird der Test mit einem Kriterium, das in der Zukunft liegt, korreliert, beispielsweise die Ermittlung des Zusammenhangs eines Vorschultests mit dem Schulerfolg am Ende des ersten Schuljahres (Kubinger, 2006). Nicht alle entwicklungsdiagnostischen Untersuchungen erfüllen dieses Kriterium. Die prognostische Aussagekraft von entwicklungsdiagnostischen Verfahren ist durch die raschen entwicklungsbedingten Veränderungen sowie durch die Schwierigkeit eingeschränkt, Vorläufer von komplexen Funktionen in den Bereichen Wahrnehmung, Kognition und Sprache zuverlässig abzubilden (Sarimski, 2009). Die prognostische Validität von Entwicklungstests fällt insbesondere dann gering aus, wenn die Kinder zum Untersuchungszeitpunkt jünger als zwei Jahre sind und die Abstände zwischen den Untersuchungen sehr lang ausfallen. Zudem lassen sich bei durchschnittlichen oder leicht abweichenden Testergebnissen nur schwer prognostische Aussagen treffen. Somit sollte der Untersucher eher von einem gegenwärtigen Entwicklungsstand sprechen, ohne damit eine Prognose für die Leistungsentwicklung im Vor- und Grundschulalter zu stellen (Sarimski, 2009; vgl. Kapitel 3).

Vorhersagevalidität

Bei der Auswahl geeigneter Testverfahren müssen neben den klassischen Testgütekriterien (Validität, Reliabilität und Objektivität) auch zusätzliche klinische Erfordernisse im Auge behalten werden. Dazu gehört insbesondere die Frage, ob die entsprechenden Verfahren einen bedeutsamen Beitrag zur Diagnosestellung leisten. Zur Diagnostik von Entwicklungsstörungen ist es weiterhin notwendig, dass die Testverfahren ihr Differenzierungsoptimum im unteren Leistungsbereich aufweisen. Dies bedeutet, dass der Test eine ausreichende Zahl leichter Aufgaben für die betreffende Altersgruppe enthalten muss. Unter den Verfahren, die eine größere Altersspanne abdecken, sind danach jene zu bevorzugen, die sich am oberen Ende ihres Altersgeltungsbereiches befinden. Um niedrige und sehr nie-

Differenzierungsoptimum im unteren Bereich

drige Leistungen präzise erfassen zu können, muss die Normierungsstichprobe ausreichend groß sein und diesen Leistungsbereich hinreichend repräsentieren.

2.4 Normierung

Die Normierung ermöglicht die Herstellung eines Bezugssystems, um die Testwerte einer Person im Vergleich zu einer entsprechenden Referenzgruppe interpretieren zu können (Amelang & Schmidt-Atzert, 2006). Ebenfalls gestattet sie die Vergleichbarkeit von Ergebnissen unterschiedlicher Testverfahren (Lienert & Raatz, 1998). Die Normierung wird häufig zu den Nebengütekriterien gezählt, ist für die Beurteilung von Testresultaten jedoch höchst bedeutsam. Für eine zuverlässige Interpretation von Testergebnissen muss die Normierung mehrere Voraussetzungen erfüllen. Prinzipiell gilt, je größer und repräsentativer eine Normstichprobe ist, desto höher ist ihre Aussagekraft. Die *Größe der Stichprobe* stellt ein wesentliches Qualitätskriterium dar. Diese hängt sowohl vom Anwendungszweck des Verfahrens (Lienert & Raatz, 1998) als auch vom angestrebten Differenzierungsgrad ab (Rost, 2004). Hinweise zur Beurteilung der Größe der Normierungsstichprobe werden von Weise (1975, S. 219) gegeben, die von Fisseni (2004, S. 80) aufgegriffen wurden. Dabei gelten weniger als 150 Personen pro Altersgruppe als gering, zwischen 150 und 300 als mittel und darüber liegende Stichprobengrößen als hoch.

Normierung ist zentral

Die *Aktualität* der Normen stellt eine weitere wichtige Voraussetzung dar. Esser und Wyschkon (2003) heben die Bedeutung der Aktualität insbesondere für die Diagnose von Lese-Rechtschreibstörungen hervor. Zerahn-Hartung, Strehlow, Haffner, Pfüller, Parzer und Resch (2002) konnten für einen Zeitraum von etwa 20 Jahren nachweisen, dass sich die Leistungen in der sprachfreien Intelligenz deutlich verbesserten, während sich die Lese-Rechtschreibleistungen verschlechterten. Somit führt die Anwendung veralteter Normen dazu, dass deutlich mehr Kinder das Diskrepanzkriterium zwischen Intelligenz und Rechtschreibung (vgl. Kapitel 5.1.2) und damit auch die Kriterien für eine umschriebene Rechtschreibstörung erfüllen. Bei Intelligenztests haben Normenvergleiche gezeigt, dass schon innerhalb von zwei Jahrzehnten die Testnormen zu einer Überschätzung der Intelligenz um zehn Punkte führen können (Flynn-Effekt, Flynn, 1987). Ein zeitlicher Verfall der Normen lässt sich nicht nur bei Intelligenztests, sondern auch bei Entwicklungstests beobachten. Hanson, Smith und Hume (1985) konnten in ihrer Untersuchung mit den Griffiths-Entwicklungsskalen eine Verschiebung des Mittelwertes um zehn Punkte aufzeigen. Gross, Slagle, D'Eugenio und Mettelmann (1992) zeigten in einer Untersuchung mit den

Überschätzung der Intelligenz durch alte Normen

Bayley-Skalen, dass unter Verwendung aktualisierter Normen aus Kontrollgruppen der Prozentsatz der als normal eingestuften Risikogeborenen um circa 30 % niedriger und jener der beeinträchtigten Kinder zwei- bis dreimal höher lag als bei der Verwendung der ursprünglichen Testnormierung.

Säkulare Trends auffangen

Um säkulare Trends in der Leistungsentwicklung aufzufangen und Fehleinschätzungen zu vermeiden, sollte der Zeitpunkt der letzten Normierung nicht länger als zehn Jahre zurückliegen (Macha et al., 2005).

3 Leistungsfähigkeit entwicklungsdiagnostischer Instrumente

3.1 Chancen und Grenzen der Entwicklungsdiagnostik

Frühdiagnose

Die besondere Stärke von Entwicklungstests liegt in der Möglichkeit der Frühdiagnose von Entwicklungsabweichungen oder -verzögerungen. Wie bereits beschrieben, liefern Entwicklungstests differenzierte Informationen in Bezug auf ein breites Leistungsspektrum des Kindes. Sie ermöglichen zumeist eine Profildarstellung über verschiedene Leistungsbereiche (Körpermotorik, Sprachentwicklung, kognitive Entwicklung) und erlauben damit präzise quantitative Aussagen durch differenzierte Kategorien. Durch die Erstellung von Entwicklungsprognosen soll möglichen Fehlentwicklungen rechtzeitig entgegengewirkt werden (Petermann & Macha, 2005a). Das moderne Modell der Entwicklung verdeutlicht, dass Entwicklung beeinflussbar und gestaltbar ist, womit auf die Chancen von Entwicklungsdiagnostik hingewiesen wird. Gleichzeitig müssen jedoch auch das hohe Irrtumsrisiko beim Erstellen von Entwicklungsprognosen und damit die Grenzen der Entwicklungsdiagnostik aufgezeigt werden. Fehlerhafte oder undifferenzierte Aussagen über den Entwicklungsstand und Entwicklungsverlauf eines Kindes können einerseits überhöhte Erwartungen bei den Eltern wecken und zum Überschätzen von Möglichkeiten des Kindes und damit in Folge auch zu Überforderungssituationen führen. Sie können andererseits auch Hilflosigkeit, Angst und Enttäuschung sowie eigene Versagensgefühle bei den Eltern auslösen, zum Versäumen von Chancen und zur Durchführung nutzloser Untersuchungen beitragen (Fuiko, 2003). Somit müssen neben den Chancen, die die Entwicklungsdiagnostik bietet, auch deren Grenzen aufgezeigt werden.

Fehlerhafte Prognose

3.2 Klassifikationssysteme in der Entwicklungsdiagnostik

Die beiden bekanntesten und am häufigsten verwendeten Klassifikationssysteme stellen die Internationale Klassifikation der Erkrankungen der WHO (ICD-10, Dilling, Mombour, Schmidt & Schulte-Markwort, 2004) für alle psychischen und somatischen Krankheiten und das aus den USA stammende Diagnostische und Statistische Manual psychischer Störungen (DSM-IV-TR, Saß, Wittchen, Zaudig & Houben, 2003) dar. Leider eignen sich diese Klassifikationssysteme nicht für die Kleinkinddiagnostik, da sie nicht ausreichend im unteren Altersbereich differenzieren (Schmidt, 2008). Um diese Lücke zu schließen, wurde die Diagnostische Klassifikation 0–3 (Zero to Three) im National Center for Infant Programs in den USA entwickelt. Das Klassifikationssystem kategorisiert emotionale und verhaltensbedingte Muster, die signifikante Abweichungen von der Normalentwicklung der frühesten Kindheit aufweisen. Die Zero to Three-Klassifikation setzt sich aus insgesamt fünf diagnostischen Dimensionen zusammen, zu denen sich die entsprechenden Störungen zuordnen lassen. Achse 1 beschreibt primäre Diagnosen. Darunter fallen psychische Störungen wie zum Beispiel posttraumatische Stressstörungen, Affektstörungen, Anpassungsstörungen, Regulationsstörungen, Schlaf- und Essverhaltensstörungen. Die zweite Achse beinhaltet die Klassifikation der Beziehungsstörungen. Diese lassen sich zum Beispiel in überinvolviert, unterinvolviert, ängstlich gespannt, zornig-feindselig oder aber missbrauchend differenzieren. Die medizinischen Probleme, Entwicklungsstörungen und Krankheiten werden auf der Achse 3 kodiert. Die Achse 4 der Zero to Three-Klassifikation beschreibt die psychosozialen Belastungssituationen. Die fünfte Achse erfasst das funktionell-emotionale Entwicklungsniveau des Kindes. Der Zero to Three-Klassifikationsschlüssel stellt ein geeignetes Diagnoseinstrument dar, um Störungen des Kleinkindalters von null bis drei Jahren zu diagnostizieren und gilt als eine Ergänzung zum ICD-10 bzw. DSM-IV-TR (Herpertz-Dahlmann, Resch, Schulte-Markwort & Warnke, 2007).

Zero to Three-Klassifikation

3.3 Theoretisches Entwicklungskonzept als Grundlage der Entwicklungsdiagnostik

Eine Schwäche der allgemeinen Entwicklungsdiagnostik besteht in dem Fehlen eines einheitlichen, konsistenten theoretischen Fundaments. Das Fehlen einer allgemein gültigen Entwicklungstheorie führt dazu, dass Verfahren auf unterschiedlichen Annahmen und Konzepten beruhen. Die in Deutschland gebräuchlichen standardisierten Entwicklungstests weisen kein einheitliches theoretisches Entwicklungskonzept auf (Sarimski, 2009). Bei der Testkonstruktion wird häufig eine möglichst lückenlose Abdeckung des Altersgesamtbereiches angestrebt, zum Teil auch unter Verzicht von theoretisch begründbaren Modellen (Petermann & Macha, 2003). Die Auswahl der Skalen ergibt sich häufig aus historischen Entwicklungen. Folglich sind die Aufgabenzusammenstellungen wenig theoretisch fundiert. Es erfolgt meist eher eine zufällige Zusammenfassung von sehr heterogenen Aufgaben (Michaelis & Niemann, 2004). Somit entstehen Aufgabensammlungen aus unterschiedlichen Entwicklungsbereichen, die sich in der klinischen

Abdeckung des Altersgesamtbereiches

Praxis bewährt haben. Dies schränkt jedoch die Vergleichbarkeit der Ergebnisse stark ein (Petermann & Winkel, 2005). Für Margraf-Stiksrud (2003) ist es außerdem schwer begründbar, dass sich durch die Erfassung weniger Funktionsbereiche ein allgemeiner Entwicklungsstand abbilden lassen soll. Sie kritisiert, dass andere Entwicklungsbereiche wie Bindungsverhalten, Temperament, Kompetenzentwicklung und Persönlichkeit kaum eine Rolle spielen. Die Bereiche, die sich vor allem mit der Persönlichkeit des Kleinkindes auseinandersetzen, scheinen für die üblichen Fragestellungen der Entwicklungsdiagnostik wenig relevant zu sein.

Grenzen der Instrumente

Grenzen entwicklungsdiagnostischer Instrumente sehen Petermann und Macha (2003) auch darin, dass Entwicklungskonzepte in der Regel nicht angeben, welche Veränderungen zu welchen Zeitpunkten stattfinden müssen. Auch Margraf-Stiksrud (2003) kritisiert, dass genaue Vorstellungen wie die Entwicklung hinsichtlich Tempo und Umfang verläuft, häufig fehlen. Die Diagnostik von Entwicklungsstörungen stellt die Untersucher damit vor große Herausforderungen. Die ersten Lebensmonate der Kinder sind geprägt von schnell aufeinander folgenden qualitativen und quantitativen Entwicklungsveränderungen in den verschiedenen Funktionsbereichen, wobei sich langsam verlaufende Entwicklungsphasen mit sogenannten Entwicklungsschüben oder Entwicklungssprüngen abwechseln. Diese Veränderungen verlaufen dabei individuell sehr verschieden. Außerdem kann es zu einer getrennten Entwicklung von zuvor eng verknüpften Funktionsbereichen kommen (Reuner & Pietz, 2006). Dementsprechend erweist es sich bei allgemeinen Entwicklungstests als schwierig, Normalität, Abweichungen oder spezifische Störung zu kennzeichnen. Vor allem die Trennung zwischen „noch normal“ und „schon abnorm“ gestaltet sich problematisch und kann auch nicht immer durch den Einsatz eines Entwicklungstests vollzogen werden (Petermann & Macha, 2003; Reuner & Pietz, 2006).

Entwicklungssprünge

3.4 Abgrenzung von Normalität, Abweichung und Störung

Die Beurteilung des Entwicklungsstandes eines Kindes stellt an den Untersucher und an die entwicklungsdiagnostischen Verfahren sehr hohe Anforderungen. Da sich Entwicklungsabläufe innerhalb eines breiten Spektrums bewegen und in keinem kontinuierlichen Prozess vollziehen, erweist sich die Erfassung möglicher Entwicklungsabweichungen und Entwicklungsstörungen als schwieriger Prozess. Die Entwicklung wird von vielen Faktoren beeinflusst. So bestimmen genetische Veranlagungen, das Stadium der Reifung des Zentralnervensystems sowie die Wechselwirkung mit Umweltfaktoren den möglichen Entwicklungsverlauf. Entwicklung ist insbesondere in den ersten Lebensmonaten durch rasche Abfolgen von Verän-

Entwicklungsabweichungen

derungen gekennzeichnet und verläuft zudem in verschiedenen Bereichen inter- und intraindividuell unterschiedlich. Dem Untersucher stehen für die Entwicklungsdiagnostik klinische Untersuchungen im Rahmen der Vorsorgeuntersuchungen, Screeningverfahren sowie allgemeine und spezifische Entwicklungstests zu Verfügung. Neben entwicklungsdiagnostischen Instrumenten kommt im Prozess der Diagnosestellung der Anamnese eine zentrale Rolle zu. Ihre primäre Aufgabe besteht in der Datengewinnung bezüglich des Entwicklungsverlaufs und des Entwicklungsstands eines Kindes.

Trotz einer Vielzahl diagnostischer Verfahren lässt sich eine Abgrenzung von „Normalität", „Abweichung" und „Störung" zum Teil nur schwierig vornehmen (Petermann & Macha, 2003). Deutliche Entwicklungsstörungen fallen häufig bereits vor Durchführung einer entwicklungsdiagnostischen Untersuchung auf. Dagegen gestaltet sich eine Abgrenzung zwischen noch normal und schon abnorm besonders schwierig. Leichtere Auffälligkeiten bleiben häufig in den nicht selten unter Zeitdruck durchgeführten Untersuchungen unentdeckt. Somit können leichtere Abweichungen vom normalen Entwicklungsverlauf oft nicht frühzeitig erkannt und in Folge keine notwendigen Interventionsmaßnahmen eingeleitet werden. Aus diesem Grund sollten insbesondere Screeningverfahren eine sehr hohe Sensitivität aufweisen. Mit einem Screeningverfahren wird keine spezifische Diagnose gestellt, sondern in der Regel ergibt sich aufgrund einer Normabweichung ein Verdacht auf das Vorliegen einer Entwicklungsstörung. Die entdeckten Risikokinder werden einer umfassenderen Diagnostik zugeführt, damit eine entsprechende therapeutische Intervention eingeleitet werden kann (Rauchfleisch, 2001).

Screenings mit sehr hoher Sensitivität

Viele entwicklungsdiagnostische Verfahren zielen darauf ab, Entwicklungsabweichungen im Vergleich zu einer Altersnorm zu erfassen. Dies erfordert jedoch eine klare Definition darüber, was unter einer normalen Entwicklung bzw. einem altersentsprechenden Entwicklungsstand verstanden wird. Entwicklungstests orientieren sich an einer Normalität, die sich von statistischen Entscheidungsregeln ableitet. Zur Eingrenzung dieses Normalbereichs werden häufig Schwellenwerte (Cut-off-Werte) für Testwerte gebildet, welche die Leistungsgrenze markieren (Petermann & Macha, 2003). Die Entwicklung in den ersten Lebensmonaten ist jedoch durch schnelle Abfolgen von Veränderungen gekennzeichnet und verläuft in verschiedenen Bereichen interindividuell unterschiedlich. Damit Verfahren valide messen, müssen sie von einem regelhaften Verhalten ausgehen, aber auch normale interindividuelle Variabilität von Entwicklungsverläufen berücksichtigen (Reuner & Pietz, 2006). Daraus ergibt sich eine weitere Schwäche allgemeiner Entwicklungstests. Die Überprüfung der Reliabilität des Verfahrens lässt sich aufgrund der Konzeptionalisierung meist nicht realisieren (Petermann & Macha, 2003).

Entwicklungstests orientieren sich an Normalität

3.5 Prognoseleistung der Entwicklungsdiagnostik

Ein Teil der Entwicklungsverfahren formuliert den Anspruch, prognostische Aussagen über die Ausprägung eines Merkmales in der Zukunft treffen zu können. Präzise Prognosen lassen sich nur dann stellen, wenn die entsprechenden Merkmale weitgehend unabhängig von äußeren Faktoren sind. Die kindliche Entwicklung wird jedoch von einer Vielzahl von Variablen beeinflusst und hängt nicht ausschließlich von individuellen physischen und psychischen Voraussetzungen ab. Es erweist sich als schwierig, neben den bisherigen Entwicklungsbedingungen und Entwicklungsvariabilitäten auch die zukünftigen Entwicklungsbedingungen zu berücksichtigen. Zur Erstellung einer Prognose sollten dabei Risiko- und Schutzfaktoren (medizinischer, familiär-häuslicher, sozialer Bereich) sowie die Qualität von Fördermaßnahmen und der Entwicklungsrahmen Berücksichtigung finden, denn „nur die Integration von Testleistungen und Entwicklungsbedingungen ermöglicht seriöse Vorhersagen über Entwicklungsverläufe" (Petermann & Macha, 2005a, S. 137). Valide Prognosen für sehr junge Kinder sind daher besonders schwierig.

Risiko- und Schutzfaktoren beachten

Validitätsstudien zur Prognoseleistung verdeutlichen, dass Vorhersagen über die Entwicklung eines Merkmals aus Testwerten kaum abgeleitet werden können (Margraf-Stiksrud, 2003). Auch Michaelis und Niemann (2004) weisen auf die geringe Prognoseleistung von Entwicklungstestergebnissen auf spätere Schulleistungen hin. Entwicklungsdiagnostische Verfahren untersuchen im Säuglings- und Kleinkindalter weitgehend andere Funktionen als Intelligenztests im Vor- und Grundschulalter. Die Vorhersagegenauigkeit einer späteren Leistung aus Testergebnissen wird von Reuner und Pietz (2006) in Bezug auf Intelligenz ebenfalls gering eingeschätzt. Valide Vorhersagen über die Entwicklung eines Merkmals aus Testwerten der ersten Lebensjahre sind kaum möglich. Die Testergebnisse können somit häufig nur eine Momentaufnahme der aktuellen Entwicklung aufzeigen. Dies schränkt die Aussagekraft der Ergebnisse ein und erschwert die Stellung möglicher Prognosen. Petermann und Macha (2005a, S. 136) fassen zusammen, dass Entwicklungstests „im Allgemeinen einen Leistungsstatus, der lediglich einen Baustein bei der Ableitung von Prognosen darstellen kann", liefern. Dabei hat es sich vor allem als schwierig erwiesen, präzise Vorhersagen zu stellen, wenn die Leistungen im Durchschnittsbereich liegen und die Untersuchung zu einem relativ frühen Zeitpunkt im Leben eines Kindes erfolgt ist. Dies trifft insbesondere auch für die Vorhersage langfristiger Behinderungen aus leichten Anzeichen einer Störung zu. Hier besteht die Gefahr einer vorzeitigen Etikettierung des Kindes als entwicklungsbeeinträchtigt oder lernbehindert. Für schwer behinderte Kinder fallen die Vorhersagewerte etwas besser aus. So lassen sich bei stark ausgebildeten Defiziten in den ersten Lebensjahren relativ früh valide Aussagen zur Prognose treffen. Ausgeprägte, über einen

Besonderheit des Säuglings- und Kleinkindalters

längeren Zeitraum bestehende Defizite sind häufig auch zu einem späteren Zeitpunkt noch anzutreffen.

Sprachdiagnostik und kognitive Fähigkeiten

Prognosen lassen sich am ehesten unter Verwendung spezifischer Werte auf bestimmten Altersstufen für bestimmte spätere Leistungen treffen. So eignet sich zum Beispiel eine detaillierte Sprachdiagnostik im zweiten Lebensjahr relativ gut als Voraussage für kognitive Fähigkeiten zum Schulbeginn. Die Vorhersage fällt umso genauer aus, je später der erste Messzeitpunkt liegt. So ergaben sich höhere Zusammenhänge mit später erfassten Intelligenzleistungen erst bei Kindern, die nach dem zweiten Lebensjahr mit den Bayley-Entwicklungsskalen untersucht wurden (Dezoete, MacArthur & Tuck, 2003). Die Prognose verbessert sich zudem mit kürzer ausfallender Zeitspanne zwischen den Messzeitpunkten.

4 Rahmenbedingungen entwicklungsdiagnostischer Untersuchungen

Säuglinge und Kleinkinder können sich nicht selbstständig für oder gegen eine psychologische Untersuchung entscheiden. Auch aus einer ethischen Verpflichtung heraus gilt es daher, die Kinder sehr vorsichtig und respektvoll zu behandeln und ihre Bedürfnisse in der Untersuchungssituation und im Hinblick auf die Entscheidung über zukünftige Interventionen zu berücksichtigen. Die Übernahme von diagnostischen Aufträgen setzt eine fachliche Indikation sowie eine entsprechende Qualifizierung des Untersuchers voraus. Die Gefahr von Etikettierungen im Sinne von Entwicklungsauffälligkeiten, die das Kind ein Leben lang begleiten, ist groß (Fuiko, 2003; Irblich, 2009). Wie alle psychologischen Testverfahren besitzen auch Entwicklungstests den Anspruch, möglichst objektiv, reliabel und valide zu messen. Das Ergebnis darf somit nicht von der Person des Untersuchers abhängen, die Durchführung sollte standardisiert erfolgen und der Einfluss äußerer Faktoren muss weitgehend ausgeschaltet werden (vgl. Kapitel 2). Diese Bedingungen lassen sich jedoch insbesondere im entwicklungsdiagnostischen Kontext nicht immer realisieren. Entwicklungsdiagnostische Verfahren kombinieren die Beobachtung des Verhaltens des Kindes mit Itemvorgaben durch den Testleiter. Zudem erfolgt ein Einbezug der Einschätzungen und Informationen der Betreuungsperson.

Verhaltensbeobachtung ist zentral

4.1 Anforderungen an den Untersucher

Eine entwicklungsdiagnostische Untersuchung im Säuglings- und Kleinkindalter stellt deutlich höhere Anforderungen an den Untersucher als die Leistungsdiagnostik im Schul- und Erwachsenenalter. Ein hohes Maß an Erfahrung im Umgang mit Kindern der entsprechenden Altersgruppe und die perfekte Beherrschung des Untersuchungsmaterials und -ablaufs stellen unabdingbare Voraussetzungen für eine objektive und kindgerechte Untersuchung dar. Der Untersucher muss in Lage sein, das Kind optimal auf die Untersuchung vorzubereiten, die Reihenfolge der Items flexibel dem emotionalen Zustand und der Reaktion des Kindes anzupassen und damit auch schwierige Untersuchungssituationen mit schwankender Kooperationsbe-

Setting muss kindgerecht sein

reitschaft des Kindes erfolgreich zu meistern (Esser & Ballaschk, 2008).

Interaktionskompetenz des Testleiters gefordert

Dem Testleiter sollte die Arbeit mit Kindern Freude bereiten. Er sollte über verschiedene Möglichkeiten verfügen, mit Kindern in Kontakt zu kommen und mit ihnen zu interagieren. Dazu zählen auch eine kindgemäße, wertschätzende Ausdrucksweise, eine freundliche Sprache, Kontaktaufnahme auf gleicher Augenhöhe bei Kleinkindern und bei Säuglingen eine sanfte, etwas höhere Stimmlage (Macha & Petermann, 2008). Die Handlungen des Untersuchers müssen routiniert und beiläufig erfolgen, was eine sichere Beherrschung der eingesetzten Methoden voraussetzt. Der Testleiter sollte sich die Untersuchungsmaterialien bereits vor Beginn der Testung zurechtlegen, um störendes Suchen oder Sortieren von Materialien in der Testsituation zu vermeiden. Die Untersuchung darf nicht unter Zeitdruck durchgeführt werden. Die eingeschränkte Standardisierbarkeit der Datengewinnung (vgl. Kapitel 2) lässt sich nur durch eine hohe Erfahrung des Untersuchers im Umgang mit Säuglingen und Kleinkindern sowie durch umfangreiche Kenntnisse in der Verhaltensbeobachtung ausgleichen (Koocher, 1993).

4.2 Räumliche Bedingungen

Untersuchungszimmer positiv gestalten

Der Untersuchungsraum sollte angenehm, freundlich und möglichst kindgerecht und sicher gestaltet werden. Eltern, Kind und Untersucher sollten sich in dem Untersuchungszimmer wohl fühlen. Es empfiehlt sich ein heller, warmer Raum mit kindgerechten Möbeln. Für Kleinkinder sollten ein Teppichboden, eine Matte oder Decke zu Verfügung stehen. In der Praxis hat es sich bewährt, im Raum verschiedene Bereiche für Gespräch, Spiel und Untersuchung abzugrenzen (Macha & Petermann, 2008). Dabei sollte der Untersuchungsbereich möglichst wenig Ablenkung bieten. Zudem ist auf eine blendfreie Ausleuchtung des Raumes zu achten. Zum Beispiel sollte sich der Untersucher nicht direkt vor ein Fenster setzen. Störende Außengeräusche sind möglichst auszuschalten. Nicht benötigtes Untersuchungsmaterial sollte im Testkoffer bleiben, um eine Ablenkung von der eigentlichen Spiel- und Aufgabensituation zu vermeiden. Für die Untersuchung von Kindergartenkindern sollte ein höhenverstellbarer Stuhl oder Tisch bereit stehen. Eine Sitzposition von Kind und Testleiter über Eck oder vis-á-vis hat sich in der Praxis als günstig erwiesen.

4.3 Anwesenheit der Eltern während der Untersuchung

In der Praxis hat es sich als vorteilhaft erwiesen, Kinder ab etwa vier Jahren ohne die Anwesenheit der Eltern zu untersuchen. Viele Kinder sind durch die Gegenwart ihrer Eltern abgelenkt und schauen während der Untersuchung immer wieder zu ihnen, um sich rückzuversichern oder fühlen sich sogar unter Druck gesetzt. Zum Teil fällt es auch Eltern sehr schwer, sich während der Untersuchung zurückzuhalten. Dahinter steht oft der Wunsch, dass ihr Kind möglichst gute Ergebnisse bei der Untersuchung erzielt. Das führt zum Teil dazu, dass die Eltern dazwischen reden oder aktiv Hilfestellungen geben. Eltern überschätzen oft die Fähigkeiten ihres Kindes und stellen in der Folge die Untersuchungsergebnisse immer wieder in Frage. Um eine möglichst objektive Durchführung zu gewährleisten, sollten die Eltern der Testung nicht beiwohnen. Eine Untersuchung ohne Eltern darf aber nicht gegen den expliziten Willen des Kindes durchgesetzt werden. Auf jeden Fall sollte das Kind darüber informiert sein, wo sich seine Eltern während der Untersuchung aufhalten und wann es sie wieder sehen wird (Irblich & Renner, 2009).

Elternanwesenheit kann problematisch sein

Eine Besonderheit der Testsituation stellt die Untersuchung sehr junger Kinder dar. In diesem Fall kommt den Eltern eine größere Bedeutung zu. Im Säuglings- und Kleinkindalter wirkt sich die Anwesenheit einer wichtigen Bezugsperson meist positiv auf die Untersuchung aus. Durch ihre Beteiligung lassen sich schwierige Untersuchungsbedingungen wie zum Beispiel ungewohnte Umgebung und Abhängigkeit von der Tagesform ausgleichen (Rennen-Allhoff, Allhoff, Bowi & Laser, 1993). Die Vertrauensperson gibt dem Kind die Sicherheit und Geborgenheit, die es benötigt, um sich überhaupt auf ein Spiel oder eine Aufgabe mit dem fremden Testleiter einzulassen. Zudem ist die Mitarbeit einer Bezugsperson wichtig, um Informationen über das Verhalten des Kindes auch außerhalb der Untersuchungssituation zu erhalten. Das Verhalten des Kindes während der Testung bildet häufig nur einen Teil des Verhaltensrepertoires ab. Die Beobachtung der Eltern-Kind-Interaktion gibt zusätzlich Hinweise auf ihre Beziehung, die Art und Weise, mit ihrem Kind umzugehen, über ihre Erwartungen und die Art der Hilfestellungen. Ein gemeinsames Beobachten des Kindes erweist sich auch oft als hilfreich, weil das Zustandekommen der Ergebnisse für die Eltern nachvollziehbarer wird (Irblich & Renner, 2009). Es lassen sich gemeinsam realistische Erwartungen formulieren. Unsicherheiten können umgehend thematisiert und die Einsicht in eine mögliche Therapiebedürftigkeit kann erhöht werden (Rennen-Allhoff et al., 1993). Dennoch müssen unaufgeforderte Hilfestellungen der Eltern im Verlauf der Untersuchung unterbrochen werden und sollten nur auf ausdrückliche Aufforderung erfolgen.

Eltern-Kind-Interaktion ist informationsreich

Um einen reibungslosen Untersuchungsablauf zu gewährleisten, besteht die Notwendigkeit und die auch ethische Pflicht des Untersuchers, die Eltern über Ablauf, Untersuchungsziel, eingesetzte Methoden und Dauer genau zu informieren. Als hilfreich hat sich auch der Hinweis erwiesen, dass das Kind nicht alle Aufgaben bewältigen muss, um ein gutes Ergebnis zu erzielen. Bereits im Erstgespräch sollten die Erwartungen der Eltern, ihre Wünsche und Ängste angesprochen werden. Der Untersucher hat die Aufgabe, die Eltern vor Beginn der Untersuchung aufzuklären und ihr Einverständnis für die Untersuchung einzuholen.

4.4 Vorbereitung der Untersuchung

Untersuchungsdauer maximal 30 bis 50 Minuten

Besonders bei sehr jungen Kindern spielen Faktoren wie Motivation und Ängstlichkeit (gegenüber fremden Personen) eine entscheidende Rolle. In dieser Altersgruppe kommt der allgemeinen physischen Verfassung wie Müdigkeit, Hunger und Interesse eine große Bedeutung zu. Säuglinge haben noch häufig ihren eigenen Wach-Schlaf-Rhythmus, den es bei der Terminplanung zu berücksichtigen gilt (Irblich & Renner, 2009). So sollte der Untersuchungszeitpunkt möglichst an den Tagesrhythmus des Kindes angepasst und eine Zeitspanne von dreißig bis fünfzig Minuten für die Untersuchungsdauer nicht überschritten werden. Die Eltern sollten vorab über den zeitlichen Umfang der Untersuchung informiert werden. Das Wohlbefinden des Kindes während der Testsituation stellt die Voraussetzung für seine Mitarbeit dar. Das Kind darf daher weder krank, nass, hungrig oder schläfrig sein. Der Vormittag gilt allgemein als günstige Tageszeit, da die Kinder üblicherweise zu dieser Zeit besonders leistungsfähig und interessiert sind. Lange Wartezeiten auf die Untersuchung sind zu vermeiden. Der Untersucher sollte sich bei den Eltern zudem über mögliche störende Einflussfaktoren wie lange Anfahrtszeiten, akute Erkrankungen, Schlafstörungen in der Nacht vor der Untersuchung, aktuelle Belastungen sowie auch über Hunger, Durst und aktuelle Medikamenteneinnahme informieren.

4.5 Ablauf der Untersuchung

Ängstliche Kinder

Die Kontaktaufnahme zum Kind sollte auf gleicher Augenhöhe erfolgen, wobei der Untersucher das Kind bei seinem Vornamen nennt. Bei eher zurückhaltenden oder ängstlichen Kindern sollte der Ablauf so gestaltet werden, dass sich der Untersuchungsleiter nach der Begrüßung zunächst den Eltern zuwendet und dem Kind eher beiläufig Beachtung entgegen bringt. So fühlt sich das Kind nicht bedrängt und kann von sich aus die Situation beobachten. Nach einer kurzen Eingewöhnungszeit nehmen die Kinder oftmals von sich aus Kontakt zum Untersucher auf, erkunden den Raum oder interessieren sich für ein Spielzeug. Um dem Kind den Einstieg zu erleichtern, empfiehlt es sich, einige ausgewählte Spielzeuge wie Autos, Bausteine oder Puppen im Raum zu verteilen. Lächeln, freundlicher Blickkontakt des Untersuchers zum Kind, das Erfragen von Stärken sowie ein ehrliches Interesse an der Perspektive des Kindes tragen zu einer positiven, angstfreien Atmosphäre bei und halten die Motivation des Kindes während der Untersuchung aufrecht. Bei den meisten Entwicklungstests erfolgt die Vorgabe der Items flexibel und orientiert sich vor allem an dem gegenwärtigen Interesse des Kindes. Einfache Aufgaben mit einem hohen Aufforderungscharakter eignen sich als Testeinstieg. Schwierigere Aufgaben, die sprachliche Reaktionen des Kindes erfordern, sollten erst im weiteren Verlauf der Untersuchung zum Einsatz kommen. Eine fortwährende genaue Beobachtung des Kindes gibt Hinweise darauf, wann Ermüdungserscheinungen auftreten oder die Aktivität gewechselt werden soll. Der Untersuchungsleiter ist daher gefordert, neben der Kontinuität der Testung, die Motivation des Kindes, sein Interesse, sein Tempo sowie seine Bedürfnisse nicht aus den Augen zu verlieren (Petermann & Macha, 2005b).

Motivation des Kindes

5 Entwicklungsstörungen

5.1 Allgemeine Entwicklungsstörungen

Definition

Der Begriff *„Entwicklungsstörung"* findet Verwendung, wenn es sich um einen deutlichen Rückstand in der körperlichen und/oder geistigen Entwicklung im Vergleich zu der entsprechenden Altersgruppe handelt. Dabei tritt häufig ein homogen schwaches Entwicklungsprofil mit einer Beeinträchtigung mehrerer Entwicklungsbereiche zutage. Die Diagnose der *Entwicklungsabweichung* ist zunächst nicht unbedingt besorgniserregend, sollte allerdings beobachtet werden. Ist das entsprechende Entwicklungsniveau auch nach drei Monaten immer noch nicht erreicht, so muss abgeklärt werden, ob es sich um eine Entwicklungsverzögerung oder Entwicklungsstörung handelt. Die Diagnose „Entwicklungsverzögerung" impliziert, dass die Entwicklung des Kindes langsamer als normal verläuft. Das Kind erreicht bestimmte Entwicklungsniveaus später, ist jedoch in der Lage, durch eine geeignete Therapie oder Förderung, die Verzögerung, sofern sie frühzeitig erkannt wird, wieder aufzuholen (von Loh, 2003). Die Diagnose Entwicklungsstörung betrifft die „Qualität der Entwicklung" (von Loh, 2003, S. 25). Dabei sind mehrere Entwicklungsbereiche der Kinder beeinträchtigt. Dies wirkt sich deutlich auf die Entwicklungsgeschwindigkeit der Kinder aus und verhindert eine ungestörte, normale Entwicklung des Kindes. Bei der Diagnose „Entwicklungsstörung" ist eine Behandlung notwendig, wobei sie je nach Schweregrad der Störung in Dauer und Wirksamkeit variiert (von Loh, 2003).

Entwicklungsabweichung nicht besorgniserregend

Entwicklungsverzögerung

Um Entwicklungsstörungen zu erfassen, erfolgt oft ein Vergleich der geistigen und körperlichen Entwicklungsgeschwindigkeit im Verhältnis zu gesunden Kindern. Die Diagnostik von Entwicklungsstörungen setzt somit eine Definition des normalen Verlaufs der menschlichen Entwicklung voraus. „Normalität" wird in Entwicklungstests in der Regel von statistischen Entscheidungsregeln abgeleitet (Petermann & Macha, 2003). Durch empirische Untersuchungen lassen sich entwicklungspsychologische Normen für die entsprechende Altersstufe ermitteln. Entwicklungsnormen der frühen und mittleren Kindheit kennzeichnen Entwicklungsniveaus, welche in einem gewissen Alter erreicht werden sollten. Kinder lassen sich somit anhand einer Referenzstichprobe in unauffällig oder auffällig klassifizieren.

Entwicklungsstörung

Für eine Kennzeichnung des „Normal"-Bereichs finden sich häufig Schwellenwerte (Cut-off-Werte), die eine Leistungsgrenze verdeutlichen. Zur Einschätzung des Entwicklungsstands werden von Testautoren ebenfalls Kenngrößen wie „Entwicklungsalter" oder „Entwicklungsquotient" zu Verfügung gestellt. Petermann und Macha (2003) weisen auf mögliche Gefahren von ungünstigen Interpretationen durch ein solches Vorgehen hin. Die sogenannte Normalentwicklung stellt einen weit dehnbaren Begriff dar und ist von beträchtlicher Variabilität gekennzeichnet (Petermann & Macha, 2005a).

Cut-off-Werte kennzeichnen Leistungsgrenze

Normalentwicklung ist variabel

Der Begriff „Entwicklungsstörung" kann zusätzlich auch tatsächliche Entwicklungsdefizite verschleiern, insbesondere wenn ein Kind wenig körperliche Einschränkungen aufweist und seine Defizite vor allem auf die kognitive Entwicklung fallen. Für Eltern ist es besonders schwer nachzuvollziehen, wenn sich aus der Diagnose „Entwicklungsstörung" im Entwicklungsverlauf ihres Kindes die Diagnose „Intelligenzminderung" abzeichnet. Meist kommt erschwerend hinzu, dass sich zum Zeitpunkt der Diagnosestellung noch nicht genau vorhersagen lässt, welche Fähigkeiten das Kind tatsächlich entwickeln wird.

Intelligenzminderung

Vielfalt der Formen der Intelligenzminderung

Intelligenzminderung bezeichnet kein eng umschriebenes Krankheitsbild, sondern ist durch vielfältige Erscheinungsformen und Ausprägungsgrade intellektueller Einschränkungen gekennzeichnet. Bei intelligenzgeminderten Kindern liegt die Intelligenz unterhalb eines bestimmten Grenzwerts. Zudem sind sie in ihrer Fähigkeit, Anforderungen des täglichen Lebens zu bewältigen, deutlich beeinträchtigt. Nach ICD-10 lassen sich die vier Schweregrade leicht (F70), mittelgradig (F71), schwer (F73) und schwerst (F73) unterscheiden. Bei einer leichten Intelligenzminderung weist das Kind einen Intelligenzquotienten (IQ) zwischen 50 bis 69 auf. Die Kinder zeigen Schwierigkeiten in der Schulausbildung, sind aber in der Lage, elementare Fertigkeiten im Bereich der Kulturtechniken zu erlernen. Sie fallen in der Entwicklung durch eine verzögerte Sprachentwicklung auf. Ihre grob- und feinmotorischen Fähigkeiten sind meist altersgerecht entwickelt. Als Erwachsene erreichen sie ein mentales Alter von neun bis unter 12 Jahren. Bei einer mittelgradigen Intelligenzminderung liegt der IQ zwischen 35 bis 49. In der Entwicklung treten deutliche Entwicklungsverzögerungen in verschiedenen Bereichen zutage. Vor allem zeigt sich eine verlangsamte und begrenzte Sprachentwicklung. Später umfassen Sprachverständnis und -gebrauch einfache alltägliche Inhalte. Die Kinder sind hinsichtlich ihrer körperlichen Leistung meist voll beweglich und aktiv. Das mentale Alter bei Erwachsenen entspricht einem Intelligenzalter von sechs bis unter neun Jahren. Die Betroffenen brauchen in unterschiedlichem Ausmaß Unterstützung im täglichen Leben und bei der Arbeit. Bei

Schwere Intelligenzminderung

einer schweren Intelligenzminderung weist das Kind einen IQ zwischen 20 bis 34 auf. Das entspricht einem mentalen Alter bei Erwachsenen von drei bis unter sechs Jahren. Betroffene zeigen wenig eigenständiges Verhalten, zudem besteht ein ausgeprägter Kommunikationsmangel. Die Kinder sind nicht in der Lage, das Lesen und Schreiben zu lernen. Die Ausdruckfähigkeit beschränkt sich auf Ein-Wort-Sätze und die feinmotorischen Fähigkeiten sind deutlich eingeschränkt. Betroffene benötigen ein Leben lang kontinuierliche Unterstützung. Bei der schwersten Intelligenzminderung fällt der IQ unter 20 Punkte. Das mentale Alter bei Erwachsenen liegt unter drei Jahren. Die Betroffenen sind in ihrer Bewegungsfähigkeit, Versorgung, Kontinenz und Kommunikation hochgradig beeinträchtigt und benötigen fortwährend Unterstützung.

Die Abgrenzung verschiedener Schweregrade von Intelligenzminderung anhand des Intelligenzquotienten macht deutlich, dass eine diagnostische Notwendigkeit besteht, eine Beurteilung der Intelligenz durch psychometrische Testverfahren vorzunehmen. Dies stellt sich vor allem bei der Frühdiagnostik als schwierig heraus. Ein Säugling im Alter von 12 Monaten, der von der Norm abweicht, kann eine leichte Intelligenzminderung aufweisen oder aber diese Differenz innerhalb weniger Wochen selbst wieder ausgleichen. Somit fällt die prognostische Leistungsfähigkeit von Intelligenzmessungen im ersten Lebensjahr sehr gering aus. Dies verbessert sich leicht im Alter zwischen einem und drei Jahren, jedoch erst mit vier Jahren lässt sich durch einen Intelligenztest und durch den Einbezug anamnestischer Entwicklungsdaten die langfristige Intelligenzentwicklung bei den meisten Kindern relativ stabil vorherzusagen (von Suchodoletz, 2005; vgl. Kapitel 3).

Intelligenzmessung im ersten Lebensjahr problematisch

5.2 Umschriebene Entwicklungsstörungen

Definition

In Abgrenzung zu Kindern mit einer allgemeinen Entwicklungsverzögerung, die ein homogenes (schwaches) Leistungsprofil aufweisen, sind Kinder mit Teilleistungsstörungen durch gravierende Defizite in einem umschriebenen Leistungsbereich bei ansonsten altersgemäßen Fähigkeiten gekennzeichnet. Umschriebene Entwicklungsstörungen stellen Leistungsdefizite dar, die aufgrund der allgemeinen Intelligenz, Förderung sowie körperlicher und seelischer Gesundheit des Betroffenen nicht erklärt werden können. Solche Entwicklungsstörungen betreffen die Sprache und das Sprechen, die Motorik sowie spezifische Formen der Lese-, Rechtschreib- oder Rechenschwäche. Es handelt sich um Kinder, die trotz normaler Denkfähigkeit aufgrund von Störungen der Informationsverarbeitung und Handlungsorganisation

Spezifische Leistungsstörungen

spezifische Leistungsstörungen aufweisen (Esser & Wyschkon, 2008). Der Terminus „Teilleistungsstörung“ wird daher oft synonym zum Begriff „umschriebene Entwicklungsstörung“ verwendet.

Umschriebene Entwicklungsstörung ≠ Intelligenzminderung

Die Definition einer umschriebenen Entwicklungsstörung schließt ein, dass die Leistungsstörung nicht durch eine Intelligenzminderung, fehlende häusliche oder schulische Förderung sowie durch eine psychische Störung bedingt ist. Ebenfalls werden Leistungsstörungen in Folge von Sinnesschädigungen und neurologischen Erkrankungen ausgeschlossen. Diese Voraussetzungen grenzen die Kinder mit umschriebenen Entwicklungsstörungen von behinderten und deprivierten Kindern ab und werden als Normalitätsannahme zusammengefasst (Warnke & Plume, 2008). Die Abgrenzung von Kindern mit einer umschriebenen Entwicklungsstörung gegen ungestörte Kinder, bzw. solche mit leichten Auffälligkeiten erfolgt durch die Diskrepanzannahme. Diese beinhaltet einerseits eine deutlich geringere Leistung in den gestörten Teilbereichen und andererseits eine möglichst große Differenz zwischen gestörter Teilleistung und dem übrigen ungestörten Denkniveau. Die gestörte Teilleistung soll mindestens eineinhalb Standardabweichungen unter dem Mittelwert der Alters- oder Klassengruppe liegen (d. h. das Kind zählt mit seinen Leistungen zu den 7 % Schlechtesten seiner Bezugsgruppe) und die Denkfähigkeit mindestens eineinhalb Standardabweichungen über der gestörten Teilleistung. Für Forschungsansätze werden von der ICD-10 jeweils zwei Standardabweichungen Differenz gefordert. Diese sehr strenge Definition wird in der Praxis häufig durchbrochen, aber auch dort sollten mindestens eineinhalb Standardabweichungen Differenz zur Intelligenz und zum Mittelwert der Altersgruppe bzw. (für die schulrelevanten Funktionen Lesen und Rechtschreiben) zur Klassenstufe gefordert werden, um die Gruppe der betroffenen Kinder nicht zu stark auszudehnen (Esser & Wyschkon, 2008). Das Gesamtniveau der Denkfähigkeit soll aus den von der gestörten Teilleistung unabhängigen Intelligenzbereichen bestimmt werden. Für Störungen der Sprache oder des Lesens und Rechtschreibens ist somit die nonverbale Intelligenz, für Störungen des Rechnens die verbale Intelligenz als Bezugspunkt zu wählen.

Teilleistung weicht 1 1/2 Standardabweichungen ab

Esser und Wyschkon (2008) weisen auf eine Benachteiligung sehr intelligenter Kinder durch die Definition für eine umschriebene Entwicklungsstörung hin. Bei diesen Kindern fällt die gestörte Teilleistung oft nicht eineinhalb Standardabweichungen unter den Mittelwert der Altersgruppe, obwohl die Teilleistung im Vergleich zum übrigen Leistungsniveau deutlich abweicht. Andererseits gestaltet es sich problematisch, bei weniger gut begabten Kindern Testverfahren zu finden, die soweit im unteren Leistungsbereich differenzieren, dass z. B. gestörte Teilleistungen, die zweieinhalb oder drei Standardabweichungen unter dem Mittelwert der Altersgruppe liegen, noch valide erfasst werden können. Durch die Definitionen erfüllen häufig nur Kinder die Kriterien, die mindestens durchschnittlich intelligent sind. Bei einigen lernbehinderten Kindern lassen sich trotzdem Teilleistungen nachweisen, die so schwach ausfallen, dass die nötige Diskrepanz zur niedrigen Intelligenz noch erreicht wird (Esser & Wyschkon, 2008).

Obwohl in den Klassifikationssystemen unterschiedliche Begrifflichkeiten gewählt wurden, lassen sich die Kriterien für umschriebene Entwicklungsstörungen nach ICD-10 und DSM-IV-TR weitgehend vergleichen. Die beiden Klassifikationssysteme unterscheiden sich hinsichtlich der Definition umschriebener Entwicklungsstörungen jedoch darin, dass nach DSM-IV-TR auch Kinder die Diagnose einer umschriebenen Entwicklungsstörung erhalten, die nicht über eine durchschnittliche Intelligenz verfügen bzw. Kinder, die nachweisbare sensorische Defizite aufweisen, solange die betreffende Teilleistung stärker gestört ist, als dies aufgrund der Beeinträchtigung des Kindes zu erwarten wäre.

Klassifikation nach ICD-10

In der ICD-10 werden im Wesentlichen die folgenden umschriebene Entwicklungsstörungen aufgelistet:

- *F80: Umschriebene Entwicklungsstörungen des Sprechens und der Sprache*
  - F80.0: Artikulationsstörung
  - F80.1: Expressive Sprachstörung
  - F80.2: Rezeptive Sprachstörung
- *F81: Umschriebene Entwicklungsstörungen schulischer Fertigkeiten*
  - F81.0: Lese- und Rechtschreibstörung
  - F81.1: Isolierte Rechtschreibstörung
  - F81.2: Rechenstörung
  - F81.3: Kombinierte Störung schulischer Fertigkeiten
- *F82: Umschriebene Entwicklungsstörung der motorischen Funktionen*
- *F83: Kombinierte umschriebene Entwicklungsstörungen*

Bedeutung umschriebener Entwicklungsstörungen für die weitere Entwicklung

Negative Entwicklungsprognose

Aufgrund anhaltender Frustration durch schulische Misserfolge werden Kinder mit umschriebenen Entwicklungsstörungen schulischer Fertigkeiten oft entmutigt und geraten in einen Teufelskreis, der von Schulversagen, Schulunlust und Selbstwertproblemen geprägt ist. Im Rahmen der Kurpfalzerhebung (Esser & Schmidt, 1987; Esser, Schmidt & Woerner 1990), einer prospektiven epidemiologischen Längsschnittstudie, wurde der Verlauf von 399 Kindern bis zum Alter von 25 Jahren verfolgt. Von den Achtjährigen mit umschriebenen Entwicklungsstörungen wiesen 39 % Schulleistungsstörungen auf und knapp ein Fünftel der Kinder (19 %) hatte bereits eine Klassenstufe wiederholt (Esser, 1991). Die negativsten Auswirkungen auf die schulische Entwicklung von den untersuchten umschriebenen Entwicklungsstörungen traten bei Sprach- und Lese-Rechtschreibstörungen zutage. Von den Kindern mit rezeptiven Sprachstörungen zeigten 92 % im Alter von acht Jahren Schulleistungsstörungen und mehr als zwei Drittel der Kinder (69 %) wiederholten eine Klassenstufe. 82 % der Kinder mit einer Lese-Rechtschreibstörung wiesen schlechte Schulleistungen auf und 47 % hatten bereits eine Klassenstufe wiederholt. Artikulationsstörungen und umschriebene Entwicklungsstörungen der motorischen Funktionen korrelierten dagegen nicht bedeutsam mit Schulleistungsstörungen.

Mit den Misserfolgen des Kindes beim Lesen-, Rechtschreiben- und Rechnenlernen sind oft ein verminderter Glaube an die eigene Leistungsfähigkeit, geringere Freude am Lernen und am Leben sowie Schuldgefühle, die Eltern zu enttäuschen, verbunden. Der Leidensdruck kann ebenfalls durch Ängste vor fehlender Akzeptanz der Mitschüler verstärkt werden. Allgemein ist das Risiko für die Entwicklung von Angststörungen, insbesondere schulbezogener Versagensängste, depressiven Verstimmungen und Konzentrationsstörungen in Folge der schulischen Überforderung erhöht. Schulische Lernprobleme können neben emotionalen auch zu verschiedenen sozialen Störungen führen. Esser (1991) stellte bei fast der Hälfte (46 %) der achtjährigen Kinder mit einer umschriebenen Entwicklungsstörung fest, dass diese gleichzeitig eine psychiatrische Störung auf Achse I der ICD-10 aufwiesen. Negative Reaktionen der Eltern auf die Schulprobleme der Kinder können häufig Beziehungskonflikte zwischen ihnen auslösen, die durch Vorwürfe, Druck und Beschimpfungen geprägt sind. Darüber hinaus sind auch vermehrt aggressive Verhaltensweisen und Probleme mit Klassenkameraden und Lehrern zu finden (Barth, 2006). Von Aster (1996) weist in seinem Überblick über vorliegende Forschungsergebnisse daraufhin, dass Kinder mit Sprachentwicklungs- und Lese-Rechtschreibstörungen ein erhöhtes Risiko für externalisierende Verhaltensauffälligkeiten zeigen, während bei solchen mit Rechenstörungen internalisierende Auffälligkeiten wie Ängste und Depressivität wahrscheinlicher sind.

Komorbide psychiatrische Störung

Umschriebene Entwicklungsstörungen sind stabil

Umschriebene Entwicklungsstörungen weisen vom neunten bis 14. Lebensjahr eine relativ hohe Stabilität auf. Esser (1991) fand unter den insgesamt 60 nachuntersuchten Kindern, bei denen im Alter von acht Jahren die Diagnose einer umschriebenen Entwicklungsstörung vorlag, lediglich 23 Kinder, die im Alter von 13 Jahren in der entsprechenden Teilleistung altersgemäße Leistungen aufwiesen. Zwei Drittel der Verbesserungen betrafen Kinder, die als Achtjährige unter einer Artikulationsstörung litten. Unter Nichtberücksichtigung der artikulationsgestörten Kinder gilt demzufolge für die übrigen umschriebenen Entwicklungsstörungen eine noch ungünstigere Prognose. Nur etwa ein Fünftel der übrigen Kinder erreichte mit 13 Jahren in der entsprechenden Teilleistung durchschnittliche Ergebnisse. Da die untersuchten Familien den Vorteil einer detaillierten Diagnostik und Beratung zu möglichen Interventionen hatten, fallen die aufgezeigten Ergebnisse wahrscheinlich noch etwas optimistischer aus als in der Allgemeinbevölkerung (Esser & Wyschkon, 2008).

Die genannten Ergebnisse belegen die mittel- und langfristige Bedeutung von umschriebenen Entwicklungsstörungen. Daraus ergibt sich ein dringender Bedarf, umschriebene Entwicklungsstörungen möglichst frühzeitig zu erfassen, um ungünstigen Entwicklungen durch gezielte Interventionen vorzubeugen.

5.2.1 Umschriebene Entwicklungsstörungen des Sprechens und der Sprache

Erscheinungsbild

Sprachentwicklungsstörungen

Bei umschriebenen Sprachentwicklungsstörungen handelt es sich um Störungen, bei denen die normalen Muster des Spracherwerbs von frühen Entwicklungsstadien an beeinträchtigt sind. Die Störungen lassen sich nicht direkt neurologischen Störungen oder Veränderungen des Sprachablaufs, sensorischen Beeinträchtigungen, Intelligenzminderung oder Umweltfaktoren zuordnen. Die Sprachrückstände zeigen sich im Einzelnen durch einen eingeschränkten aktiven und passiven Wortschatz, Schwierigkeiten in der Auswahl passender Begriffe, Verwechslung inhaltsähnlicher Begriffe, Schwierigkeiten im Gebrauch und Verständnis grammatikalischer Strukturen (z. B. der Pluralbildung, der Auswahl von Pronomen, Präpositionen, der Bildung von Komparativ und Superlativ sowie der Zeitformen) sowie durch das mangelnde Verständnis der Sprachmelodie auf den Sinngehalt der Sprache (Esser & Wyschkon, 2008; von Suchodoletz, 2008). Die Internationale Klassifikation der Erkrankungen der WHO (ICD-10) unterscheidet drei Formen umschriebener Entwicklungsstörungen der Sprache und des Sprechens: expressive Sprachstörung (F80.1), rezeptive Sprachstörung (F80.2) und Artikulationsstörung (F80.0).

Expressive und rezeptive Sprachstörung sowie Artikulationsstörung

Die expressive Sprachstörung ist gekennzeichnet durch eine Beeinträchtigung der Sprachproduktion. Erste Hinweise auf das Vorliegen einer expressiven Sprachstörung können sich im Alter von zwei Jahren ergeben, wenn die Sprachproduktion abgesehen von einzelnen, einfachen Worten bis dahin völlig fehlt. In der weiteren Entwicklung verfügen die betroffenen Kinder nur über einen geringen Wortschatz, zeigen Schwierigkeiten in der Auswahl passender Begriffe und sprechen meist in sehr kurzen Sätzen, die von zahlreichen grammatikalischen Fehlern geprägt sind. Die Kinder vermeiden das aktive Sprechen und ersetzen häufig sprachliche Kommunikation durch nonverbale Kommunikation, also insbesondere Gesten. Die expressive Sprachstörung kann unter anderem von Auffälligkeiten in der Artikulation begleitet werden. Das Sprachverständnis ist von der Störung nicht beeinträchtigt und liegt meist im durchschnittlichen Bereich (Remschmidt, Schmidt & Poustka, 2001). Dies grenzt die expressive von der rezeptiven Sprachstörung ab, bei der das Sprachverständnis erheblich gestört ist und deutlich unter dem altersentsprechenden Niveau liegt. Die Kinder mit einer rezeptiven Sprachstörung verstehen die Anweisungen ihres Umfeldes ohne begleitende Geste nicht und benutzen selbst häufig Gesten anstelle von Worten. Da das Sprachverständnis eine bedeutsame Voraussetzung zur korrekten Verwendung von Sprache darstellt, entwickeln diese Kinder in den meisten Fällen auch eine expressive Sprachstörung. Kinder mit rezeptiven und expressiven Sprachstörungen wirken zum Teil mutistisch, da sie auf das Sprechen weitgehend verzichten (von Suchodoletz, 2008).

Rezeptive Sprachstörung = gestörtes Sprachverständnis

Ist lediglich die Artikulationsfähigkeit eines Kindes betroffen, ohne dass es Schwierigkeiten im Sprachverständnis oder der Sprachproduktion zeigt, so handelt es sich um eine Artikulationsstörung. Die Diagnose der Artikulationsstörung ist genau zu prüfen, da ein großer Teil der Kinder zu Beginn des Spracherwerbs phonologisch auffällig ist. Daher wird die endgültige Diagnose frühestens mit dem Erreichen des vierten Lebensjahres gestellt. Am häufigsten finden sich Artikulationsfehler im Bereich der Zischlaute (s, z, tz, sch, ch). Seltener und bedeutender sind fehlerhafte Artikulationen gebräuchlicher Lautkombinationen (z. B. bl, fl, dr, br, kr, kn, nk). Eine umschriebene Artikulationsstörung setzt voraus, dass keine weiteren rezeptiven oder expressiven Sprachstörungen bestehen. Die betroffenen Kinder sind sich der Fehler ihrer Aussprache bewusst, können jedoch ohne fremde Hilfe diese nicht korrigieren.

Diagnostik

Die Erfassung einer umschriebenen Entwicklungsstörung der rezeptiven oder expressiven Sprache verlangt eine genaue Untersuchung der Sprachfunktionen mit standardisierten Testverfahren (z. B. P-ITPA, SETK 3-5). Kinder mit Sprachentwicklungsstörungen werden im Hinblick auf ihre intellektuellen Fähigkeiten häufig unterschätzt. Hier ist eine umfassende Diagnostik der verschiedenen intellektuellen Funktionen sehr bedeutsam (von Suchodoletz, 2008). Zudem muss eine Abgrenzung gegen Taubheit und Schwerhörigkeit, gegen Autismus und Mutismus stattfinden.

Sprachdiagnostik ist zentral

Prävalenz, Komorbidität und Verlauf

Esser und Schmidt (1993) geben für die Zufallsstichprobe der Achtjährigen aus der Kurpfalzerhebung eine Prävalenzrate von 6,9 % für expressive und rezeptive Sprachstörungen insgesamt an. Im Vorschulalter bewegt sich die Prävalenzrate zwischen 5 bis 8 % (Steinhausen, 2006). Bedeutsame Sprachprobleme treten nach Goodman, Scott und Rothenberger (2000) bei ein bis 5 % der Schulkinder auf.

Meist beginnt die Sprachentwicklungsstörung bereits im Kleinkindalter. Eine normale Entwicklung der Sprache hat dabei nicht stattgefunden. Im Entwicklungsverlauf sind keine Spontanremissionen zu erwarten, die Besserungsrate fällt mit nur 12 % zwischen 8 und 13 Jahren sehr gering aus (Esser & Wyschkon, 2002). Bei Kindern mit rezeptiver Sprachstörung können assoziierte Sprachdefizite selbst bis zum Erwachsenenalter bestehen bleiben (Goodman et al., 2000). Sprachentwicklungsstörungen beeinträchtigen nicht nur die gesamte sprachliche Entwicklung des Kindes, sondern schränken auch ihre kognitive und emotionale Entfaltung ein (von Suchodoletz, 2008). Entwicklungsstörungen des Sprechens und der Sprache ziehen oft schwere sekundäre Folgen nach sich, wie Schwierigkeiten beim Lesen und Rechtschreiben, Störungen im Bereich der zwischenmenschlichen Beziehungen, im emotionalen und Verhaltensbereich. Die Störungen wirken sich negativ auf die soziale Interaktion mit Bezugspersonen ebenso aus wie auf die schulische Entwicklung der Kinder (Amorosa & Noterdaeme, 2003). Der langfristige Schulerfolg ist im Vergleich zu unauffälligen, aber auch zu Kindern mit anderen umschriebenen Entwicklungsstörungen als ausgesprochen schlecht zu beurteilen. Zwischen 50 % und 90 % der Kinder mit einer expressiven oder rezeptiven Sprachstörung weisen gravierende Schulleistungsprobleme auf (Esser, 1991). Insgesamt besuchen bis zu 50 % die Förderschule für Lernbehinderte, und nur ein geringer Prozentsatz erreicht die Gymnasialstufe. Nach Knoelker, Mattejat und Schulte-Markwort (2003) haben Kinder mit Sprachverständnisstörungen ein hohes Risiko, emotionale, soziale und Verhaltensstörungen zu entwickeln. In Nachuntersuchungen an epidemiologischen Stichproben (Esser, 1991) weisen bis zu 60 % der sprachentwicklungsgestörten Kinder psychische Auffälligkeiten auf. Dabei zeigen sich gehäuft hyperkinetische Störungen, Störungen des Sozialverhaltens sowie entwicklungsabhängige Störungen (z. B. Einnässen, Essstörungen und Ticstörungen).

Langfristiger Schulerfolg gefährdet

Risiko für Verhaltensstörungen

5.2.2 Umschriebene Entwicklungsstörungen des Lesens und Rechtschreibens

Erscheinungsbild

In der ICD-10 werden umschriebene Lese-Rechtschreibstörungen den Entwicklungsstörungen schulischer Fertigkeiten unter F81 zugeordnet. Dabei wird auch die Unterscheidung in eine Lese-Rechtschreibstörung (F81.0) und eine isolierte Rechtschreibstörung (F81.1) vorgenommen. Die isolierte Rechtschreibstörung findet sich in der Praxis eher selten. Betroffene Kinder weisen deutlich auffällige Rechtschreibleistungen bei durchschnittlichen Lesefertigkeiten auf. Die Diagnosestellung setzt voraus, dass das Kind seit Schulbeginn niemals bedeutsame Schwierigkeiten im Lesen zeigte.

Isolierte Rechtschreibstörung ist selten

Vor Einschulung lässt sich eine Lese-Rechtschreibstörung noch nicht anhand von Defiziten im Lesen und Schreiben diagnostizieren. Dennoch gibt es Risikofaktoren für die Entwicklung einer Lese-Rechtschreibstörung. Zu den wichtigsten Risikofaktoren zählen eine verzögerte Sprachentwicklung in der Vorgeschichte wie ein verspäteter Sprachbeginn, geringer Wortschatz, Dysgrammatismus (Warnke & Plume, 2008; Klicpera & Gasteiger-Klicpera, 1993) und eine familiäre Belastung mit Lese-Rechtschreibstörung (von Suchodoletz, 2005). Zudem zeigen sich häufig Defizite in der phonologischen Bewusstheit (vgl. Kapitel 5). Mit Beginn des Deutschunterrichts treten erste Probleme beim Erlernen der Buchstaben zutage. Es lassen sich zahlreiche Verwechslungen insbesondere beim Benennen gestaltähnlicher oder visuomotorisch komplexer Grapheme beobachten. Schwierigkeiten beim Lesen äußern sich durch Auslassen, Ersetzen, Verdrehen oder Hinzufügen von Buchstaben, Wortteilen oder ganzen Wörtern. Die Lesegeschwindigkeit der betroffenen Kinder ist stark herabgesetzt, sie verlieren häufig die Zeile, in der sie soeben gelesen haben und sind nicht in der Lage, das Gelesene in eigenen Worten wiederzugeben. Beim Rechtschreiben finden Rechtschreibregeln keine Beachtung, sodass die Groß- und Kleinschreibung nicht berücksichtigt wird oder Dehnungsfehler auftreten. Legastheniespezifische Fehler gibt es nicht, es sind alle Fehlertypen gehäuft anzutreffen. Einige Fehlertypen wie Verdrehungen von Buchstaben, z. B. b-d, u-n, Umstellungen, Auslassungen und Einfügungen von Buchstaben im Wort zeigen sich jedoch in hoher Zahl und noch zu so einem späten Zeitpunkt, wie es sich bei Kindern ohne Lese-Rechtschreibstörung nicht beobachten lässt (Esser & Wyschkon, 2008). Kinder mit einer Lese-Rechtschreibstörung schreiben dieselben Worte immer wieder anders falsch (Warnke & Plume, 2008). So finden sich häufig in ein und demselben Text unterschiedliche Schreibweisen eines Wortes. Betroffene Kinder sind nicht in der Lage, eigene Fehler zu erkennen.

Risikofaktor verzögerte Sprachentwicklung

Diagnostik

Die Diagnostik einer umschriebenen Lese-Rechtschreibstörung verlangt die Erfassung des Lesens und Rechtschreibens mit standardisierten Testverfahren (z. B. Lesen und Rechtschreiben aus der BUEGA) sowie eine Untersuchung der nichtsprachlichen Intelligenz (z. B. Nonverbale Intelligenz aus der BUEGA), eine Erhebung der Anamnese und weiterer psychischer Auffälligkeiten. Die Kriterien für eine Lese-Rechtschreibstörung werden erfüllt, wenn das Kind im Rechtschreib- bzw. Lesetest einen T-Wert ≤ 35 erhält und der T-Wert im Intelligenztest mindestens 15 T-Wert-Punkte höher ausfällt (Diskrepanzannahme). Weiterhin müssen Sinnesschädigungen, Intelligenzminderungen, neurologische Erkrankungen (z. B. Temporallappenepilepsie) und eine unangemessene Förderung (z. B. mangelnder Schulbesuch aufgrund von Krankheit oder Schwänzen) ausgeschlossen werden. Das Vorliegen einer begleitenden Rechenstörung muss ebenfalls abgeklärt werden.

Nichtsprachliche Intelligenz ist zentral

Liegt gleichfalls eine Rechenstörung vor, ist die Diagnose einer kombinierten Störung schulischer Fertigkeiten (F81.3) zu stellen. Eher selten sind Kinder anzutreffen, die deutliche Leseprobleme zeigen, während die Rechtschreibleistungen der Klassenstufe entsprechen. Diese erhalten gemäß ICD-10 gleichfalls die Diagnose F81.0. Eine Fehleranalyse des Lese- und Rechtschreibtests gibt wertvolle Anhaltspunkte auf Störungen in der Informationsverarbeitung sowie auch Hinweise auf die erforderlichen Therapieschwerpunkte. Zusätzlich sollte eine Untersuchung der neuropsychologischen Funktionen, Gedächtnisfunktionen, Visuomotorik, des visuellen Gliederns und der Aufmerksamkeit erfolgen. Diese weitergehende Diagnostik zeigt sich jedoch nicht in allen Fällen als hilfreich, denn ein größerer Teil der betroffenen Kinder weist in keinem der genannten Bereiche Auffälligkeiten auf (Esser & Wyschkon, 2008). Oftmals muss davon ausgegangen werden, dass die grundlegenderen Informationsverarbeitungsprozesse ungestört sind, und dass lediglich die Kombination der verschiedenen Prozesskomponenten zum Lesen bzw. Rechtschreiben gestört ist.

Fehleranalyse von Lese- und Rechtschreibtests

Standardisierte Lese- und Rechtschreibtests können frühestens ab dem Ende der ersten Klasse zur Erkennung einer Lese-Rechtschreibstörung zum Einsatz kommen. Die Diagnose einer Lese-Rechtschreibstörung in der ersten Klasse gestaltet sich schwierig, da die normale Variationsbreite von Lese- und Rechtschreibleistungen sehr groß ausfällt. Nach von Suchodoletz (2008) entwickelt etwa nur die Hälfte der Kinder, die zu Schulbeginn sehr schwache Lese- und Rechtschreibleistungen aufweisen, länger andauernde Schriftsprachprobleme. Lese- und Rechtschreibtests gelangen dadurch am Ende der ersten Klasse häufig zu einer erhöhten Anzahl an falsch positiven Ergebnissen, während falsch negative Resultate seltener vorkommen.

Schriftsprachprobleme als dauerhafte Folge

Prävalenz, Komorbidität und Verlauf

Im englischsprachigen Raum liegen die Prävalenzraten zwischen 4 und 8 % (Schulte-Körne, Deimel & Remschmidt, 2001). In einer britischen Studie (Lewis, Hitch & Walker, 1994) wurde bei 3,9 % der untersuchten 9- bis 10-jährigen Kindern eine Lesestörung festgestellt. Höhere Prävalenzraten von 6,2 bis 6,5 % nimmt eine amerikanische Untersuchung von Dritt- und Fünftklässlern an (Shaywitz, Escobar, Shaywitz, Fletcher & Makuch, 1992, zit. nach Hasselhorn & Schuchardt, 2006, S. 209). In einer repräsentativen Stichprobe Achtjähriger der Kurpfalzerhebung wurde unter Anwendung der Diskrepanz von eineinhalb Standardabweichungen zur Leistung der Klassenstufe und der nonverbalen Intelligenz eine Prävalenzrate von 5,6 % für Lese-Rechtschreibstörungen und isolierte Rechtschreibstörungen insgesamt ermittelt (Esser, 1991). Hasselhorn und Schuchardt (2006) kommen bei ihrer Sichtung epidemiologischer Studien aus den letzten drei Jahrzehnten zu dem Ergebnis, dass im Grundschulalter etwa 6 bis 8 % der Kinder von einer Lese-Rechtschreibstörung betroffen sind. Diese unterschiedlichen Ergebnisse lassen sich teilweise durch unterschiedlich strenge Definitionskriterien erklären (Hasselhorn & Schuchardt, 2006). Meist fielen die Kriterien für Lese-Rechtschreibstörungen in den ausgewählten Untersuchungen deutlich weniger streng aus als in der Kurpfalzerhebung. Die überwiegende Mehrheit vorliegender Studien zu Geschlechtsunterschieden zeigen, dass Jungen häufiger von Lese-Rechtschreibstörungen betroffen sind als Mädchen (Hasselhorn & Schuchardt, 2006; Liederman, Kantrowitz & Flannery, 2005). In großen epidemiologischen Erhebungen fanden sich zwei- bis dreimal höhere Raten für Jungen im Vergleich zu Mädchen (Hasselhorn & Schuchardt, 2006). Abweichend von den Aussagen vieler Autoren treten Lese- und Rechtschreibstörungen etwa zwei- bis dreimal häufiger auf als Rechenstörungen (Wyschkon, Kohn, Ballaschk & Esser, 2009). Dies ist insbesondere darauf zurückzuführen, dass die Korrelation zwischen Rechnen und intellektueller Leistungsfähigkeit deutlich höher ausfällt als jene zwischen dem Lesen bzw. Rechtschreiben und der Intelligenz.

Jungen deutlich häufiger betroffen

Ohne spezifische Lerntherapie ist nicht mit einer allgemeinen Verbesserung der Rechtschreibleistung zu rechnen. Kinder mit einer Lese-Rechtschreibstörung können im Vergleich zu ihren ungestörten Mitschülern in Bezug auf das Lesen und Schreiben über einen Zeitraum von fünf Jahren allein unter den Bedingungen der schulischen Förderung den Abstand in der Lese-Rechtschreibleistung nicht vermindern (Esser & Schmidt, 1993). Die Schulleistungen von Kindern mit der Diagnose Lese-Rechtschreibstörung sind in hohem Maße beeinträchtigt. Esser und Schmidt (1994) konnten in ihrer epidemiologischen Untersuchung zeigen, dass nur circa 3 % der Kinder mit einer Lese-Rechtschreibstörung nach der Grundschule auf das Gymnasium wechseln, während über die Hälfte die Hauptschule besuchen und ein Sechstel in der Förderschule weiter beschult wird. Der Schulerfolg von Kindern mit Lese-Rechtschreibstörungen bleibt somit weit hinter dem normal begabter Kinder ohne umschriebene Entwicklungsstörung zurück und entspricht im Gesamtniveau dem von minderbegabten Kindern (Esser & Wyschkon, 2008). Esser, Schmidt und Wyschkon (2002) stellen als Resultat des geringeren Schulerfolgs eine um den Faktor 3 (12 % vs. 4 %) erhöhte Rate von Jugendarbeitslosigkeit fest. Darüber hinaus zeigten die Betroffenen im jungen Erwachsenenalter einen deutlich vermehrten Nikotin- und Alkoholabusus sowie eine um den Faktor 5 erhöhte (25 % vs. 5,3 %) Jugenddelinquenz. Warnke und Plume (2008) führen eine Vielzahl von Studien an, die eine komorbide Verknüpfung der Lese-Rechtschreibstörung mit Aufmerksamkeitsschwierigkeiten, Überaktivität und Impulsivität berichten. Störungen aus dem emotionalen Bereich wie Ängste, Depressionen, Kontaktstörungen, sind für Lese-Rechtschreibstörungen nicht spezifisch.

Schulleistungen bei Lese-Rechtschreibstörung massiv betroffen

5.2.3 Umschriebene Rechenstörung

Erscheinungsbild

Vorläuferstörungen der Rechenstörung

Bei der umschriebenen Rechenstörung handelt es sich um eine spezifische Schwäche im Rechnen, die den allgemeinen Kriterien für eine umschriebene Entwicklungsstörung entspricht. In der Vorgeschichte finden sich gehäuft Raumorientierungsschwächen und Schwierigkeiten bei der Erkennung von Richtungen sowie bei der Erfassung von Größen und Mengen. Zählfertigkeiten und Zahlenkenntnis (numerische Basisfertigkeiten) sowie Invarianz- und Anzahlkonzepte im letzten Kindergartenjahr stellen spezifische Vorläufer der Rechenleistungen im Grundschulalter dar (Krajewski & Schneider, 2006). Nach der Einschulung treten deutliche Schwierigkeiten in den grundlegenden mathematischen Operationen Addition, Subtraktion, Multiplikation und Division zutage. Die betroffenen Kinder führen Rechenhandlungen ohne Verständnis durch. Sie verwechseln Ziffern, zeigen Schwierigkeiten bei der Zuordnung von Menge, Zahlwort und Ziffer und können teilweise ähnliche Zahlworte nicht differenzieren und vertauschen dementsprechend häufig die Ziffernreihenfolge. Zum Rechnen benutzen die betroffenen Kinder häufig ihre Finger, wobei es aufgrund fehlerhaften Zählbeginns bzw. -endes zum typischen Verrechnen um Eins kommt (Jacobs & Petermann, 2008).

Diagnostik

Rechentests zentral

Die Diagnostik einer umschriebenen Rechenstörung setzt nach Ausschluss mangelnder Förderung, Intelligenzminderung, neurologischer Erkrankungen und emotionaler Störungen den Einsatz eines standardisierten Rechentests (z. B. ZAREKI, RZD 2-6; s. Jacobs & Petermann, 2005) sowie eines Intelligenztests voraus. Die Kriterien für eine umschriebene Rechenstörung sind erfüllt, wenn das Kind in einem standardisierten Rechentest eine Leistung erbringt, die mindestens eineinhalb Standardabweichungen unter dem Mittelwert der Klassenstufe liegt ($T \leq 35$), und wenn zugleich die allgemeine Intelligenz des Kindes mindestens eineinhalb Standardabweichungen über der Leistung im Rechentest liegt. Erfüllt das Kind diese Kriterien muss eine umfassende neuropsychologische Diagnostik erfolgen, um die zugrunde liegenden Defizite der Informationsverarbeitung offen zu legen. Dabei sollte eine Untersuchung des räumlichen Gedächtnisses, Kurzzeitgedächtnisses und des abstrakt-logischen Denkens stattfinden (Esser & Wyschkon, 2008; Jacobs & Petermann, 2008). Zum Ausschluss einer generalisierten Lese-Rechtschreibstörung sollte das Lesen und Rechtschreiben erfasst werden.

Prävalenz, Komorbidität und Verlauf

Epidemiologische Studien berichten Prävalenzraten zwischen drei bis acht Prozent (von Aster, Kucian, Schweiter & Martin, 2005; Dirks, Spyer & von Lieshout, 2008; Gross-Tsur, Manor & Shalev, 1996; Hein, Bzufka & Neumärker, 2000; Lewis et al., 1994; Ramaa & Gowramma, 2002). Die Schwankungen der Prävalenzraten lassen sich teilweise durch verschiedene Definitionskriterien erklären (Hasselhorn & Schuchardt, 2006). Bei Anwendung der genannten Definitionskriterien beträgt die Prävalenz 1,8 % (Wyschkon et al., 2009). Rechenstörungen treten oft nicht isoliert auf, sondern in Kombination mit Lese-Rechtschreibstörungen oder Aufmerksamkeitsdefizit-Hyperaktivitätsstörungen (Landerl & Kaufmann, 2008). Nach einem Überblick von von Aster (1996) gehen umschriebene Rechenstörungen ebenso wie Lese-Rechtschreibstörungen vermehrt mit Problemen der Aufmerksamkeit, der Konzentrations- und Merkfähigkeit sowie Hyperaktivitätsstörungen einher. Kinder mit Rechenstörungen zeigen häufiger emotionale Auffälligkeiten (ängstliche, depressive Symptome) als expansive Symptome sowie mehr Auffälligkeiten als Kinder ohne Rechenstörungen (von Aster, 1996).

ADHS und LRS als komorbide Störung

Störungen im Lesen und Schreiben finden sich am häufigsten unter den komorbid auftretenden Störungen. Eine Unterscheidung zwischen rechenschwachen Kindern mit zusätzlicher Lese-Rechtschreibstörung und solchen ohne begleitende Lese-Rechtschreibprobleme erscheint sinnvoll (Esser, Wyschkon & Ballaschk, 2008). Bei der erstgenannten Gruppe handelt es sich eher um eine generalisierte Lese-Rechtschreibstörung, nicht um eine Rechenstörung im eigentlichen Sinne, was sich auch an den Geschlechtsverhältnissen zeigt (Wyschkon et al., 2009). Bei den reinen Rechenstörungen findet sich ein ausgeglichenes Geschlechtsverhältnis. Es gibt sogar Hinweise darauf, dass Mädchen häufiger betroffen sind als Jungen (Schwenck & Schneider, 2003; Weinhold Zulauf, Schweiter & von Aster, 2003). Dagegen fällt das Geschlechterverhältnis für die generalisierte Lese-Rechtschreibstörung 3 bis 4 zu 1 zu Ungunsten der Jungen aus (Esser, 2002).

Der Langzeitverlauf von Rechenstörungen ist im Vergleich zu Lese-Rechtschreibstörungen deutlich weniger erforscht. Verschiedene Untersuchungen bestätigen eine hohe Stabilität von Rechenstörungen (Shalev, Auerbach & Gross-Tsur, 1998; Jordan, Hanich & Kaplan, 2003). Barth (2006) führt an, dass Rechenstörungen langfristig zu einem geringeren Selbstwertgefühl, motorischer Unruhe, Unkonzentriertheit, einer Außenseiterrolle, Leistungs- und Schulängsten, geringer Ausdauer, aber auch Wutanfällen führen können.

Rechenstörung ist besonders stabil

5.2.4 Umschriebene Entwicklungsstörung der motorischen Funktionen

Erscheinungsbild

Die ICD-10 ordnet die umschriebene motorische Entwicklungsstörung unter F82 ein. Kinder mit einer Störung der motorischen Funktionen leiden an einer starken Beeinträchtigung der motorischen Koordinationsfähigkeit. Die Störung wirkt sich massiv auf die Fein- und Grobmotorik der Kinder aus und lässt diese ungeschickt, unbeholfen und ungelenkig erscheinen, weshalb die Störung auch als Syndrom des ungeschickten Kindes bezeichnet wird (Karch, 2002). Die Symptomatik fällt in Abhängigkeit von Alter und Beeinträchtigungsgrad verschieden aus (von Suchodoletz, 2005). Häufig fehlen die Geschmeidigkeit der Bewegungen und der Gleichgewichtssinn. Die Kinder erwerben nur verzögert Krabbeln und Laufen. Dies setzt sich dann in Folge auch beim Erlernen des Radfahrens, Schwimmens oder Schlittschuhfahrens fort. Diese Tätigkeiten bereiten den Kindern viel Mühe und führen nicht selten zum Stolpern und Hinfallen. Auch verhältnismäßig einfache Bewegungsmuster, wie das Hüpfen oder Werfen und Fangen von Bällen, gelingen diesen Kindern nur mit Schwierigkeiten. Aufgrund mangelnder Geschicklichkeit vermeiden viele Kinder sportliche Aktivitäten und körperliche Anstrengungen. Die körperliche Unbeholfenheit und die schwachen sportlichen Leistungen führen nicht selten zu Stigmatisierung und Hänseleien der Kinder. Neben der Grobmotorik sind feinmotorische Aktivitäten, wie Zeichnen oder Schreiben ebenfalls betroffen. So sieht die Handschrift meist krakelig aus und lässt sich schlecht entziffern (Esser & Wyschkon, 2008).

Mangelnde Geschicklichkeit bedingt motorische Passivität

Diagnostik

Die Abgrenzung der Kinder mit einer umschriebenen Entwicklungsstörung der motorischen Funktionen von Kindern mit Zerebralparese oder anderen neurologischen Erkrankungen mit Störungen des Bewegungsapparates gestaltet sich schwierig, da die Übergänge fließend sind. Obwohl sie keine neurologische Diagnose aufweisen dürfen, ist eine erhöhte Zahl sogenannter weicher neurologischer Zeichen (soft signs) zulässig (von Suchodoletz, 2005). Zu diesen diskreten neurologischen Auffälligkeiten zählen Mit- und Spiegelbewegungen, Haltungsauffälligkeiten, Unsicherheiten bei Balance sowie verstärkte bzw. abgeschwächte Muskeleigenreflexe. Spezifische neurologische Befunde, die auf eine lokalisierte Schädigung zentraler oder peripherer motorischer Systeme hinweisen, schließen eine umschriebene Entwicklungsstörung aus (von Suchodoletz, 2005). Eine allgemeine Intelligenzminderung muss ebenfalls ausgeschlossen werden, da intelligenzgeminderte Kinder motorisch auch hinter ihren Altersgenossen zurück bleiben. Im Bereich normaler Intelligenz korrelieren motorische Leistungen und Intelligenzleistungen nicht. Eine sorgfältige neurologische Untersuchung ist für das diagnostische Vorgehen unabdingbar. Um die Diagnose einer motorischen Entwicklungsstörung zu vergeben, müssen die für umschriebene Entwicklungsstörungen allgemeinen Kriterien erfüllt sein. Die Erfassung der motorischen Funktionen erfolgt durch ein standardisiertes Testverfahren (z. B. M-ABC 2; vgl. Petermann, 2009).

Neurologische Zeichen (soft signs) erhöht

Standardisierte Testverfahren

Prävalenz, Komorbidität und Verlauf

Die Prävalenzrate für umschriebene Entwicklungsstörungen der motorischen Funktionen wird von Karch (2002) mit 4 bis 6 % angegeben. Bei einer Diagnosestellung nach den verschiedenen Klassifikationssystemen ergibt sich nach DSM-IV-TR Kriterien eine Prävalenzrate von 6 %, nach ICD-10-Kriterien fällt die Rate auf 3,2 % (Esser & Wyschkon, 2002). Jungen sind doppelt so häufig von der Erkrankung betroffen wie Mädchen. Der Verlauf der motorischen Entwicklungsstörung gilt als günstig. Von Suchodoletz (2005) spricht von einer Besserungstendenz mit zunehmendem Alter. Esser (1991) stellte im Beobachtungszeitraum vom achten bis zum 13. Lebensjahr in seiner Längsschnittuntersuchung bei der Hälfte der Kinder eine geringfügige und bei jedem achten Kind eine ausgeprägte Abnahme der motorischen Koordinationsschwäche fest.

Auffällige Motorik

Motorische Koordinationsschwäche

Esser (1991) konnte in seiner Längsschnittstudie keine Hinweise darauf finden, dass bei Kindern mit umschriebenen Entwicklungsstörungen motorischer Funktionen schwerwiegende Schulschwierigkeiten auftreten. Die Kinder zeigen keine schlechteren Schulleistungen als Kinder ohne umschriebene Entwicklungsstörungen motorischer Funktionen. Kinder mit motorischen Entwicklungsstörungen leiden jedoch häufig an introversiven psychischen Problemen. Diese nehmen vermehrt im Jugendalter zu. Mehr als andere Kinder in ihrer Altersgruppe zeigen sie häufiger Depression und Ängstlichkeit. Auch Kontaktstörungen können im Krankheitsverlauf auftreten. Im weiteren Verlauf zeigen sich die betroffenen Kinder häufig unselbstständiger und weisen eine geringere soziale Reife als andere Kinder auf. Sie verlassen später das Elternhaus und benötigen mehr Zeit, um eine Partnerbeziehung aufzunehmen (Esser & Wyschkon, 2008).

Depression und Ängstlichkeit tritt komorbide auf

Insgesamt weisen alle dargestellten umschriebenen Entwicklungsstörungen eine eher ungünstige Prognose sowohl für den Schulerfolg als auch für die psychische Gesundheit auf. Dies unterstreicht die Notwendigkeit einer frühzeitigen Diagnostik und gezielten Intervention.

5.3 Früherkennung umschriebener Entwicklungsstörungen

Vorschulische Identifikation von Risikokindern

Entwicklungsstörungen lassen sich nach dem jeweiligen Entwicklungsbereich klassifizieren und betreffen vor allem die sprachliche, motorische und soziale Entwicklung eines Kindes. Entwicklungsstörungen ziehen häufig schwere Folgen nach sich und stellen eine besondere Belastung für die betroffenen Kinder und Bezugspersonen dar. Vor allem entwicklungsbedingte Sprachstörungen stehen in engem Zusammenhang mit späteren Lernstörungen im Grundschulalter (Esser, 1991). Lernstörungen wie Lese-Rechtschreibstörungen und Rechenstörungen gelten oft als Folge von Entwicklungsstörungen im Vorschulalter. Bereits vor Schulbeginn können erste Symptome wichtige Hinweise auf eine drohende Lernstörung liefern (von Aster, 1996).

Früherkennung: Erfassen relevanter Vorläuferfertigkeiten

Die Früherkennung von umschriebenen Entwicklungsstörungen erfordert eine Diagnostik relevanter Vorläuferfertigkeiten im Vorschulalter, die eine hohe prognostische Validität bezüglich der späteren Leistungen der Kinder im Lesen, Rechtschreiben und Rechnen besitzen (Barth, 2006). Riebel und Jäger (2008, S. 133) bezeichnen diese Vorläuferfertigkeiten „als Prädiktoren, die ... eine gute Prognose für diejenigen Befähigungen darstellen, welche zum Zeitpunkt des Schuleintritts als bedeutsam angesehen werden." Vorläuferfertigkeiten stellen eine Voraussetzung für den Schriftspracherwerb und das Erlernen mathematischer Operationen dar (s. a. Jacobs & Petermann, 2008).

Vorläuferfertigkeiten für den Schriftspracherwerb

Phonologische Bewusstheit

Die phonologische Bewusstheit gilt als eine wesentliche Vorläuferfertigkeit für den Schriftspracherwerb. Unter phonologischer Bewusstheit wird die Fähigkeit verstanden, die Aufmerksamkeit auf die formalen Eigenschaften der gesprochenen Sprache zu lenken. Kinder müssen sich hierzu vom Bedeutungsinhalt der Sprache lösen und verstehen, dass Sätze aus Wörtern, Wörter aus Silben und Silben aus Lauten aufgebaut sind und sich die Wörter in ihrer Länge voneinander unterscheiden. Diese Analysefertigkeit der Lautstruktur der gesprochenen Sprache drückt sich z. B. in der Gliederung von Silben (z. B. Silbenklatschen) oder dem Finden von Reimwörtern aus. Einen Überblick über die Früherkennung von Lese- und Rechtschreibschwierigkeiten lässt sich bei Barth (2006) finden. Er gibt an, dass Risikokinder neben den Defiziten in der phonologischen Bewusstheit, auch Auffälligkeiten in der grob- und feinmotorischen Entwicklung, in der Sprachentwicklung, in ihrem Aufmerksamkeits- und Konzentrationsverhalten, im auditiven und visuellen Gedächtnis sowie in der Muskeltonusregulierung aufweisen.

Vorläuferfertigkeiten für den mathematischen Bereich

Als Vorläuferfertigkeiten für den Bereich Mathematik werden unter anderem das Ordnen von Gegenständen nach quantitativen Merkmalen (Seriation) und zahlbezogenes Vorwissen angesehen (Krajewski, Nieding & Schneider, 2008).

Vorläufer für den Erwerb des Zahlenverständnisses

Barth (2006) verweist ebenfalls darauf, dass die Seriation, neben der Klassifikation und der Fähigkeit zur Herstellung einer Eins-zu-eins-Entsprechung zu den Vorläuferfunktionen für den Erwerb des Zahlenverständnisses gehören. Außerdem zeigen Kinder mit mathematischen Lernproblemen nach seinen Aussagen bereits im Vorschulalter Beeinträchtigungen des visuell-räumlichen Gedächtnisses. Kindern mit Dyskalkulie fällt es oft besonders schwer, visuell dargebotene geometrische Figuren zu behalten und zu erinnern, weshalb Barth den konkreten Hinweis gibt, dass diese Kinder bereits im Vorschulalter nicht selten in Spielen wie Memory, Puzzeln oder Nachbauen von Figuren mit Holzstäbchen auffällig werden. Eine Identifizierung mathematischer Lernprobleme im Vorschulalter gelingt jedoch nach einer Untersuchung von Marx und Weber (2006) schlechter als die Vorhersage von unterdurchschnittlichen Schriftsprachleistungen.

Testverfahren zur Erfassung von Vorläuferfertigkeiten

Die Erkenntnisse zu den Identifizierungsmöglichkeiten von umschriebenen Entwicklungsstörungen schulischer Fertigkeiten bzw. schulischen Lernproblemen führten zu einer (Weiter-) Entwicklung von Instrumenten zur Früherkennung von Kindern mit erhöhtem Risiko, schulische Lernprobleme zu entwickeln. Dazu zählen unter anderem die BASIC-Preschool (Daseking & Petermann, 2008a) zur Analyse kognitiver Basiskompetenzen im Vorschulalter, die Diagnostischen Einschätzskalen zur Beurteilung des Entwicklungsstandes und der Schulfähigkeit (DES; Barth, 2000), das Dortmunder Entwicklungsscreening für den Kindergarten (DESK 3-6; Tröster, Flender & Reineke, 2004), die Grenzsteine der Entwicklung (Michaelis & Niemann, 2004) und der Kindersprachtest für das Vorschulalter (Häuser, Kasielke & Scheiderreiter, 1994). Das Bielefelder Screening zur Früherkennung von Lese- und Rechtschreibschwierigkeiten (BISC, Jansen, Mannhaupt, Marx & Skrowronek, 1998) erlaubt neben der Erfassung der phonologischen Bewusstheit auch eine Untersuchung von Gedächtnis (schneller Abruf aus dem Langzeitgedächtnis, phonetisches Rekodieren im Kurzzeitgedächtnis) und visueller Aufmerksamkeitssteuerung. Eine Erfassung der phonologischen Bewusstheit erfolgt ebenfalls durch das Instrument Der Rundgang durch Hörhausen (Martschinke, Kirschhock & Frank, 2001). Dieses Verfahren kann Anfang bis Mitte des ersten Schuljahres Anwendung finden. Der Osnabrücker Test zur Zahlbegriffsentwicklung (OTZ, van Luit, van de Rijt & Hansemann, 2000) eignet sich für Kinder zwischen fünf und sieben Jahren. Kinder mit Schwierigkeiten bei der Zahlenbegriffsentwicklung sollen mit Hilfe des OTZ bereits im Kindergarten identifiziert werden, um so späteren Problemen im Mathematikunterricht vorzubeugen.

BASIC-Preschool zur Erfassung von Vorläuferfertigkeiten

BISC zur Erfassung der phonologischen Bewusstheit

6 Diagnostische Verfahren zur Erfassung von Entwicklung

Um Entwicklungsstände und -verläufe mit dem Ziel der Abgrenzung von „Normalität“, „Abweichung“ sowie „Pathologie“ zu bestimmen, sind entsprechende Messinstrumente erforderlich. Diese werden im Allgemeinen unter dem Begriff „Entwicklungstests“ zusammengefasst und lassen sich in drei übergeordnete Verfahrenstypen differenzieren:

- Screeningverfahren,
- allgemeine Entwicklungstests und
- spezifische Entwicklungstests.

Der Vorteil einer solchen Klassifikation besteht vor allem darin, dass Subgruppen gebildet werden, die die Orientierung in der praktisch-diagnostischen Tätigkeit erleichtern. Der Nachteil dieser Einteilung ist, dass bei speziellen Tests Mehrfachzuordnungen möglich sind, da zum Teil keine strengen Ausschlusskriterien existieren (Ettrich, 2000).

Welche Form von Entwicklungstests im Einzelfall anzuwenden ist, hängt von den zu untersuchenden Entwicklungsbereichen, dem Inhalt der Fragestellung, der Fallgeschichte und dem Alter des Kindes, der zur Verfügung stehenden Zeit sowie den psychometrischen Eigenschaften (Normierung, Reliabilität, Objektivität, Validität) eines Tests ab (Hagmann-von Arx et al., 2008).

6.1 Screeningverfahren

Screenings = Kurztestverfahren

Entwicklungsscreenings stellen Kurztestverfahren dar, die sehr zeitökonomisch eine erste Einschätzung über gravierende Auffälligkeiten ermöglichen. Im Ergebnis erfolgt eine einfache Klassifikation in auffällig oder unauffällig. Eine spezifische Diagnose lässt sich durch ein Screeningverfahren in der Regel nicht stellen. Bei Verdacht auf das Vorliegen einer Entwicklungsstörung soll eine differenzierte entwicklungsdiagnostische Untersuchung folgen. Screeningverfahren eignen sich nicht für eine differenzierte Untersuchung von bereits als entwicklungsauffällig klassifizierten Kindern.

Entwicklungsscreenings kommen aufgrund ihrer einfachen und ökonomischen Durchführbarkeit seit den sechziger Jahren im Bereich der Entwicklungsdiagnostik in großem Umfang zum Einsatz. Das Ziel von Entwicklungsscreenings besteht vor allem darin, ökonomisch und möglichst frühzeitig Entwicklungsstörungen aufzudecken oder besondere Risikogruppen zu identifizieren, die mit hoher Wahrscheinlichkeit eine solche Störung entwickeln. Aus diesem Grund sollten Screeningverfahren eine sehr hohe Sensitivität aufweisen. Dabei stellt sich jedoch die Frage, inwieweit sich die in konzeptioneller als auch zeitlicher Hinsicht einfachen und in ihrer Realisierbarkeit und Ökonomie sparsamen Verfahren eignen, zuverlässige und valide Aussagen über den Entwicklungsstand eines Kindes zu treffen. Verschiedene Untersuchungen weisen auf eine unzureichende Sensitivität und Spezifität von Screeningverfahren hin (Meisels, 1989; Rosenbaum, 1998). Die niedrige Sensitivität von Entwicklungsscreenings führt zu einem Übersehen entwicklungsauffälliger Kinder. Das hat zur Folge, dass diese Kinder nicht frühzeitig gefördert werden, ihre Beeinträchtigungen zunehmen und somit auch das Risiko für Sekundärfolgen steigt (Fuiko, 2003). Bei den Eltern können Schuldgefühle, Enttäuschung, Ablehnung des Kindes, Unsicherheit und Wut ausgelöst werden, wenn die Beeinträchtigungen und der Entwicklungsrückstand ihres Kindes im Verlauf der Entwicklung deutlicher zutage treten. Dagegen führen Falsch-Positiv-Ergebnisse, die bei ausgewählten Entwicklungsscreenings mit 15 bis 30 % angegeben werden (Glascoe & Byrne, 1993), zu einer relativ großen Zahl an nicht erforderlichen Nachuntersuchungen.

Suche nach Risikogruppen

Screenings: Hohe Sensitivität ist nötig

Somit gilt es, die Anwendung von Screeninginstrumenten kritisch abzuwägen. Obwohl Screeningverfahren durch einen deutlich geringeren zeitlichen und finanziellen Aufwand im Vergleich zu einer umfangreichen entwicklungsdiagnostischen Untersuchung überzeugen, sollten sie allenfalls als ein erster Schritt in einem ausführlicheren diagnostischen Prozess verstanden werden (Fuiko, 2003).

Screening als erster Schritt im diagnostischen Prozess

Im folgenden Kapitel werden die wichtigsten Screeningverfahren vorgestellt, die im Bereich der Entwicklungsdiagnostik verwurzelt sind. Dabei handelt es sich um die Denver Entwicklungsskalen, die Erweiterte Vorsorgeuntersuchung, das Neuropsychologische Entwicklungsscreening und das Dortmunder Entwicklungsscreening für den Kindergarten.

6.1.1 Denver Entwicklungsskalen (DES)

Die Denver Entwicklungsskalen (DES) von Frankenburg und Dodds (1967, Revisionen von Frankenburg, Dodds & Fandal, 1970, 1990; dt. Version von Flehmig, Schloon, Uhde & Bernuth, 1973) gehören zu einer der weltweit am häufigsten eingesetzten Untersuchung zur Erfassung von Entwicklungsauffälligkeiten bei Kindern im Alter von null bis sechs Jahren. Die Denver Entwicklungsskalen sind auch als Denver Entwicklungstest (DET), Denver-Test, Denver-Skalen oder aber als Denver Suchtest (DST) bzw. Denver-Entwicklungs-Suchtest (DEST) bekannt. Die DES stellen einen Suchtest dar, der ökonomisch potenziell entwicklungsauffällige Kinder identifizieren soll, die eine weitere ärztliche oder psychologische Diagnostik beanspruchen. Das theoretische Konzept des Verfahrens geht von einer relativ starren, biologisch determinierten Abfolge von Entwicklungsschritten aus, die alle Kinder einer Altersgruppe in ähnlicher Weise zeigen. Die Aufgaben sind gemäß ihrer Schwierigkeit in aufsteigender Reihenfolge geordnet.

Suchtest = Screening

Das Verfahren umfasst insgesamt 105 Items, in der revidierten Form 125 Aufgaben, die aus einer Reihe verschiedener Entwicklungs- und Intelligenztests für Säuglinge und Kleinkinder ausgewählt und den Bereichen Grobmotorik, Sprache, Feinmotorik-Adaptation und persönlich-sozialer Kontakt zugeordnet wurden. Der Bereich „Sozialer Kontakt" erfasst den Umgang mit anderen sowie die Fähigkeit, eigene Bedürfnisse allein zu befriedigen. Der Bereich „Feinmotorik und Adaption" prüft die Fähigkeit des Kindes, zu sehen, seine Hände zu benutzen, kleinere und größere Objekte zu ergreifen und zu zeichnen. Im Bereich „Sprache" untersucht das Verfahren, ob das Kind hören, Anweisungen befolgen und sprechen kann. Der Bereich „Grobmotorik" prüft, ob das Kind entsprechend seines Alters seine Lage verändern, sich drehen, sitzen, stehen, gehen und sich in allen Bewegungszwischenstufen bewegen kann.

Durchführung. Zur Durchführung der Denver Entwicklungsskalen liegen die Handanweisung, der Testbogen und ein Beutel mit verschiedenen Testmaterialen (z. B. Klötzchen, Tasse, Ball, Flasche) vor. Alle Aufgaben sind auf der Vorderseite des Testbogens in ansteigendem Schwierigkeitsgrad von links nach rechts aufgeführt und von oben nach unten den vier verschiedenen Aufgabenbereichen persönlich-sozialer Kontakt, Sprache, Grobmotorik und Feinmotorik-Adaptation zugeordnet. Auf der Rückseite des Testbogens finden sich Durchführungshinweise zu den einzelnen Items. 49 der 105 Testitems erfordern zusätzlich eine Befragung der Eltern (Reportitems), da sie sich während der Testsituation entweder gar nicht oder nur schwer beobachten lassen. Auf dem Protokollbogen wird zu Beginn eine senkrechte Linie entsprechend des Alters des Kindes gezogen. Alle Aufgaben, die auf bzw. um die Linie herum liegen, müssen bearbeitet werden. So ergibt sich für jedes Kind bzw. dessen Eltern insgesamt eine altersentsprechende Auswahl von 20 bis 25 Items, die von 90 % der Gleichaltrigen beherrscht werden. Für Kinder, die mindestens zwei Wochen zu früh geboren wurden, wird das Alter entsprechend korrigiert. Die Untersuchung beginnt mit Aufgaben links neben der Alterslinie. Nach erfolgreicher Bearbeitung der Aufgabe wird zum nächst schwierigeren Item übergegangen. Dieser Ablauf wird wiederholt, bis das Kind drei Items in Folge nicht bewältigen konnte. Löst das Kind bereits das erste Item in einer Reihe nicht, wird zur nächst leichteren Aufgabe nach links

Befragung der Eltern erforderlich

übergegangen. In der Regel stehen dem Kind drei Lösungsversuche pro Item zu. Während der Testung ist es zusätzlich Aufgabe des Diagnostikers, Verhaltensauffälligkeiten des Kindes festzustellen und auf der Rückseite des Testbogens als „Beobachtungen" zu notieren. Im Anschluss an die Untersuchung, sollen die Eltern beurteilen, ob die Leistungen im Test charakteristisch für das Kind waren oder möglicherweise durch Krankheit, Ängstlichkeit oder Müdigkeit beeinträchtigt. Die Durchführungszeit beträgt circa 15 bis 20 Minuten. Um den Zeitmangel in vielen Arztpraxen zu begegnen, erfolgte zusätzlich die Entwicklung einer Denver-Kurzskala mit ähnlichem Aufbau. Der Kurztest erfordert für die Durchführung von durchschnittlich 12 Aufgaben fünf bis zehn Minuten. Zudem besteht die Möglichkeit, den Denver-Elternfragebogen (DEF) einzusetzen. In dem Fragebogen sind die Items entsprechend als Frage formuliert und von den Eltern zu beantworten.

Denver-Kurzskala für den Kinderarzt

Auswertung und Interpretation. Die Auswertung und Interpretation der Ergebnisse ist anwenderfreundlich gestaltet. Insgesamt sollte die Auswertung und Interpretation nicht mehr als fünf Minuten in Anspruch nehmen. Im Dokumentationsbogen werden für jedes Item relative Lösungshäufigkeiten in Form von Balken angegeben. So lässt sich nachvollziehen, in welchem Alter 25 %, 50 %, 75 % oder 90 % der Referenzstichprobe die entsprechende Aufgabe bewältigen konnte. Die Leistung des Kindes wird als grenzwertig (Caution) beurteilt, wenn es eine Aufgabe, die 75 % der Kinder in der entsprechenden Altersgruppe lösen können, nicht bewältigt oder verweigert. Als Verzögerung (Delay) gilt jedes nicht gelöste Item links von der Alterslinie, die angibt, dass 90 % der Kinder diese Aufgabe in dem entsprechenden Alter lösen können. Eine Aufgabe, die die Alterslinie berührt und nicht gelöst wurde, gilt hingegen noch nicht als Verzögerung. In der Auswertung erfolgt eine Bewertung in abnorm, fraglich, untestbar und normal. Der Untersucher bestimmt dabei Anzahl und Kombinationen von Verzögerungen in den jeweiligen Testbereichen. Bei einem unauffälligen Ergebnis liegen kein Delay und maximal ein Caution vor. Wenn mindestens zwei Cautions und/oder ein oder mehr Delays erfasst wurden, wird das Ergebnis als auffällig (abnorm) bewertet. Nach Empfehlung der Autoren sollen Kinder, die nicht als normal bewertet werden, nach wenigen Wochen nochmals untersucht werden. Bei persistierenden Problemen sollte eine ausführliche entwicklungsdiagnostische Untersuchung erfolgen.

Risikourteil nach Caution und Delay

Normierung. In der revidierten amerikanischen Fassung erfolgte die Normierung an 2 096 Kindern. Eine deutsche Normierung (Flehmig et al., 1973) fand an 1 455 Kindern aus Hamburg und Düsseldorf im Alter von zwei Wochen bis sechs Jahren statt (Rauchfleisch, 2001). Über die Repräsentativität der Stichprobe liegen keine Angaben vor.

Normierung ist fast 40 Jahre alt

Gütekriterien. Bezüglich der Objektivität geben die Autoren in ihrer ersten Veröffentlichung zum ursprünglichen Denver Developmental Screeningtest eine Inter-Rater-Übereinstimmung zwischen 85 % und 95 % an, wobei vier Untersucher jeweils 12 Kinder testeten. Rennen-Allhoff (1990) nennt für die Marburger Säuglingsstudie Retest-Reliabilitäten bezüglich der Klassifikation zwischen 78 % und 100 %. Die Übereinstimmungen auf Itemebene fielen wie bereits bei Frankenburg, Camp, Natta, DeMerssemann und Voorhees (1971, zitiert nach Rennen-Allhoff & Allhoff, 1987, S. 129) deutlich geringer aus. So ergaben sich z. B. bei der 3-Monatstestung bei 12 von 30 verwendeten Aufgaben Übereinstimmungen von weniger als 70 %. Auch die Stabilität der Ergebnisse von der 3- zur 15-Monatstestung fiel eher gering aus. 15 der 104 Kinder, die bei der 3-Monatstestung als auffällig beurteilt wurden, zeigten mit 15 Monaten keine Auffälligkeiten mehr, wobei jedoch zwei als zuvor unauffällig klassifizierte Kinder laut DES Entwicklungsverzögerungen aufwiesen (Rennen-Allhoff, 1990). Zur Erfassung der Validität wurde die Übereinstimmung zwischen DES und Bayley-Skalen sowie der Cattell Infant Intelligence Scale, dem Revised Yale Developmental Schedule und der Stanford-Binet Intelligence Scale erhoben. Es ergaben sich Validitätswerte zwischen 0.84 und 0.97 (Frankenburg, Camp & van Natta, 1971, zitiert nach Rennen-Allhoff & Allhoff, 1987, S. 131). Für die prädiktive Validität in Bezug auf die spätere Leistungsfähigkeit eines Kindes fielen die Korrelationen in einer Untersuchung von Fuiko (2003) besonders gering aus. Die Ergebnisse lassen keine Aussagen darüber zu, ob ein Kind, das mit einem Jahr auffällig war, auch mit zwei oder drei Jahren auffällig sein wird. Mit der Übereinstimmung des DES und neurologischer Untersuchungen befasste sich Richter (1973, zitiert nach Rennen-Allhoff & Allhoff, 1987, S. 132). Seine Befunde zeigten, dass lediglich 50 % der $2^{1}/_{4}$- bis $2^{1}/_{8}$-Jährigen und nur 44 % der Kinder im Alter von neun und zehn Monaten durch die DES richtig positiv identifiziert wurden und machen somit auf die mangelnde Sensitivität des Verfahrens aufmerksam. Flehmig (1980) berichtet sogar über noch geringere Entdeckungsraten der Denver-Skalen. Herrmanns und Cools (1978, zitiert nach Rennen-Allhoff & Allhoff, 1987, S. 133) fanden in ihren Untersuchungen ebenfalls eine hohe Rate falsch-negativer Befunde. Die geringe Sensitivität des Verfahrens wurde auch für die revidierte Form bestätigt (Glascoe & Byrne, 1993). Fuiko (2003) berichtet eine geringe Spezifität des Verfahrens, die zu einer Unterschätzung unauffälliger Kinder durch DES II führt. In ihrer Untersuchung klassifizierte sie mit den DES II zum Teil doppelt so viele Kinder als auffällig als mit den Griffiths-Entwicklungsskalen und Bayley-Skalen. Dies bestätigte sich sowohl in der Gesamtstichprobe als auch bei den Reifgeborenen und bei den Frühgeborenen. Die Vorhersagevalidität fällt bei stark beeinträchtigen Kindern recht hoch aus, bei unausgelesenen Stichproben ist sie jedoch unbefriedigend (Fuiko, 2003).

Retest-Reliabilität ist gegeben

Achtung: Hohe Rate falsch-negativer Befunde

Zusammenfassung. Die Denver-Skalen dienen der Grobdiagnostik von Entwicklungsverzögerungen und sollen auffällige Kinder einer genaueren Untersuchung durch einen Spezialisten zuführen. Sie erheben die Bereiche sozialer Kontakt, Sprache, Grobmotorik und Feinmotorik-Adaptation. Aufgrund ihrer einfachen Anwendung und Ökonomie gelang es den Denver-Skalen sich schnell in pädiatrischen Praxen und psychologischen Beratungsstellen zu etablieren und erfreuen sich nach wie vor großer Beliebtheit besonders bei den Kinderärzten. Einen Nachteil des Verfahrens stellen die veralteten Normen dar. Insbesondere Aussagen über Entwicklungsabweichungen setzen zeitgemäße Normen voraus und sollten nicht älter als zehn Jahre sein (Hagmann-von Arx et al., 2008). Eine Schwachstelle des Verfahrens zeigt sich in der mangelnden Sensitivität. So unterstützen Reuner und Pietz (2006) zwar die Brauchbarkeit des Verfahrens für die Diagnose grober Entwicklungsverzögerungen, weisen aber ausdrücklich darauf hin, dass die DES nicht im Stande sind, alle neurologisch auffälligen Kinder mit ausreichender Sicherheit zu identifizieren. Lösslein und Deike-Beth (2000) bemängeln zudem eine unzureichende Differenzierung bei jungen Kindern sowie eine ungenügende Erfassung motorischer Auffälligkeiten. Die DES sind für die standardmäßige entwicklungspsychologische Beurteilung von Kleinkindern nur eingeschränkt geeignet. Sie sollten daher nur im Kontext weiterführender Untersuchungen Anwendung finden.

Einsatz problematisch, da mangelnde Sensitivität

6.1.2 Erweiterte Vorsorgeuntersuchung (EVU)

Die Erweiterte Vorsorgeuntersuchung (EVU; Melchers, Floß, Brandt, Eßer, Lehmkuhl, Rauh & Sticker, 2003) stellt ein Screeningverfahren für Kinderärzte dar, das die entwicklungsneurologische und entwicklungspsychologische Diagnostik im Rahmen der Vorsorgeuntersuchungen U4 bis U9 ergänzen soll. Die Autoren der EVU sehen einen dringenden Ergänzungsbedarf hinsichtlich entwicklungsneurologischer und -psychologischer Aspekte in der bisher üblichen pädiatrischen Vorsorgepraxis. Das Ziel des Screenings besteht in der frühzeitigen Erkennung von Entwicklungsproblemen, wodurch die Indikation zu einer umfassenden und spezifischen Untersuchung gestellt werden kann. So können notwendige therapeutische Maßnahmen klarer indiziert und individueller auf den Einzelfall zugeschnitten werden. Das Verfahren erfasst die Bereiche Motorik, Sprache, Kognition und Verhalten von Kindern vom dritten bis zum 64. Lebensmonat. Da jüngere und ältere Kinder eines jeweils eigenständigen Screeningsatzes bedürfen, wurden die U1 (nach der Geburt), U2 (3. bis 10. Lebenstag), U3 (4. bis 6. Lebenswoche) und J1 (13. bis 14. Lebensjahr) nicht in die EVU aufgenommen (Melchers et al., 2003).

Frühzeitiges Erkennen von Entwicklungsproblemen

Durchführung. Das Testmaterial der EVU beinhaltet ein Handbuch, einen Durchführungsordner für den Testleiter, einen Satz Spielmaterialien, Vorlagen für die grafomotorischen Aufgaben bei der EVU 8 und 9 sowie Protokollbögen und Elternfragebögen für die EVU 4 bis 9. Jeder der sechs Untersuchungszeitpunkte (U4 bis U9) beinhaltet verschiedene Aufgaben zu den drei Bereichen motorische Entwicklung, kognitive Entwicklung und Sprachentwicklung, die üblicherweise von 90 % der Kinder der jeweiligen Altersstufe gelöst werden können.

Elternfragebogen zur psychosozialen Entwicklung

Das Verhalten des Kindes wird mit einem Elternfragebogen zur psychosozialen Entwicklung erhoben. Dieser soll jedoch nicht nur der Frühdiagnose von Verhaltensauffälligkeiten des Kindes dienen, sondern zusätzlich Unsicherheiten und Erziehungsschwierigkeiten auf Seiten der Eltern feststellen. Ab der EVU 6 lassen sich die „Fragen zum Verhalten" normgestützt auswerten.

Die Durchführung erfolgt zu den entsprechenden Untersuchungsterminen der U4 bis U9. Zunächst füllen die Eltern den Fragebogen zum Verhalten aus, der im Anschluss direkt vom Arzt ausgewertet wird. In einem darauf folgenden Gespräch werden Unklarheiten thematisiert. Erst dann findet das eigentliche Entwicklungsscreening des Kindes statt, das je nach Untersuchungszeitpunkt sieben bis 15 Aufgaben umfasst. Diese entnimmt der Testleiter dem Durchführungsordner und präsentiert sie dem Kind in vorgegebener Reihenfolge. Anschließend markiert er sie auf dem Protokollbogen bei richtiger, altersgemäßer Lösung als regelrecht und bei keiner oder falscher Lösung als auffällig. Aus der variierenden Anzahl und Komplexität der Aufgaben resultieren unterschiedliche Durchführungszeiten. So werden bei der EVU 4 etwa zehn Minuten benötigt, bei der EVU 8 und 9 circa 20 Minuten. Melchers et al. (2003) weisen darauf hin, das die Testdurchführung vor allem in den ersten beiden Lebensjahren auf der Basis des korrigierten Alters stattfinden sollte. Das bedeutet, dass der Entwicklungsstand von Frühgeborenen berücksichtigt und jeweils entsprechend angepasst werden muss. Daher sollte auch besonders in diesen Lebensjahren darauf geachtet werden, die Erweiterte Vorsorgeuntersuchung zum Ende des jeweiligen Zeitfensters durchzuführen.

Durchführungsdauer bis zu 20 Minuten

Auswertung und Interpretation. Die Auswertung der EVU wird als einfach und zeitökomisch beschrieben. Die Autoren geben für die Auswertung eine Dauer von etwa fünf Minuten an. Für die Auswertung wurde ein Vorgehen auf Rohwertbasis gewählt. Die Anzahl der bewältigten Aufgaben wird für jeden Untersuchungsbereich addiert und auf dem Protokollbogen in das dafür vorgesehene Summenfeld sowie in die Auswertungstafel eingetragen. Aus den Summen der drei Bereiche Motorik, Sprache und Kognition lässt sich ein Gesamtwert („Summe Entwicklung") berechnen. Dieser Gesamtwert repräsentiert den Gesamtentwicklungsstand des Kindes (ohne Verhaltensaspekte). Für die Werte „Summe Entwicklung" und „Summe Verhaltensfragen" werden entsprechende Referenz- oder Grenzwerte angegeben, die zugunsten der Übersichtlichkeit farblich markiert wurden (rot, gelb, grün). Eine Testleistung im roten Feld bedeutet, dass die Leistung des Kindes unterhalb des 10. Perzentils liegt und signalisiert ein deutliches Entwicklungsrisiko. In diesem Fall empfehlen die Autoren eine möglichst zeitnahe differenzierte Diagnostik zur Abklärung einer Entwicklungsstörung. Liegt der Ergebniswert im gelben Feld, so wird er als grenzwertig interpretiert und sollte bei wiederholtem Auftreten in folgenden Untersuchungen ebenfalls genauer diagnostisch abgeklärt werden. Das grüne Feld entspricht einer unauffälligen Entwicklung des Kindes. Mit Ausnahme des klinischen Grenzbereichs (gelb) lassen sich bei der EVU 6 bis zur EVU 9 auch die einzelnen Entwicklungsbereiche Motorik, Sprache und Kognition in dieser Form interpretieren. Dabei erfolgt eine dichotome Rot-Grün-Abstufung. Die roten Felder stehen auch hier für Werte unterhalb des 10. Perzentils, die Werte im grünen Bereich sind als unauffällig zu bewerten. Tabelle 1 zeigt als Beispiel die Auswertung bei der EVU 8.

Risikobereich durch Rot-Grün-Abstufung markiert

Tabelle 1: Auswertung bei der EVU 8 (Melchers et al., 2003; hellgrau = rot, mittelgrau = gelb, dunkelgrau = grün)

	bitte eintragen	bitte ankreuzen		
Summe Motorik		**0–4**		**5–8**
Summe Sprache		**0–3**		**4–8**
Summe Kognition		**0–4**		**5–7**
Summe Entwicklung		**0–11**	**12–13**	**14–23**
Summe Verhaltensfragen		**0–7**	**8**	**9–12**

Normierung. Die Normierungsuntersuchungen fanden im Zeitraum von November 2000 bis Mai 2001 mit einer Nachuntersuchung von Oktober bis Dezember 2002 in 25 Kinderarztpraxen in verschiedenen Regionen Deutschlands statt. Die Stichprobe umfasst insgesamt 1 743 Kinder. Der Anteil an Migrantenkindern beträgt 9 % und fällt damit geringer aus als in der Grundgesamtheit. Im Handbuch werden für die Gesamtstichprobe weiterhin die erlernten Berufe der Eltern und die Verteilung nach der Größe des Wohnortes angegeben. Die Größe der jeweiligen Teilstichproben bewegt sich zwischen 246 für die EVU 9 und 349 für die EVU 7 (Melchers et al., 2003). Das Handbuch führt eine Prozentrangverteilung der Ergebnisse für jeden Untersuchungszeitpunkt auf.

Normdaten sind 10 Jahre alt

Gütekriterien. Sowohl die weitgehende Standardisierung der Aufgaben und Instruktionen als auch die Beschreibungen regelgerechter und auffälliger

Reaktionen des Kindes in der Handanweisung sichern eine hinreichende Durchführungs- und Auswertungsobjektivität der EVU. Aufgrund der normorientierten Bewertung der Ergebnisse sowie der klar formulierten Empfehlungen zum Umgang mit auffälligen („roten") und grenzwertigen („gelben") Ergebnissen gilt die Interpretationsobjektivität ebenfalls als gegeben. Die Schätzungen der Reliabilität (Cronbachs Alpha) für die Gesamtsumme der Entwicklung bewegt sich zwischen den einzelnen Altersstufen von .63 bei der EVU 4 und .77 bei der EVU 8. Für die Entwicklungsbereiche Kognition, Sprache und Motorik werden Reliabilitäten von .37 bis .87 genannt, wobei tendenziell eine Zunahme mit dem Alter zu verzeichnen ist. Die Reliabilitäten der Subtests zur Sprachentwicklung ab der EVU 6 fielen befriedigend bis gut aus. Dagegen konnten die Untertests zur Beurteilung der kognitiven Entwicklung hinsichtlich der Reliabilität nicht überzeugen (Werte bis maximal .52). Für die Fragen zum Verhalten führen die Autoren keine Reliabilitätsmaße an. Die Konstruktvalidität erkennen die Autoren aufgrund der relativ niedrigen Interkorrelationen (< .45) der Scores in den einzelnen Testbereichen als gegeben an. Zur Berechnung der konvergenten Validität wurden 31 Kinder zu den Zeitpunkten U6 und U7 mit der EVU und den Griffiths-Entwicklungsskalen (Brandt & Sticker, 2001) untersucht, wobei sich eine Korrelation von .67 zwischen den Verfahren ergab. Eine Untersuchung von 27 Kindern mit der EVU und der Bayley-Skalen II (Bayley, 1993) erbrachte ebenfalls Korrelationen in mittlerer Höhe. Eine Prüfung der Sensitivität sowie Spezifität des Verfahrens erfolgte an derselben, jedoch recht kleinen Stichprobe. Alle Kinder, die in einem der anderen beiden Entwicklungstests als auffällig klassifiziert wurden, konnten in der EVU ebenfalls als entwicklungsauffällig eingestuft werden, was einer Sensitivität von 100 % entspricht. Die Spezifität fiel mit 92.6 % etwas geringer aus.

Sensitivität ist erfüllt

Zusammenfassung. Die Erweiterte Vorsorgeuntersuchung stellt ein Screeningverfahren zur Früherkennung entwicklungsneurologischer und -psychologischer Störungen bei Kleinkindern dar. Sie wurde speziell der Situation und den Erfordernissen der pädiatrischen Vorsorgepraxis angepasst, um dort die üblichen, somatisch orientierten Vorsorgeuntersuchungen U4 bis U9 zu ergänzen. Informationen über die kindliche Entwicklung werden mittels der EVU für die Bereiche Motorik, Sprache, Kognition und Verhalten erhoben. Das Verfahren zielt darauf ab, entwicklungsauffällige Kinder möglichst frühzeitig zu identifizieren. Dazu erfolgt eine Festsetzung des Cut-off-Score an der 10. Perzentile. Im Handbuch werden für die Entwicklungsdimensionen Motorik, Sprache und Kognitive Entwicklung sowie für denn Summenwert Entwicklung und den Summenwert Verhalten kumulierte Prozentränge angegeben, die eine grobe Einschätzung des Entwicklungsstandes gestatten. Mit der EVU steht der pädiatrischen Praxis ein standardisiertes Verfahren zu Verfügung, um Kinder mit Entwicklungsrisiken ökonomisch zu erkennen und entsprechende weiterführende entwicklungsdiagnostische Maßnahmen einzuleiten. Das Verfahren überzeugt durch seine gute Differenzierungsfä-

EVU ist hinreichend standardisiert

higkeit für deutlich auffällige Kinder. Die Aufgaben decken wesentliche Entwicklungsbereiche ab. Allerdings fehlen bei den Elternfragebögen zum Verhalten Item- und Skalenwerte. Somit ist eine Einschätzung der quantitativen Auswertung, wie sie ab der EVU 6 vorgesehen ist, nicht möglich. Auch für die qualitative Auswertung besteht die Notwendigkeit, Itemschwierigkeiten anzugeben, um einen Einblick in die Häufigkeit von Problemverhalten in der Normstichprobe zu erhalten. Insgesamt sprechen die bisher vorliegenden Evaluationsstudien zur EVU für dessen Einsatz in der Pädiatrie.

6.1.3 Neuropsychologisches Entwicklungsscreening (NES)

Das Neuropsychologische Entwicklungs-Screening (NES; Petermann & Renziehausen, 2005) stellt ein aktuelles Screening-Instrument dar, das dem Kinderarzt als Ergänzung zu den Vorsorgeuntersuchungen zu Verfügung steht. Das Verfahren kann ebenfalls von Frühfördereinrichtungen und Kinderpsychologen angewendet werden (Renziehausen & Petermann, 2007). Das Instrument ist für Kinder von drei bis 24 Monaten konzipiert, um solche Entwicklungsauffälligkeiten zu erfassen, die bei ärztlichen Routineuntersuchungen häufig nicht auffallen. Das NES liefert damit frühzeitig Hinweise für eine weitere differenzierte Entwicklungsdiagnostik.

NES soll Vorsorgeuntersuchungen verbessern

Das Verfahren erfasst Entwicklungsauffälligkeiten in sieben potenziellen Störungsbereichen zu fünf Untersuchungszeitpunkten. Die Untersuchungszeitpunkte entsprechen den Zeitpunkten der Vorsorgeuntersuchungen U4 (3. bis 4. Lebensmonat) bis U7 (21. bis 24. Lebensmonat). Zusätzlich kann als ein weiterer Untersuchungszeitpunkt zwischen der U6 und U7 getestet werden. Das Instrument untersucht folgende Entwicklungsbereiche: Haltungs- und Bewegungssteuerung, Feinmotorik, Visuomotorik, visuelle Wahrnehmung, Explorationsverhalten, rezeptive und expressive Sprache sowie kognitive Leistungen. Bei der Aufgabenzusammenstellung fand das Prinzip der essenziellen Grenzsteine (Michaelis & Niemann, 2004) Berücksichtigung. Diese Grenzsteine im Bereich motorischer, perzeptiver, kognitiver und sprachlicher Fähigkeiten stellen trotz aller Variabilität in den Entwicklungsverläufen eine unabdingbare Voraussetzung für eine normale Entwicklung dar. Sie werden zu einem bestimmten Zeitpunkt von 85 bis 95 % aller gesunden Kinder erreicht. Ein Fehlen dieser Entwicklungsschritte weist mit hoher Wahrscheinlichkeit auf einen Entwicklungsrückstand hin (Petermann & Renziehausen, 2005). Das NES erfasst in jedem Bereich Einzelfertigkeiten, die nach dem Grenzsteinprinzip grundlegend für die kindliche Entwicklung in der jeweiligen Altersgruppe sind und eine Aussage zur Prognose erlauben (Petermann & Renziehausen, 2005).

NES basiert auf dem Prinzip der essenziellen Grenzsteine

Durchführung. Die Durchführungs- und Bewertungsanleitung beinhaltet die Instruktion zu den einzelnen Aufgaben und gibt Hinweise zu positiven und möglichst zu vermeidenden Verhaltensweisen des Untersuchers. Die Autoren des Instruments weisen darauf hin, dass die Anwesenheit einer Begleitperson unbedingt erforderlich ist. Die Bezugsperson sollte allerdings nur nach Aufforderung des Untersuchungsleiters aktiv in das Geschehen eingreifen. Während der Testdurchführung werden die einzelnen Untersuchungsbereiche jeweils mittels drei altersspezifischer Aufgaben erhoben, in denen das kindliche Verhalten beobachtet wird. Einzelne Verhaltensweisen dürfen gegebenenfalls auch aufgrund von elterlichen Angaben beurteilt werden. Der Untersucher kodiert das Verhalten des Kindes für jede Aufgabe als altersgerecht oder auffällig. Einige Items, wie Aufgaben zur expressiven Sprache bieten zudem Platz für freie Antworten oder geben eine Ankreuzliste mit den zu erfragenden Objekten vor. Nachdem die Untersuchung beendet ist, notiert der Testleiter auf dem Protokollbogen seine Beobachtungen zu folgenden Kategorien: Aufmerksamkeit des Kindes (unproblematisch – leichte Probleme – schwierig); Befindlichkeit des Kindes (unproblematisch – müde/schläfrig – hungrig/durstig – krank – unruhig – Hörprobleme – Sehprobleme – ängstlich/schüchtern); Kommunikation (unproblematisch – leichte Probleme – schwierig); Motorik (unauffällig – Ungeschicklichkeit – motorische Unruhe – Bewegungsarmut); Tonus (normoton – hyperton – hypoton). Die Durchführung des NES dauert insgesamt 10 bis 15 Minuten (Petermann & Renziehausen, 2005).

NES ist sehr zeitökonomisch in der Durchführung

Auswertung und Interpretation. Die Auswertung des NES gestaltet sich einfach und nimmt nur circa drei Minuten in Anspruch. Nach Untersuchungsabschluss ermittelt der Diagnostiker für jeden Bereich die Anzahl der altersgerechten Reaktionen sowie den Gesamtwert über die Summe aller Bereichswerte. Die Resultate lassen sich in das Ergebnisprofil des Protokollbogens übertragen, auf dem direkt abgelesen werden kann, ob das Kind die in der Normierungsstichprobe erhobenen Referenz- bzw. Grenzwerte erreicht hat. Eine farbliche Markierung erleichtert die Bestimmung als auffällig, grenzwertig oder unauffällig. Rot stellt dabei ein auffälliges Ergebnis dar. Das Kind hat einen Ergebniswert unterhalb des 10. Perzentils erreicht, was auf eine Entwicklungsauffälligkeit hindeutet, die umgehend durch weitergehende diagnostische Maßnahmen abgeklärt werden sollte. Grenzwertige Befunde sind orange hinterlegt. Sie stehen für eine Leistung, die sich zwischen dem 10. und 25. Perzentil bewegt. Die Autoren empfehlen, auch Kinder mit diesem Befund genauer zu beobachten. Gelbe Felder im Profilbogen stehen für alle Ergebnisse oberhalb des 25. Perzentils und sind somit als unauffällig zu beurteilen. Eine genauere Einschätzung des individuellen Entwicklungsstandes ermöglichen die im Manual angegebenen Prozentrangwerte. Petermann und Renziehausen (2005) weisen darauf hin, dass die Ergebnisse immer in Kombination mit Befunden aus der Vorsorgeuntersuchung und Anamnese interpretiert werden sollten. Zudem erfordern vor allem grenzwertige Befunde eine aufgabenspezifische Betrachtung der Ergebnisse.

Anamnese und ärztliche Untersuchung erforderlich

Normierung. Die Normierung des NES erfolgte an einer Stichprobe von insgesamt 677 Kindern im Zeitraum von Januar bis Juli 2004 in fünf deutschen Bundesländern. Die Größe der fünf nach Alter gebildeten Teilstichproben liegt zwischen 49 und 172 Kindern. Die Stichprobenrekrutierung erfolgte über niedergelassene Kinderärzte, Krabbelgruppen und andere Kinderbetreuungseinrichtungen, zudem über Zeitungsinserate sowie Aushänge (Petermann & Renziehausen, 2005). Für jede Altersgruppe werden Aufgabenschwierigkeiten, Mittelwerte, Standardabweichungen sowie verschiedene Perzentilwerte (5., 10., 25., 50., 75., 90. und 95. Perzentile) und Prozentränge für die Gesamtsummen berichtet.

Normierung erfolgte 2004

Gütekriterien. Aufgrund der standardisierten Instruktionen und der Beschreibungen altersgerechter und auffälliger Reaktionen des Kindes wird das NES von seinen Autoren bezüglich Durchführung und Auswertung als weitgehend objektiv beurteilt (Petermann & Renziehausen, 2005). Angesichts der normierten Ergebnisbewertung wird auch die Interpretationsobjektivität als gegeben angesehen. Die interne Konsistenz wurde anhand von Daten der Normierungsstichprobe geschätzt (Cronbachs Alpha). Die Werte bewegten sich zwischen .28 und .74 und fielen damit für ein Screeningverfahren ungenügend bis befriedigend aus. Die Konstruktvalidität des NES wurde zum einen aus Interkorrelationen zwischen den bereichsspezifischen Ergebnissen der Normstichprobe berechnet. Es zeigten sich mehrheitlich Korrelationen niedriger bis mittlerer Höhe. Dies spricht dafür, dass die einzelnen Bereiche des NES miteinander in Beziehung stehen, jedoch eigenständige Fertigkeiten abbilden. Die Berechnung der Korrelationen zwischen den Bereichsscores und dem Gesamtscore ergaben moderate bis hohe Korrelationen von .45 bis .76. Die Interkorrelationen der bereichsspezifischen Scores für den Altersbereich 17. bis 19. Lebensmonat fielen mit .02 bis .32 erwartungskonform sehr gering aus. Gleiches lässt sich für die Bereiche Haltungs- und Bewegungssteuerung sowie kognitive Leistungen berichteten. Hier bewegten sich die Korrelationen mit dem Gesamtscore zwischen .28 und .32. Studien zur prognostischen Validität, zur Spezifität und Sensitivität liegen bisher nicht vor.

Studien zur prognostischen Validität fehlen

Zusammenfassung. Das NES überzeugt durch seine ökonomische, einfache Durchführung und aktuellen Normen. Der zusätzliche Untersuchungstermin im 17. bis 19. Lebensmonat unterstützt die Frühförderung von Entwicklungsauffälligkeiten und schließt die bislang existierende Lücke deutscher Vorsorgeuntersuchungen zwischen der U6 und U7. Im Bezug auf die Testgüte überzeugt das NES bisher jedoch noch nicht vollständig. Zwar weist das Verfahren alle Merkmale eines objektiven Tests auf, dennoch fehlen Untersuchungen zur Auswertungs- und Interpretationsobjektivität ebenso wie Angaben zur prognostischen Validität, Spezifität und Sensitivität des Verfahrens. Insgesamt kann das Verfahren als diagnostisch wertvoll für die kinderärztliche Praxis angesehen werden.

6.1.4 Dortmunder Entwicklungsscreening für den Kindergarten (DESK 3-6)

Das Dortmunder Entwicklungsscreening für den Kindergarten (DESK 3-6; Tröster, Flender & Reineke, 2004) stellt ein Beobachtungsverfahren für Erzieherinnen im Kindergarten zur Früherkennung entwicklungsgefährdeter Kinder im Vorschulalter zu Verfügung. Das Ziel des Verfahrens besteht darin, Entwicklungsgefährdungen bei drei- bis sechsjährigen Kindern in den Bereichen Fein- und Grobmotorik, soziale Entwicklung sowie Sprache und Kognition möglichst früh festzustellen, um eine gezielte Diagnostik und gegebenenfalls Frühfördermaßnahmen rechtzeitig einzuleiten. Das DESK 3-6 verfolgt nicht das Ziel, den Entwicklungsstand eines Kindes zu ermitteln.

DESK 3-6: Ein Verfahren für die Erzieherin im Kindergarten

Das Verfahren wurde direkt für den Einsatz im Kindergarten entwickelt und kann von der Erzieherin durchgeführt werden. Das DESK 3-6 liegt in drei altersentsprechenden Versionen für dreijährige, vierjährige und für fünf- und sechsjährige Kinder vor. Das Instrument beinhaltet jeweils 45 Entwicklungsaufgaben für die drei- und vierjährigen Kinder sowie 50 Entwicklungsaufgaben für die fünf- und sechsjährigen Kinder. Die Entwicklungsaufgaben lassen sich folgenden vier Entwicklungsbereichen zuordnen (Tröster et al., 2004):

- *Feinmotorik (FM):* Auge-Hand Koordination, Handgeschicklichkeit, Präzision von Handbewegungen (z. B. „Zeichnet Mensch, der mindestens aus 6 Teilen besteht.“).
- *Grobmotorik (GM):* Körperkoordination, Gleichgewicht, Geschicklichkeit und Beweglichkeit (z. B. „Geht im Zehen-Hacken-Gang rückwärts“).
- *Sprache und Kognition (SK):* Sprachproduktion, Sprachverständnis und kommunikative Fähigkeiten sowie Gedächtnisleistung, Problemlösefähigkeit und Fähigkeit zum abstrakten Denken (z. B. „Legt ein Puzzle mit mindestens 12 Teilen“, „Klatscht die Silben eines zwei- und eines dreisilbigen Wortes“).
- *Soziale Entwicklung (SE):* Selbstständigkeit, Bewältigung von Alltagsanforderungen ohne fremde Hilfe, Beachtung sozialer Regeln (z. B. „Wäscht sich die Hände selbstständig“, „Kann Streit und Konflikte friedlich lösen“).

Die Aufgaben des Verfahrens orientieren sich an den Spielaktivitäten der Kinder in der Einrichtung, so dass die Durchführung des DESK 3-6 in den Kindergartenalltag integriert werden kann. Bei der Konstruktion des DESK 3-6 fanden folgende drei Ziele Berücksichtigung: Das Verfahren sollte eine hohe Praktikabilität für den Einsatz im Kindergarten aufweisen, zuverlässig zwischen entwicklungsauffälligen und -unauffälligen Kindern unterscheiden sowie den Förderbedarf in verschiedenen Entwicklungsbereichen erfassen.

Beobachtungs- und Durchführungsaufgaben

Durchführung. Das Verfahren gliedert sich in Beobachtungsaufgaben und Durchführungsaufgaben. Beobachtungsaufgaben erfassen solche Kompetenzen des Kindes, die sich im Kindergartenalltag beobachten lassen. Sie erfordern eine gezielte Beobachtung des Kindes in einer umschriebenen Anforderungssituation (z. B. „Schneidet mit der Schere auf einer geraden Linie“) oder eine langfristige Beobachtung des Kindes in verschiedenen Alltagsbereichen (z. B. „Reagiert auf emotionale Äußerungen anderer Kinder angemessen“). Während die Beobachtungsaufgaben aufgrund der täglichen Erfahrung der Erzieherin mit dem Kind ohne großen Aufwand erfasst werden können, verlangen die Durchführungsaufgaben eine gesonderte Überprüfung (z. B. „Balanciert im Zehen-Hacken-Gang vorwärts“). Dazu stellten die Autoren ein Zirkusspiel zusammen und betteten eine oder mehrere Entwicklungsaufgaben als Szenen in dieses Rollenspiel ein (z. B. „Balancieren wie die Seiltänzerin“). So lassen sich die Aufgaben in spielerischer Form mit drei bis sechs Kindern gleichzeitig durchführen. Für die Bearbeitung der Beobachtungsaufgaben werden 15 bis 20 Minuten veranschlagt. Die Durchführungsdauer des Zirkusspiels hängt von der Gruppengröße und vom Alter der Kinder ab. Die Autoren empfehlen, für die Beobachtung aller Kinder einer Kindergartengruppe drei bis vier Wochen einzuplanen und währenddessen andere vorbereitungsintensive Aktivitäten im Kindergarten zurückzustellen. Die Testmappe besteht aus dem Manual und der Durchführungs- und Auswertungsanleitung, aus Protokollbögen und Aufgabenhefte für jede Altersgruppe. Das Material für die Durchführung des Zirkusspiels ist nicht enthalten. Die entsprechenden Spiel- und Bastelmaterialien, die üblicherweise in Kindergärten vorhanden sind, muss die Erzieherin zusammenstellen.

Erzieherin urteilt auf einer dreistufigen Skala

Auswertung und Interpretation. Die Erzieherin beurteilt jeweils auf einer dreistufigen Antwortskala, ob das Kind die Aufgabe löst, unsicher/unvollständig löst oder nicht löst. In der Auswertung finden nur die *sicher* gelösten Aufgaben Berücksichtigung. Für den Bereich der sozialen Entwicklung prüft sie, ob das Kind das Verhalten oft, manchmal oder nie zeigt. Die Erzieherin zählt zunächst alle bewältigten Aufgaben für jeden der vier Entwicklungsbereiche zusammen, wobei die Anzahl der gelösten Aufgaben als Screeningpunkte bezeichnet wird. Die Punkte werden in den Auswertungsbogen eintragen und anschließend zum Score Gesamtentwicklung aufaddiert. Mittels Normentabellen des Testmanuals lassen sich die Screeningpunkte in Normwerte (Stanine-Werte) umwandeln und in das Screening-Profil übertragen. Aus dem Normwert ergibt sich ein entsprechender Screening-Befund („auffällig“: Stanine-Wert = 1, „fraglich“: Stanine-Wert = 2 und „unauffällig“: Stanine-Wert ≥ 3). Der Screening-Befund „unauffällig“ weist auf eine altersgemäße Entwicklung des Kindes hin. Bei einem „fraglichen“ Screening-Befund liegen die Kompetenzen des Kindes unter dem Durchschnitt seiner Altersstufe. In diesem Falle empfehlen die Autoren, das Kind in der nächsten Zeit in den auffälligen Entwicklungsbereichen gezielt zu beobachten. Bei Kindern mit einem „auffälligen“ Screening-Befund besteht ein Verdacht auf eine Entwicklungsgefährdung. Auf der Grundlage des Screeningergebnisses sollte eine differenzierte entwicklungsdiagnostische Untersuchung folgen.

Normierung. Die Normierung erfolgte an einer Gesamtstichprobe von 1 492 Kindern aus 42 Kindergärten des Landkreises Hameln-Pyrmont, Siegen-Wittgenstein, des Märkischen Kreises, der Stadt Dortmund und des Stadtgebiets Hagen (Tröster, Flender & Reineke, 2005). In der Normierungsstichprobe waren 724 Mädchen und 767 Jungen im Alter von 33 bis 85 Monaten vertreten. Die Stichprobe setzte sich aus 167 Dreijährigen, 399 Vierjährigen und 926 Fünf- und Sechsjährigen zusammen. Es liegen Normen für drei- und vierjährige Kinder in Halbjahresschritten und für fünf- und sechsjährige Kinder in Jahresschritten vor. Zudem stehen Normen für Kinder aus nicht deutschen Herkunftsfamilien sowie geschlechtsspezifische Normen zu Verfügung.

Grenzen in der Objektivität

Gütekriterien. Das DESK 3-6 weist Grenzen bezüglich der Durchführungsobjektivität auf, da sich insbesondere die Durchführungsaufgaben nur bedingt kontrollieren bzw. standardisieren lassen. Einschränkungen der Objektivität gelten auch für die Beobachtungsaufgaben. Zwar existieren für diese Beschreibungen der jeweils zu beurteilenden Verhaltensweisen, allerdings sind die Aufgaben teils sehr grob formuliert und lassen großen Handlungsspielraum. In einer Untersuchung von Tröster et al. (2005) zeigte sich eine deutliche Zunahme der Beurteilerübereinstimmung mit dem Alter der Kinder sowie eine höhere Übereinstimmung für die Durchführungs- als für die Beobachtungsaufgaben. Die Interpretationsobjektivität der ermittelten Screeningpunkte wird aufgrund der vorliegenden Normen und Cut-off-Werte als gegeben anerkannt. Für die interne Konsistenz (Cronbachs Alpha) werden sehr zuverlässige Werte von .91 bis .93 für die Gesamtentwicklung angegeben. Befriedigende Werte von .70 bis .87 sichern eine hinreichende Zuverlässigkeit für die Bereiche Grobmotorik, Feinmotorik und Sprache/Kognition. Dabei ergaben sich für Sprache und Kognition die höchsten Werte mit .84 bis .87. Die schwächste Reliabilität zeigte sich dagegen bei den Dreijährigen im Bereich Soziale Entwicklung (.58).

Bei älteren Kindern bessere Beurteilerübereinstimmung

Zur Überprüfung der Validität werden Altersunterschiede zwischen jüngeren und älteren Kindern jeder Altersgruppe sowie Differenzen zwischen entwicklungsauffälligen und entwicklungsunauffälligen Kindern angegeben. In der Gruppe der Dreijährigen ergaben sich keine Unterschiede zwischen den Screeningpunktwerten der 3;0- bis 3;5-jährigen und der 3;6- bis 3;11-jährigen Kinder. Die beiden anderen Altersgruppen zeigten hingegen signifikant höhere Scores für die jeweils ältere Teilgruppe. Die Differenzierungsfähigkeit zwischen entwicklungsauffälligen und -unauffälligen Kindern durch den DESK 3-6 gelang mit einer Sensitivität von fast 82 % gut. Zur Überprüfung der konkurrenten Validität wurde die Übereinstimmungsvalidität mit dem Wiener Entwicklungstest (WET, Kastner-Koller & Deimann, 2002) für eine Stichprobe von 75 Kindern im Alter von 30 bis 86 Monaten bestimmt. Es ergaben sich sowohl für den Zusammenhang des WET-Gesamtscores mit den bereichsspezifischen Screeningpunkten des DESK 3-6 als auch mit dem Gesamtwert des DESK 3-6 fast ausschließlich bedeutsame Korrelationen für alle drei Altersgruppen ($r = .76$ für die Dreijährigen; $r = .78$ für die Vierjährigen und $r = .57$ für die Fünf- und Sechsjährigen).

Zur Erhebung der prognostischen Validität wurden 221 Kinder mit dem DESK 3-6 von Erzieherinnen beurteilt. Die Ergebnisse wurden mit den Resultaten der Einschulungsuntersuchungen in Beziehung gesetzt. Im Ergebnis zeigt sich, dass die Mehrzahl der Kinder mit schulrelevanten und motorischen Auffälligkeiten durch die Beobachtungen der Erzieherinnen mit dem DESK 3-6 entdeckt wurden (Sensitivität: 84,2 %). 70 % aller motorischen Auffälligkeiten wurden durch die Erzieher klassifiziert. Allerdings trat zutage, dass die Früherkennung von Sprachstörungen nur unzureichend gelingt. Nur 22 von 48 Kindern, die bei der Schuleingangsuntersuchung in diesem Bereich als auffällig eingestuft wurden, konnten richtig klassifiziert werden. Bezüglich der Einschulungsempfehlung erzielte der DESK 3-6 eine Sensitivität von 80 %.

Unzureichende Erkennung von Sprachstörungen

Zusammenfassung. Das DESK 3-6 soll erste Hinweise von Entwicklungsgefährdungen bei Kindergartenkindern, zwischen drei bis sechs Jahren aufdecken. Ein großer Vorteil des Verfahrens liegt darin, dass fast alle Kinder eines Jahrgangs erreicht werden können. Im Rahmen des Kinder- und Jugendgesundheitssurvey (KIGGS) (2007) stellte sich heraus, dass die U9 nur von 86 % der Familien in Anspruch genommen wird. Besonders auffällig ist dabei die geringe Teilnahme von Familien mit niedrigem Sozialstatus (79 %) sowie von Familien mit Migrationshintergrund (68 %). Somit werden die U-Untersuchungen insbesondere von den Familien oftmals nicht in Anspruch genommen, von denen die Kinder ohnehin ein erhöhtes Risiko haben (Mersmann, 1998). Durch eine Untersuchung im Kindergarten kann ein größerer Teil der Kinder erreicht werden.

Vorteil: Erzieherin urteilt aus der Kenntnis des Alltags

Ein weiterer Vorteil des Verfahrens liegt darin, dass Erzieher fast täglichen Kontakt zu den Kindern haben und diese so über einen längeren Zeitraum einschätzen können. Die Kinder verhalten sich in ihrer alltäglichen Umgebung natürlicher als bei einem Besuch beim Arzt. Die Beobachtung im Kindergarten gestattet, die Kinder in unterschiedlichen Anforderungssituationen und Interaktionen mit anderen zu erleben. Das DESK 3-6 überzeugt jedoch nicht nur durch seine Praxistauglichkeit, sondern auch durch positive Validitätsbefunde. Eine besondere Bedeutung kommt dabei den positiven Ergebnissen zur Sensitivität und Spezifität bei der Identifikation entwicklungsgefährdeter Kinder zu. Es lässt sich die mangelnde entwicklungstheoretische Begründung der Skalen- und Aufgabenwahl kritisieren. Eine gezieltere Auswahl hätte die Zahl der Entwicklungsaufgaben verringert und somit eine verbesserte Ökonomie zur Folge gehabt. Die Normstichprobe fällt zwar ausreichend groß aus, ist jedoch regional eingeschränkt, was zu einem begrenzten Geltungsbereich des Screenings führt. Die Anweisungen für die Durchführung des Zirkusspiels sind nicht immer einheitlich beschrieben. Weiterhin sind einige Anweisungen unzureichend standardisiert und einige Auswertungsregeln sind unzureichend erläutert. Diese Ungenauigkeiten gestalten die Durchführung und Auswertung des Verfahrens insbesondere für unerfahrene Testleiter schwierig.

Mangelnde theoretische Begründung

Die Autoren des DESK 3-6 geben an, dass eine Schulung der Erzieherinnen für die Anwendung des Verfahrens nicht nötig sei, was jedoch kritisch betrachtet werden muss. In Praxis fällt auf, dass die Erzieherinnen oft mit der Bewertung überfordert sind, was sich auch darin zeigt, dass sie häufig „unsicher" bei der Einschätzung ankreuzen. In Folge werden zu viele unauffällige Kinder als auffällig klassifiziert. Um die Objektivität des Beobachtungsergebnisses zu erhöhen, sollte nach Bründel (2005) die Beobachtung der Kinder durch zwei Erzieherinnen gleichzeitig erfolgen. Des Weiteren stellte er fest, dass mit der Häufigkeit, mit der Erzieherinnen eine gezielte Beobachtung durchführen und diese mit Kolleginnen besprechen sowie der Anzahl bereits beurteilter Kinder, die Zuverlässigkeit ihrer Einschätzungen steigt. Die Qualität des Erzieherinnenurteils kann also durch ein Beobachtungstraining erhöht werden. Somit sollte jede Erzieherin vor Anwendung des DESK 3-6 im Rahmen eines gezielten Trainings in das Verfahren eingearbeitet werden, um eine hohe Durchführungs- und Auswertungsobjektivität zu sichern. Nur ein sehr geübter Testleiter ist in der Lage, flexibel an die Bedürfnisse des jeweiligen Kindes angepasst und unter genauer Einhaltung der Durchführungsrichtlinien zu untersuchen.

Verbesserung des Erzieherurteils durch Schulung

Zusammenfassend stellt das DESK 3-6 ein umfangreiches, wertvolles und praktikables Instrument für die Früherkennung von Entwicklungsstörungen dar, dessen Durchführung sich gut in den Kindergartenalltag integrieren lässt. Das Verfahren kann für den Kindergarten als eine Bereicherung angesehen werden.

6.2 Allgemeine Entwicklungstests

Allgemeine Entwicklungstests erheben den Anspruch, möglichst alle wesentlichen Bereiche der Entwicklung abzubilden, während spezielle Entwicklungstests auf die Erfassung eines Merkmals oder eines bestimmten Merkmalsbereiches abzielen. Allgemeine Entwicklungstests ermöglichen eine differenziertere Orientierung über ein breites Spektrum kindlicher Entwicklung. Sie greifen im Wesentlichen auf folgende Dimensionen zurück, die sich größtenteils historisch begründen und von Experten als weitgehend evident angesehen werden:

Orientierung über ein breites Spektrum ist möglich

- Körpermotorik (Grobmotorik),
- Handgeschicklichkeit, Auge-Hand-Koordination (Visuomotorik),
- Wahrnehmung,
- Kognitive Entwicklung,
- Sprachentwicklung,
- Sozialentwicklung,
- Emotionale Entwicklung und
- Selbstständigkeit.

Allgemeine entwicklungsdiagnostische Verfahren treffen sowohl eine zusammenfassende Aussage über den allgemeinen Entwicklungsstand eines Kindes als auch Aussagen über einzelne Entwicklungsbereiche. Eine isolierte Beurteilung eines einzelnen Funktionsbereiches ist in diesem Alter noch nicht sinnvoll. Nach Ettrich (2000) muss jede entwicklungsdiagnostische Untersuchung eines Kindes eine Analyse der allgemeinen Leistungsfähigkeit einschließen, da erst auf dem Hintergrund dieser Information sich andere Beobachtungen und Aspekte des Verhaltens sachgerecht einschätzen lassen. Entwicklungsdiagnostischen Verfahren, die eine globale Beurteilung des Entwicklungsstandes eines Kleinkindes erlauben, kommt somit eine höhere Bedeutung zu, als Verfahren, die ausschließlich spezielle Fähigkeiten und Fertigkeiten erheben (Ettrich, 2000). Michaelis und Niemann (2004) bemängeln jedoch den hohen Zeitaufwand einiger Verfahren. Zudem finden in vielen Tests die individuelle Motivation und Konzentration des Kindes zu wenig Berücksichtigung.

Im Kleinkindalter ist globale Beurteilung zentral

Ein besonderer Nachteil zeichnet sich bei Entwicklungstests ab, die von einem Stufenleiterkonzept ausgehen. Verfahren, die auf dem Stufenleiterkonzept beruhen, nehmen eine relativ starre, biologisch determinierte Abfolge von Entwicklungsschritten an, die alle Kinder einer Altersgruppe in ähnlicher Weise durchlaufen. Die Aufgaben sind gemäß ihrer Schwierigkeit in aufsteigender Reihenfolge geordnet. Zudem erfolgt eine meist klare Definition der Einstiegs- und Abbruchkriterien. Solche eher starren Aufgabenreihungen können jedoch zu ungünstigen praktischen Konsequenzen im Sinne von Falschbeurteilungen führen. Selbst bei einer noch so sorgfältigen sequenziellen Anordnung der Testaufgaben kann es vorkommen, dass

Stufenleiter-Konzept: Probleme mit der Aufgabenabfolge

auch ein „normales" Kind Aufgaben überspringt und bereits schwierigere Items bewältigt, während es einfachere Aufgaben in der Testreihenfolge nicht lösen kann (Fuiko, 2003). Somit treten bei Stufenleitern häufig Probleme in der Reihung nach der Aufgabenschwierigkeit auf. Eine Orientierung für eine Reihung nach den Aufgabenschwierigkeiten können die Alterszeitpunkte liefern, zu denen 50 % aller Kinder die entsprechenden Aufgaben lösen können. Petermann und Macha (2003) verdeutlichen in einem konstruierten Beispiel das Problem der Aufgabenabfolge. Für eine Aufgabe A wäre der Alterszeitpunkt 12 Monate und für eine Aufgabe B der Zeitpunkt 13 Monate. Demnach stellt Aufgabe A das leichtere Item dar und würde in der Stufenleiter vor Aufgabe B platziert werden. Dabei muss jedoch Berücksichtigung finden, dass die Aufgabe A nicht zu allen Zeitpunkten, bezogen auf das Lebensalter, die leichtere Aufgabe darstellt. Es lässt sich beobachten, dass verschiedene Fertigkeiten sich in der Population in unterschiedlichen Tempi manifestieren. So lösen in dem konstruierten Beispiel zum Zeitpunkt 14 Monate vielleicht 80 % aller Kinder die Aufgabe A, aber bereits 90 % der Kinder die Aufgabe B. Somit wäre Aufgabe B nun die leichtere und würde dem ursprünglich angewendeten Ordnungskriterium widersprechen. Die Autoren der entsprechenden Verfahren begegnen diesem Problem häufig mit erweiterten Testabbruchkriterien. Zum Beispiel erfolgt in der MFED ein Abbruch erst, wenn mehr als zwei aufeinander folgende Aufgaben nicht bewältigt werden können. Jedoch wird das Problem damit nicht gelöst, da sich ein genaues Entwicklungsalter dennoch nicht ermitteln lässt (Petermann & Macha, 2003). Im Folgenden werden die wichtigsten Verfahren vorgestellt, die in Deutschland Anwendung finden:

- Münchener Funktionelle Entwicklungsdiagnostik (MFED 1 und MFED 2-3),
- Griffiths-Entwicklungsskalen (GES),
- Wiener Entwicklungstest (WET),
- Entwicklungstest sechs Monate bis sechs Jahre (ET 6-6),
- Bayley-Scales of Infant Development, Second Edition (Bayley-II, deutsche Version).

6.2.1 Münchener Funktionelle Entwicklungsdiagnostik (MFED)

MFED: Mehrdimensionale Entwicklungsurteile möglich

Die Münchner Funktionelle Entwicklungsdiagnostik (MFED, Hellbrügge, 2001) dient der mehrdimensionalen Einschätzung des Entwicklungsstandes eines Kindes. Das Verfahren prüft den Entwicklungsstand in sieben verschiedenen Funktionsbereichen von Kindern zwischen dem ersten und dritten Lebensjahr bzw. von Kindern höherer Altersstufen mit Intelligenzminderung. Grundlagen des Verfahrens stellen die entwicklungsphysiologischen Tabellen für das Säuglingsalter von Hellbrügge und Pechstein (1968) dar, deren Aufgaben aus verschiedenen internationalen Entwicklungstests sowie aufgrund eigener Beobachtungen der Autoren zusammengestellt wurden. Eine Verbesserung bzw. Revision der entwicklungsphysiologischen Tabellen erfolgte im Rahmen der Münchener Pädiatrischen Längsschnittstudie, die 1970 von Hellbrügge angelegt wurde (Hellbrügge, 1994). 1978 veröffentlichten Hellbrügge und Mitarbeiter die erste Fassung der Münchener Funktionellen Entwicklungsdiagnostik für das 1. Lebensjahr, die seit 2001 in der sechsten Auflage erhältlich ist. Köhler und Egelkraut publizierten 1984 eine Fassung für das 2. und 3. Lebensjahr (MFED 2-3), die 1994 erweitert und korrigiert wurde.

MFED: Entwicklungsdiagnostik der ersten drei Jahre

Testaufbau und Durchführung. Die Münchner Funktionelle Entwicklungsdiagnostik stützt sich auf das Prinzip der ethologischen Entwicklungsdiagnostik. Dieses Konzept der Stufenleitern beinhaltet die Vorstellung, dass sich die Entwicklung durch Aufgliederung des Entwicklungsablaufs in abgegrenzten repräsentativen Verhaltenseinheiten erfassen lässt. Die jeweils höhere Entwicklungsstufe baut auf einer vorangegangenen Stufe auf. Dementsprechend werden in der MFED innerhalb eines Funktionsbereiches die Aufgaben der Schwierigkeit nach in einer Reihenfolge angeordnet. Entsprechend des Alters des Kindes bildet das passende, in der Regel leicht unterfordernde Item, den Testeinstieg. Dem Kind werden im Anschluss daran die jeweils nächst schwierigeren Aufgaben dargeboten, bis es an seine Leistungsgrenze gelangt und mehrere Items nicht mehr lösen kann.

MFED basiert auf dem Stufenleiter-Konzept

Die MFED 1 eignet sich für Untersuchungen innerhalb des ersten Lebensjahres und beansprucht, folgende acht Funktionsbereiche zu erfassen:
- Krabbelalter,
- Sitzalter,
- Laufalter,
- Greifalter,
- Perzeptionsalter,
- Sprechalter,
- Sprachverständnisalter,
- Sozialalter.

Die Items sind nach Funktionsbereichen und Lebensmonaten so geordnet, dass 90 % der gesunden Kinder die Aufgaben in dem entsprechenden Lebensmonat lösen können. Die Fähigkeiten eines Kindes werden demnach mit den Mindesterwartungen an seine Altersgruppe verglichen. Die Durchführung der MFED 1 beginnt mit der Aufgabe, die einen Monat unter dem korrigierten chronologischen Alter des Kindes liegt. Kann diese Aufgabe gelöst werden, wird die Untersuchung so lange fortgeführt bis keine höhere Aufgabe mehr bewältigt werden kann.

In dem Verfahren MFED 2-3 sind die Aufgaben ebenfalls nach Funktionsbereichen und Alter geordnet, wobei sich jedoch die Zuordnung jeweils

MFED 2-3: Sieben Funktionsbereiche werden erfasst

am Altersmedian orientiert. Die MFED 2-3 erfasst folgende sieben Funktionsbereiche:

- Laufalter (Entwicklung der Körperbeherrschung),
- Handgeschicklichkeitsalter (Entwicklung der Feinmotorik),
- Perzeptionsalter (Entwicklung des Erfassens von Zusammenhängen),
- Sprechalter (Entwicklung der Lautäußerung und des Sprechens),
- Sprachverständnisalter (Entwicklung des Sprachverständnisses),
- Sozialalter (Entwicklung des sozialen Verhaltens),
- Selbstständigkeitsalter (Entwicklung der Selbstständigkeit).

Die Untersuchung beginnt ebenfalls in der Regel mit Aufgaben, die leicht unter dem Lebensalter liegen. Die Untersuchung wird solange fortgeführt, bis drei aufeinander folgende Aufgaben nicht mehr bewältigt werden können. Sollte bereits die Anfangsaufgabe ungelöst bleiben (z. B. bei großen mentalen Entwicklungsrückständen), wird die Aufgabenschwierigkeit entsprechend heruntergesetzt.

Bearbeitungsdauer bis 60 Minuten

In beiden Verfahren erhöht sich mit zunehmendem Entwicklungsalter die Aufgabenschwierigkeit. Die Bearbeitungsdauer der Verfahren bewegt sich für die MFED 1 zwischen 20 und 40 Minuten, für die MFED 2 zwischen 40 und 60 Minuten. Die Untersuchung erfolgt im Einzelsetting in Anwesenheit einer Bezugsperson. Zusätzlich werden die Eltern bei nicht gelösten Aufgaben befragt, ob das entsprechende Verhalten schon einmal gezeigt wurde.

Auswertung. Die Auswertung des Verfahrens gestaltet sich einfach. Zur Dokumentation steht für die MFED 1 ein Auswertungsbogen zu Verfügung, auf dem alle Items für die jeweils entsprechende Alterstufe aufgelistet sind. Der Testleiter markiert eine gelöste Aufgabe mit „+“, nicht bewältigte Aufgaben kennzeichnet er mit „–“. Das Entwicklungsalter lässt sich für jeden Funktionsbereich getrennt ermitteln. Im 1. Lebensjahr entspricht das jeweilige Entwicklungsalter der Altersstufe, bis zu der alle Aufgaben bewältigt wurden. Die MFED 1 arbeitet mit der 90. Perzentile. Somit können 90 % der Kinder mit dem entsprechenden Alter die Aufgabe in dem Funktionsbereich lösen. Zeigt sich ein Abweichung von einem Monat in einem oder mehreren Funktionsbereichen, empfehlen die Autoren der möglichen Ursache einer Entwicklungsverzögerung nachzugehen und eine Kontrolluntersuchung durchzuführen. Bei einer Abweichung von zwei Monaten im ersten Lebensjahr ist von einem Entwicklungsrückstand auszugehen.

Die Auswertung der MFED 2-3 erfolgt anhand eines Untersuchungsbogens, der die Kurzbezeichnungen der Items und die 50. und die 95. Perzentile angibt. Das Ergebnis kann jeweils durch eine von acht möglichen Signierungen gekennzeichnet werden. Die Signierungen dienen als Interpretationshilfe, für die formale Auswertung werden die Aufgaben nach „Richtig gelöst“ (+) und „Nicht richtig gelöst“ (–) bewertet. Die 95. Perzentile stellt in den einzelnen Funktionen die Toleranzgrenze dar. Wird der für die 95. Perzentile ermittelte Monatswert überschritten, so besteht „ein begründeter Verdacht auf eine diagnostische weiterzuverfolgende Retardierung“ (Hellbrügge, 1994, S. 9–10). Zusätzlich geben die Autoren die 50. Perzentile an, die den Lebensmonat bezeichnet, bei dem 50 % der Kinder der Eichstichprobe die entsprechende Testaufgabe bewältigt haben. Der Entwicklungsstand der jeweiligen Untertests kann in ein Formblatt das Entwicklungsprofil eingetragen werden, um eine Gesamtübersicht über die verschiedenen Funktionsbereiche abzubilden.

Erstellung eines Entwicklungsprofils ist möglich

Interpretation. Ziel der MFED besteht in der Diagnostik von Entwicklungsrückständen durch eine Prüfung von „Mindestverhalten“, also von Verhaltensweisen, die 90 % bzw. 95 % der Kinder in der jeweiligen Altersstufe beherrschen (Hellbrügge, 1994, S. 64). Kinder, die mindestens die Items der dem chronologischen Alter entsprechenden Altersstufe lösen konnten, werden als unauffällig klassifiziert. Entwicklungsvorsprünge lassen sich mit diesem Instrument nicht erfassen. Die Autoren verzichteten bewusst darauf, ein Gesamtentwicklungsalter oder einen Entwicklungsquotienten (EQ) zu berechnen. Ein EQ lässt beispielsweise keine Aussagen darüber zu, ob bei einem Kind in seiner gesamten funktionellen Entwicklung eine Retardierung vorliegt oder nur in einzelnen Funktionsbereichen (Hellbrügge, 1994). Zudem lassen sich nur aus der Angabe eines Entwicklungsquotienten keine eindeutigen differenzialdiagnostischen Hinweise ableiten, was sich erschwerend auf die individuelle Planung therapeutischer Interventionen auswirkt.

Normierungsstichprobe unzureichend gekennzeichnet

Normierung. In den Handbüchern finden sich nur unzureichende Angaben über die Zusammenstellung der Normierungsstichprobe. Die Münchener Pädiatrische Längsschnittstudie von Hellbrügge, die zur Überarbeitung der entwicklungsphysiologischen Tabellen genutzt wurde, diente laut Autoren auch zur Normierung der MEFD 1 (Hellbrügge, 1994). Normtabellen sind jedoch nie vorgelegt worden. Die Verhaltensweisen von 85 somatisch und psychisch unauffälligen Säuglingen und Kleinkindern wurden von den Eltern mit Hilfe standardisierter Fragen erfasst. Letztendlich erfolgte eine Zuordnung von typischen Verhaltensweisen eines Kindes zu einem bestimmten chronologischen Alter, in dem diese Verhaltensweisen gehäuft auftraten. Detailliertere Aussagen wurden nicht getroffen. Im MFED 2-3 werden Eichstichproben erwähnt, aber ebenfalls nicht näher erläutert.

Gütekriterien. Im Handbuch finden sich bezüglich der Gütekriterien nur Aussagen zur Objektivität. Die Durchführungs- und Auswertungsobjektivität sind durch den Aufbau der MFED gewährleistet. Rennen-Allhoff (1990) sowie Berth und Kramp (1990) bezeichnen die Objektivität der Untertests der MFED als hoch. Für die meisten Skalen liegen klare Instruktionen sowie eine hohe Standardisierung der Beurteilungskriterien vor. Zur Retest-Reliabilität und internen Konsistenz werden von den Autoren der MFED keine Ergebnisse mitgeteilt. In einer Untersuchung von Berth und Kramp (1990) fiel die Retest-Reliabilität für die Funktionsbereiche „Perzeptionsalter“, „Sozialalter“ und „Selbstständigkeitsalter“ gering aus. „Sprechalter“, „Sprachverständnisalter“ und „Handgeschicklichkeitsalter“ schnitten dagegen deutlich besser ab. Süss-Burghart (1997) überprüfte die Retest-Reliabilität sowie die kriterienbezogene Validität und Konstruktvalidität von vier Subtests der MFED 2-3 an drei Stichproben mit insgesamt 755 intelligenzgeminderten Kindern. Dabei fiel auf, dass vor allem die nicht sprachgebundenen Subtests relativ ähnliches Verhalten erfassen. Für die Funktionsbereiche „Handgeschicklichkeitsalter“ und „Perzeptionsalter“ konnte keine eigene Faktorenstruktur bestätigt werden. Wegen der schlechteren Retest-Reliabilität und Validität sollte nach Empfehlung des Autors der Funktionsbereich „Perzeptionsalter“ gestrichen werden oder grundlegend neue Items erhalten (Süss-Burghart, 1997). Die Funktionsbereiche „Sprechalter“ und „Sprachverständnisalter“ wiesen dagegen eine hohe Validität auf. 1998 erweiterte Süss-Burghart seine Forschungen mit einer zweiten Studie, in der er die Ergebnisse des Subtests Sprechalter der MFED 2-3 mit dem Außenkriterium „Mittlere Äußerungslänge von Morphemen (MUL)“ bei 344 intelligenzgeminderten Kindern verglich. Die Validität des Sprechalters konnte bestätigt werden, verringerte sich jedoch mit Zunahme der geistigen Behinderung. Des Weiteren ließ sich eine hohe Retest-Stabilität nachweisen. Jedoch zeigte sich die Tendenz, dass die sprachlichen Fähigkeiten intelligenzgeminderter Kinder im Vergleich mit der MUL überschätzt werden.

Testkennwerte fehlen

Zusammenfassung. Bei der MFED handelt es sich um ein übersichtliches und praktikables Verfahren, das eine differenzielle Verhaltenserfassung sowie eine Diagnostik von Entwicklungsrückständen auch bei mehrfach behinderten Kindern ermöglicht. Aufgrund der Übersichtlichkeit des Verfahrens und dem hohen Maß an Praktikabilität (z. B. in der Auswertung), hat sich dieses Instrument in den kinderärztlichen Praxen etabliert (Petermann & Macha, 2005b). Außerdem vereinfacht die MFED die Koordination von anschließenden Therapiemaßnahmen entsprechend ihrer Bedeutsamkeit. Im Testhandbuch finden sich Hinweise zu präventiven Maßnahmen und möglichen therapeutischen Interventionen. Die Auswertung erfolgt ausschließlich mit Orientierung an dem Alterszeitpunkt, an dem 95 % der Kinder die Aufgaben lösen. Dadurch suggeriert das Ergebnisprofil einen höheren Entwicklungsstand, als unter Umständen wirklich besteht (Petermann & Macha, 2005b). Trotz der großen Popularität des Verfahrens muss auf die mangelhafte theoretische Fundierung, unzureichende Methodik und die fehlenden Normen hingewiesen werden. Das Konzept des Verfahrens ist veraltet. Die MFED weist Ungenauigkeiten im sprachlichen Entwick-

MFED ist populär, aber veraltet

lungsbereich sowie eine unzureichende Standardisierung auf. Bei der Normierung handelt es sich um keine empirisch gewonnenen Daten. Trotz der Kritik an der Normierung, fehlenden Validierung und des veralteten entwicklungspsychologischen Konzepts des Verfahrens findet die MFED seit drei Jahrzehnten in Deutschland eine große Verbreitung (Grimm & Aktas, 2002).

6.2.2 Griffiths-Entwicklungsskalen (GES)

Die Griffiths-Entwicklungsskalen (GES, Brandt & Sticker, 2001) dienen zur Entwicklungsbeurteilung von normalen und entwicklungsgefährdeten Kindern in den ersten beiden Lebensjahren und älteren Kindern mit Intelligenzminderung. Sie ermöglichen eine Frühdiagnose von Entwicklungsstörungen und -rückständen und unterstützen die Planung und Evaluation einer Frühbehandlung.

Aussagen zu den ersten beiden Lebensjahren

Die Griffiths-Entwicklungsskalen gehen auf Ruth Griffiths Mental Development Scale von 1954 zurück, die ihre erste Fassung für den Altersbereich 1 bis 24 Monate entwickelte. 1970 legte die Autorin eine weitere Fassung vor, die den Anwendungsbereich auf acht Jahre ausdehnte. Die deutsche Bearbeitung erfolgte von Brandt (1983) und basiert auf der Originalversion von 1954. Die deutsche Version liegt seit 2001 in der 2. Auflage vor (Brandt & Sticker, 2001). Die Überarbeitung der ersten Version enthält neue Kapitel zur theoretischen Fundierung, zu den Gütekriterien sowie zu Entwicklungsprofilen von Kindern mit körperlichen und geistigen Behinderungen. Zudem findet sich im Manual eine übersichtliche Auflistung der prozentualen Lösungshäufigkeiten für jede einzelne Testaufgabe (Brandt & Sticker, 2001).

Die GES beanspruchen die Feststellung des allgemeinen Entwicklungsstandes als auch des Entwicklungsniveaus in einzelnen Funktionsbereichen. Das Verfahren basiert ebenfalls auf dem Stufenleiter-Prinzip. Demnach erfolgen die Entwicklungsschritte in einer notwendigen Stadien- oder Stufenfolge. Die Aufgaben lassen sich auf die klassischen Untersuchungen von Gesell zurückführen. Im Rahmen der Standardisierung der GES wurden Sequenzen verschiedener Fähigkeiten und Fertigkeiten analysiert und Items in einer nach Schwierigkeitsgrad aufsteigenden Reihenfolge geordnet. Die Zuordnung zu den Verhaltensbereichen erfolgte nicht auf empirischer Basis und lässt sich nicht immer klar nachvollziehen (Rennen-Allhoff & Allhoff, 1987). Im Unterschied zu den Gesell-Skalen wurden den verschiedenen Verhaltensbereichen und den einzelnen Altersstufen jeweils die gleiche Anzahl von Items zugeordnet, um eine vergleichbare Beurteilungsgrundlage zu sichern.

Problemreiches Stufenleiter-Konzept

Fünf Verhaltensbereiche werden erfasst

Testaufbau und Durchführung. Das Verfahren gliedert sich in folgende fünf Verhaltensbereiche, wobei jede Skala als eigenständiger Test Anwendung finden kann:

- Motorik,
- Persönlich-Sozial,
- Hören und Sprechen,
- Auge und Hand,
- Leistungen.

Der Funktionsbereich „Motorik“ strebt eine Untersuchung der Grob- und Feinmotorik an. Zudem werden Bewegungsstörungen aufgezeichnet. Die zweite Skala „Persönlich-Sozial“ dient der Beurteilung der Sozialentwicklung und erfasst Fortschritte in der persönlich-sozialen Anpassung. Hierbei besteht die Notwendigkeit der Anwesenheit eines Elternteils. Die Skala „Hören und Sprechen“ ermöglicht eine Beurteilung der akustischen Wahrnehmungsfähigkeit und der Sprachentwicklung. Sie untersucht Hörvermögen, aktives Lauschen, reagieren auf unterschiedliche Reize sowie vorsprachliches Vokalisieren. Der Funktionsbereich „Auge und Hand“ prüft die Entwicklung der Handfunktion, des Greifverhaltens sowie die Auge-Hand-Koordination. Eine Konfrontation mit Problemsituationen erfolgt auf der Skala „Leistungen“. Dieser Funktionsbereich ermittelt sinnvolles Hantieren und Auskundschaften der Umgebung sowie die Fähigkeiten, diese in neuen Situationen anzuwenden. Insgesamt umfassen die GES 208 Aufgaben für die ersten beiden Lebensjahre. Für 32 Aufgaben werden bei Bewältigung zwei Punkte berechnet, so dass insgesamt 240 Punkte in 24 Monaten zu erreichen sind. Das Einstiegsitem wird anhand des Alters des Kindes abgeleitet. Die Altersplatzierung eines Items erfolgt im Bereich der 50. Perzentile.

Umfassende Itemsammlung

Für die Durchführung des Verfahrens liegen dem Untersuchungsleiter Testbögen und verschiedene Untersuchungsmaterialien vor. Die Untersuchung sollte möglichst im Beisein einer vertrauten Bezugsperson erfolgen, die zum Teil in den Untersuchungsablauf miteinbezogen werden kann. Die Testreihenfolge erfordert hohe Flexibilität des Untersuchers, da sie dem Interesse des Säuglings angepasst werden sollte. Die Autoren empfehlen, mit den aussagekräftigsten Aufgaben zu beginnen und sich an den Meilensteinen der Entwicklung zu orientieren (Brandt & Sticker, 2001). Die Untersuchung eines normalentwickelten Kindes beginnt etwa zwei Monate unter seinem tatsächlichen Alter. Wenn eine Aufgabe beim ersten Versuch nicht eindeutig gelöst wurde, darf sie ein zweites Mal vorgegeben werden. Die Untersuchung endet, wenn mehr als zwei Aufgaben in jeder Skala hintereinander nicht bewältigt werden. Der Untersuchungsleiter evoziert einen Großteil der Aufgaben. Weiterhin erfolgen eine Befragung der Bezugsperson sowie eine Verhaltensbeurteilung von spontan gezeigtem Verhalten. Die Durchführungsdauer bewegt sich bei gesunden Kindern im ersten Lebensjahr zwischen 20 und 30 Minuten und erhöht sich mit zunehmendem Lebensalter auf circa 45 Minuten.

Ermittlung des Entwicklungsalters und Entwicklungsquotienten

Auswertung. Die Auswertung erfolgt durch die Ermittlung des Entwicklungsalters und Entwicklungsquotienten für den Gesamttest sowie auch für die einzelnen Subskalen. Für jeden Verhaltensbereich wird die Zahl gelöster Aufgaben erfasst. Es erfolgt eine Berechnung des Gesamtrohwertes als Summe der Aufgabenlösungen in den Einzelskalen. Dazu werden die bewältigten Aufgaben pro Untertest summiert und durch Zehn geteilt, da zehn Aufgaben für jeden Monat vorhanden sind. Anschließend erfolgt die Berechnung eines Gesamtentwicklungsquotienten (EQ). Dabei wird das Entwicklungsalter durch das chronologische Alter (Lebensalter) geteilt und mit 100 multipliziert. Für Kinder unter vier Monaten muss der Entwicklungsquotient rechnerisch korrigiert werden (Floor-Effekt). Für jeden Funktionsbereich lässt sich auch ein gesonderter Entwicklungsquotient berechnen. Aus den Ergebnissen der fünf Unterskalen ergibt sich die Darstellung eines Entwicklungsprofils.

Profildarstellung der Unterskalen

Interpretation. Die Altersplatzierung einer Aufgabe auf dem Testbogen erfolgt danach, wenn wenigstens 50 % der Kinder diese bewältigten konnten. Es werden jeweils das mittlere Alter der erstmaligen Bewältigung und die 5. sowie 95. Perzentile angegeben. Im Manual finden sich Tabellen über die prozentuale Verteilung für die Erfüllung aller Aufgaben in Form von kumulativen Häufigkeiten. Anhand der Profildarstellung lässt sich ablesen, ob die Entwicklung gleichmäßig verläuft oder ob Verzögerungen in einzelnen Unterskalen auftreten. Die Entwicklung eines Kindes gilt als auffällig, wenn der Gesamtentwicklungsstand eine Standardabweichung unter dem Mittelwert liegt. Von Intelligenzminderung (schwere Entwicklungsverzögerung) wird ausgegangen, wenn der Gesamtentwicklungsquotient zwei Standardabweichungen vom Mittelwert abweicht. Die Autoren empfehlen eine Wiederholungsmessung, wenn die Untersuchungsresultate sehr schwach ausfallen. Ab circa 18 Monaten kann es zu sogenannten Deckeneffekten kommen, wobei die Ergebnisse zu niedrig ausfallen können. Fuiko (2003) empfiehlt, die Griffiths-Entwicklungsskalen deshalb nur für die ersten eineinhalb Jahre einzusetzen.

Die Autoren des Verfahrens weisen auf einen hohen prognostischen Wert der GES hin. Frühdiagnosen können bereits im Alter von sechs Monaten gestellt werden. Durch die differenzierte Diagnostik in fünf Funktionsbereichen lässt sich eine Retardierung bei behinderten oder auffälligen Kindern frühzeitig aufdecken. Dies soll eine möglichst frühe Behandlung und Überwachung der Therapieerfolge ermöglichen. Brandt und Sticker (2001) weisen jedoch auch darauf hin, dass das Verfahren Grenzen bezüglich der Trennung zwischen „noch normal“ und „schon abnorm“ aufweist und keine prognostischen Aussagen bezüglich späterer Intelligenz leisten kann.

Normen aus den Jahren 1967 bis 1974

Normierung. Die deutsche Normierung der Griffiths-Entwicklungsskalen basiert auf den Daten einer Bonner Längsschnittstudie über Wachstum und Entwicklung von Frühgeborenen mit sehr niedrigem Geburtsgewicht im Vergleich zu Reifgeborenen. Die Kinder sind in den Jahren 1967 bis 1974 geboren. Die Untersuchungsergebnisse der Frühgeborenen fanden in dem vorliegenden Verfahren nur Berücksichtigung, wenn sie sich statistisch nicht signifikant von denen der Reifgeborenen unterschieden. Die Gesamtstichprobe umfasst 102 Kinder, davon 58 Reifgeborene und 44 Frühgeborene (51 Jungen, 51 Mädchen). Psychologische und neurologische Untersuchungen der Kinder fanden im ersten Lebensjahr monatlich, im zweiten Lebensjahr monatlich bis vierteljährlich und anschließend halbjährlich statt (Brandt & Sticker, 2001). Insgesamt wurden 1 750 Untersuchungen durchgeführt.

Hohe Objektivität

Gütekriterien. Laut Autoren lässt sich durch die klare und eindeutige Beschreibung der Items von einer hohen Durchführungs- und Bewertungsobjektivität ausgehen. Die Zuverlässigkeit der GES wurde anhand der Retest-Reliabilität bezogen auf Dreimonatsintervalle für die Reifgeborenen korrelationsstatistisch ermittelt. Es ergaben sich mittlere bis hohe Korrelationen zwischen .49 und .81 für den Gesamtentwicklungsquotienten und für die Unterskalen Korrelationen von .32 und .80. Die Unterskala Motorik weist die höchste Retest-Reliabilität (.63) auf. Im Manual sind keine Studien zur Validität der GES angegeben. Brandt und Sticker (2001) begründen den Verzicht einer Faktorenanalyse damit, dass die ursprünglich vorgenommene Zuordnung der Items zu den verschiedenen Unterskalen von Ruth Griffiths nicht generell in Frage gestellt werden sollte. Die Autoren führen an, dass die Unterteilung in fünf Funktionsbereiche auf gängigen entwicklungspsychologischen Ansätzen basiert. Die Validität lässt sich teilweise an Kindern mit Teilausfällen in bestimmten Funktionsbereichen (z. B. taub oder blind) belegen. Dies ist der Fall, wenn ein normal entwickeltes taubes Kind in allen Skalen, außer Unterskala C Hören und Sprechen, durchschnittliche Ergebnisse erreicht, in C aber ein deutlich niedriges Resultat.

Zusammenfassung. Bei den GES handelt es sich um ein etabliertes, weit verbreitetes Verfahren, wodurch eine reichhaltige klinische Erfahrung dokumentiert ist (Reuner & Pietz, 2006). Sarimski (2002a) sieht die Bestimmung des Entwicklungsalters als besonderen Vorteil der GES an, da die Einteilung in Entwicklungsstufen die Eltern dabei unterstützen kann, mögliche Entwicklungsverzögerungen zu verstehen und sich dem Entwicklungsniveau des Kindes anzupassen. Die Stufenleiteranordnung der GES gestaltet das Verfahren einerseits sehr übersichtlich und praktikabel. Dennoch kritisieren Petermann und Macha (2005b) die Stufenleiteranordnung als veraltetes Entwicklungskonzept und stellen die Angabe eines Gesamtentwicklungsquotienten infrage. Der Gesamtentwicklungsquotient wird über das Gesamtentwicklungsalter erhoben und berücksichtigt somit nicht die hohe Variabilität normaler Entwicklung. Die Normen wurden längsschnittlich gewonnen, was nach Macha et al. (2005) die „Authentizität von Entwicklungsfolgen" (S. 16) unterstreicht, da sie sich an Entwicklungsverläufen orientieren. Kritisch anzumerken ist jedoch, dass es sich hier um eine alte Normierung von 1967 bis 1974 handelt. Reuner und Pietz (2006) kritisieren, dass die Zuordnung der Aufgaben zu verschiedenen Bereichen nicht auf empirischer Basis geschieht und nicht immer nachvollziehbar erscheint. Der Deckeneffekt ab 18 Monaten schränkt die Anwendung der GES für Entwicklungsbeurteilungen, insbesondere für Verlaufsuntersuchungen ein. Insgesamt handelt es sich um ein Verfahren, das durch klinische Erfahrungen gut dokumentiert ist.

Normen aus einer Längsschnittstudie

6.2.3 Wiener Entwicklungstest (WET)

Der Wiener Entwicklungstest (WET; Kastner-Koller & Deimann, 2002) integriert verschiedene entwicklungstheoretische Ansätze und lässt sich bei Kindern der Altersgruppe 3;0 bis 5;11 Jahren anwenden. Das Verfahren erfasst folgende Bereiche:

WET: Entwicklungsdiagnostik ab 3;0 Jahre möglich

- visuelle Wahrnehmung/Visuomotorik (Untertests Nachzeichnen und Bilderlotto),
- kognitive Entwicklung (Untertests Muster legen, Gegensätze und Quiz),
- Sprache (Untertests Wörter erklären und Puppenspiel),
- Gedächtnis und Lernen (Untertests Schatzkästchen und Zahlen merken),
- sozial-emotionale Entwicklung (Untertest Fotoalbum sowie ein Elternfragebogen zum lebenspraktischen Bereich) und
- Motorik (Untertests Turnen und Lernbär).

Der WET ist als Testbatterie angelegt, bei dem je nach Alter des untersuchten Kindes eine Auswahl von Untertests eingesetzt wird. Einige der Untertests wurden direkt aus etablierten Intelligenz- und Leistungstests übernommen und für den deutschen Sprachraum bearbeitet. Das Verfahren ist seit 1998 im Einsatz und seit 2002 auch mit einer für den gesamten deutschen Sprachraum aussagekräftigen Stichprobe normiert.

Durchführung. Der WET erfordert bei jüngeren Kindern etwa 90 bis 120 Minuten Zeit, ältere Kinder benötigen etwa 70 bis 90 Minuten. Das Manual führt in die allgemeinen Besonderheiten der Untersuchung von Vorschulkindern ein. Die Untertests Bunte Formen wird erst ab 4;0 Jahren durchgeführt, der Untertest Muster Legen wird nur bis zum Alter von 4;11 Jahren eingesetzt. Alle Tests sind hochstandardisiert, zusätzlich werden Elternauskünfte zum persönlich-sozialen Bereich eines Kindes eingeholt.

Sehr zeitintensive Datenerhebung

Auswertung. Die einzelnen Aufgaben werden bepunktet, es sind sowohl Richtig-Falsch-Aufgaben als auch mehrkategorielle Lösungen vorhanden.

Die Auswertung des Nachzeichnens erfordert den Einsatz einer Schablone. Es werden dann untertestspezifische Rohwertsummen ermittelt, die mithilfe von Normtabellen in altersspezifische (Halbjahresschritte) C-Werte (MW = 5; SD = 2) überführt werden. Diese C-Werte werden in ein Entwicklungsprofil übertragen, aus dem ein Range ermittelt wird (= die Differenz zwischen der besten und der schlechtesten Untertestleistung). Optional kann ein Gesamtentwicklungswert bestimmt werden, der sich ausschließlich auf die getesteten Leistungen (ohne Elternfragebogen) bezieht.

Auch im oberen Leistungsbereich gute Differenzierung möglich

Interpretation. Für die Interpretation der Untertestergebnisse legen die Autorinnen folgende Kategorien fest: C-Werte von vier bis sechs repräsentieren den normalen Entwicklungsstand, bei C-Werte von zwei und drei besteht ein Förderbedarf, C-Werte von unter zwei weisen auf massive Entwicklungsrückstände hin. Die Untertests des WET weisen oft auch im oberen Leistungsbereich noch eine gute Differenzierungsfähigkeit auf, so werden C-Werte von sieben und acht als gute Entwicklung und C-Werte von neun und zehn als deutliche Entwicklungsfortschritte bewertet.

Der Range (die Spannweite) zwischen bestem und schlechtestem Untertestergebnis lässt sich anhand von Prozentrangangaben auf seine Häufigkeit abschätzen. Auf diese Weise sind Aussagen darüber möglich, ob es sich um eine normale oder eher seltene Schwankungsbreite handelt. Für den Gesamtentwicklungsscore werden Standardwerte (MW = 100; SD = 15) sowie wiederum C-Werte angeboten, die eine Interpretation gemäß gängiger psychometrischer Kriterien ermöglichen. Welche inhaltliche Bedeutung dem Range zukommt, lässt das Handbuch offen. Zusätzlich ist zu beachten, dass mit dem Gesamtentwicklungsscore bei heterogenen Entwicklungsprofilen eine Nivellierung von Profil-Nuancen stattfindet, wodurch wertvolle diagnostische Informationen verloren gehen können. Ein ausführliches Fallbeispiel hilft Anwendern dabei, eine Beurteilungssicherheit zu entwickeln.

Normdaten sind zwischen 10 und 15 Jahren alt

Normierung. Es liegen Normen aus dem gesamten deutschen Sprachraum (N = 1 245) vor, die zwischen 1996 und 2001 erhoben wurden. Bei der Normierung wurden relevante demografische Merkmale der Kinder (z. B. soziale Schichtzugehörigkeit der Eltern) angemessen berücksichtigt. Es bestehen vereinzelt geschlechtsspezifische, schichtspezifische oder nationalitätsbezogene Leistungsunterschiede.

WET ist hochstandardisiert

Gütekriterien. Die Testungen erfolgen hochstandardisiert, die Auswertungen der meisten Untertests erfolgen ebenso eindeutig. Für die komplexere Auswertung des Nachzeichnens werden Studien zur Interrater-Übereinstimmung mit jeweils .80 referiert, die auf eine ausreichende Objektivität dieser Untertests hinweisen. Die Interpretation anhand der C- und Standardwerte und der im Handbuch formulierten Kategorien kann ebenfalls untersucherunabhängig und somit objektiv erfolgen.

Für alle Untertests wurden die internen Konsistenzen (Cronbachs Alpha) sowie als deren Spezialfall die Splithalf-Reliabilitäten berechnet, dies sowohl für die österreichische und deutsche Teilstichprobe als auch für die Gesamtstichprobe. Die Werte bewegen sich im Bereich zwischen .66 und .91 mit einer Häufung der Werte im Bereich um .80 bis .85, was als gute Reliabilität bewertet werden kann. Die ebenfalls dokumentierten Standardmessfehler stützen diese Einschätzung.

Gute Reliabilität

Die mittleren Aufgabenschwierigkeiten bewegen sich im Bereich von .50 bis .70, die mittleren Trennschärfen liegen überwiegend zwischen .40 und .50. Dies spiegelt angemessen den Kompromiss zwischen inhaltlicher Vielfalt, guter Differenzierungsfähigkeit bei dennoch akzeptabler Konsistenz der Untertests wider. Alle Untertests weisen den für einen Entwicklungstest zu erwartenden steigenden Alterstrend auf, der sowohl im querschnittlichen Altersvergleich als auch in einer Längsschnittstudie (N = 54) dokumentiert werden konnte. Eine Faktorenanalyse über die Untertests liefert sechs Faktoren mit einer Varianzaufklärung zwischen 8 % und 17 % (erklärte Gesamtvarianz: 69 %), welche die die Funktionsbereiche nicht vollständig repliziert, aber zumindest in Ansätzen stützt. Die geringen bis mittleren Skaleninterkorrelationen belegen die weitgehende inhaltliche Eigenständigkeit der Untertests.

Studien, bei der der WET zusammen mit dem Kaufman-ABC (Melchers & Preuß, 2001) eingesetzt wurde, liefert erwartungskonform geringe bis mittlere Zusammenhänge zwischen den testspezifischen Untertestleistungen, wodurch die Validität des WET indirekt gestützt wird. Der Test weist außerdem eine gute Differenzierungsfähigkeit zwischen unauffälligen und klinisch auffälligen Kindern auf (z. B. Frühgeborene mit niedrigem Geburtsgewicht, autistische Kinder, Kinder mit Down-Syndrom).

Zusammenfassung. Der WET kann als Breitband-Leistungstest bezeichnet werden, der in Ergänzung zu etablierten kognitiven Leistungs- und Intelligenztestbatterien einen guten Überblick über wichtige Entwicklungsbereiche im Vorschulalter liefert. Im Vergleich zu anderen Entwicklungstests fallen die Deckeneffekte im oberen Leistungsbereich geringer aus, so dass der WET sich auch besonders für Kinder mit spezifischen Stärken empfiehlt. Durch die C-Werte gelingt zwar keine gute Auflösung zwischen geringen Leistungsunterschieden, genau dies ist aber als Hinweis auf die Seriosität des WET zu interpretieren: Beim WET wird nicht mit einer Scheingenauigkeit operiert, die sich etwa bei der Betrachtung von Konfidenzintervallen gar nicht aufrechterhalten lässt. Problematisch ist jedoch

WET ist Breitband-Leistungstest

Kinder beim WET wenig motiviert

der Einsatz des WET bei Kindern mit deutlichen Defiziten, hier erweist sich die Monotonie einer Testbatterie sowie das Testen bis an die Leistungs-Limits heran häufig als motivationshemmend, so dass (ebenso wie bei jüngeren Kindern) der Test oft nur auf zwei Termine verteilt durchgeführt werden kann. Ausgewählte Einzeltests des WET erhalten einen besonderen Stellenwert dadurch, dass sie sich auch zur gezielten Diagnostik spezifischer Leistungsmerkmale empfehlen.

6.2.4 Entwicklungstest sechs Monate bis sechs Jahre (ET 6-6)

Der Entwicklungstest sechs Monate bis sechs Jahre (ET 6-6; Petermann, Stein & Macha, 2008) hat in den letzten Jahren im deutschen Sprachraum starke Verbreitung gefunden. Das Verfahren wird aufgrund seines innovativen Charakters besonders auch von deutlich beeinträchtigten Kindern, beispielsweise im Kontext der Frühförderung, sehr motiviert absolviert.

ET 6-6 basiert auf dem Konzept der essenziellen Grenzsteine

Der ET 6-6 stellt ein Inventar zur kriteriumsorientierten Entwicklungsdiagnostik dar, das notwendige (essenzielle) Grenzsteine der Entwicklung (Michaelis & Niemann, 2004, S. 62 ff.) in Kombination mit weiteren alterstypischen Fertigkeiten überprüft. Er stellt dabei einen einheitlichen Testsatz für eine besonders weite Altersspanne, vom Säuglingsalter bis zur Schulreife, zur Verfügung. Das Testkonzept distanziert sich von traditionellen, eher reifungsorientierten Stufenleitermodellen und berücksichtigt die hohe Variabilität auch der normalen Entwicklung in besonderer Weise.

Der ET 6-6 gliedert sich inhaltlich in die Entwicklungsbereiche:
- Körpermotorik,
- Handmotorik,
- Kognitive Entwicklung (Gedächtnis, Handlungsstrategien, Kategorisieren, Körperbewusstsein),
- Sprache (Sprachverständnis, Sprachproduktion),
- Sozialentwicklung sowie
- Emotionale Entwicklung,

zusätzlich wird im Vorschulalter der Untertest Nachzeichnen durchgeführt.

ET 6-6 liefert ein Entwicklungsprofil

Die Ergebnisdarstellung erfolgt in einem Entwicklungsprofil. In insgesamt 12 Altersgruppen werden jeweils altersspezifische Aufgaben gebündelt: In den ersten beiden Lebensjahren umfasst eine Altersgruppe jeweils ein Dreimonatsintervall (z. B. 9 bis 12 Monate), im dritten und vierten Lebensjahr jeweils ein Halbjahresintervall und im fünften und sechsten Lebensjahr jeweils ein Intervall von einem Jahr. Anders als Testbatterien ermöglicht der ET 6-6 einen sehr abwechslungsreichen und variabel zu handhabenden Testverlauf, beispielsweise findet ein rascher Wechsel der Materialien und Aufgabentypen statt.

Durchführung. Vor der Durchführung ist zunächst das (bei Frühgeburt korrigierte) Alter eines Kindes zu bestimmen und der Test der entsprechenden Altersgruppe des ET 6-6 auszuwählen. Bei Kindern mit deutlichen Entwicklungsverzögerungen kann auch eine darunter liegende Altersgruppe durchgeführt werden, je nachdem welche diagnostische Zielsetzung verfolgt wird: Sollen Entwicklungsdefizite im Altersvergleich augenfällig dargestellt werden, wird der *altersangemessene* Test durchgeführt; sollen die noch vorhandenen Ressourcen erfasst werden, wählt der Untersucher eine mit dem *Entwicklungsstand* des Kindes korrespondierende Altersgruppe aus. Für jede Altersgruppe steht ein separater Protokollbogen zur Verfügung.

Testaufgaben sind vollstandardisiert

Die einzelnen Testaufgaben sind vollstandardisiert, die Protokollbögen empfehlen jeweils Abfolgen zur Durchführung der einzelnen Aufgaben, welche die kindlichen Bedürfnisse in einer Untersuchungssituation berücksichtigen und mit hoher Wahrscheinlichkeit eine motivierte und vollständige Durchführung realisieren. Die Durchführungsvorgaben gestatten jedoch auch eine variable Aufgabenreihenfolge, da der Testmotivation des Kindes hohe Priorität eingeräumt wird.

Testmotivation des Kindes wird hohe Priorität eingeräumt

Die Durchführung im *Säuglingsalter* findet auf einer Untersuchungsfläche sowie im Bedarfsfall auf dem Schoß der Begleitperson statt. Viele der zu erfassenden Leistungen äußert das Kind zumeist spontan, so lassen sich beispielsweise Aspekte der Motorik, der Wahrnehmung sowie der Lautproduktion meist auch ohne spezifische Stimulation beobachten. Eine kleinere Anzahl von Aufgaben setzt gezielt standardisierte Materialien ein, um spezifische Reaktionen hervorzurufen. Sehr prägnante Verhaltensweisen von Säuglingen, wie beispielsweise Aspekte der Fortbewegung oder der Sprachproduktion, welche auch über die Elternauskunft zuverlässig erfasst werden können, dürfen von der Mutter erfragt werden. Die Durchführungsdauer beläuft sich im Säuglingsalter durchschnittlich auf etwa 10 bis 20 Minuten.

Kurze Durchführungsdauer

Im *Kleinkindalter* lässt sich die Durchführung aufgrund der altersgemäß tendenziell geringen Aufmerksamkeitsspanne und Impulsivität der Kinder nur grob strukturieren. Aus diesem Grund sowie aus Gründen der Durchführungsökonomie finden sich hier im Vergleich zu den anderen Altersbereichen eher wenige Testaufgaben, wogegen der Anteil der Elternauskunft leicht erhöht ist. Der Untersucher kann einige der Aufgaben an einem Tisch durchführen, viele Aufgaben sind jedoch nicht an dieses Setting gebunden und können auch auf dem Fußboden absolviert werden. Die Aufgabensequenzen sehen einen häufigen Wechsel der Materialien vor, um dem Kind gezielt motivationale Anreize zu liefern und es auch nach einem altersgemäß vorübergehenden Herauslösen aus dem Testgeschehen zur Bearbeitung weiterer Aufgaben zu gewinnen. Die durchschnittliche Dauer beträgt etwa 25 bis 40 Minuten, wobei im Kleinkindalter die Durchführungsdauer eine besonders großen Variabilität aufweisen kann.

Im *Vorschulalter* erreicht der ET 6-6 auch in Bezug auf die Durchführungsbedingungen einen hohen Standardisierungsgrad, es sind zunächst die meisten Aufgaben an einem kindgerechten Tisch sitzend durchzuführen. Anders als bei anderen Testbatterien für das Vorschulalter findet auch hier häufiger Materialwechsel statt, so dass das Kind durchgängig sehr gut zur Mitarbeit motiviert ist. In dieser Altersgruppe kommt auch der Untertest Nachzeichnen zur Anwendung, der in sehr zeitökonomischer Durchführung (ca. eineinhalb Minuten) aussagekräftige Befunde zu spezifischen kognitiven Leistungen liefert. Der Block zur Körpermotorik kann gezielt als „Bewegungspause" in den Testverlauf eingebracht werden, so dass vielen Kindern im Anschluss noch einmal eine konzentrierte Bearbeitung kognitiv anspruchsvoller Aufgaben gelingt. Im Vorschulalter werden für die Durchführung ca. 45 bis 50 Minuten benötigt, auch deutlich entwicklungsverzögerte Kinder absolvieren den Test in aller Regel innerhalb dieser Zeit.

Untertest Nachzeichnen als Indikator für kognitive Leistung

Das Testhandbuch liefert Hinweise darauf, wie bei Kindern zu verfahren ist, bei denen bereits vorab davon auszugehen ist, dass sie deutliche Entwicklungsverzögerungen aufweisen. Die verschiedenen Strategien hängen von der diagnostischen Fragestellung ab: Soll das Ausmaß von Defiziten im Altersvergleich quantitativ präzise beschrieben werden oder stehen eher die beim Kind vorliegenden Anknüpfungspunkte für Förderung (seine tatsächlich vorhandenen Ressourcen) im Vordergrund?

Auswertung. Für die Auswertung wird zunächst für jede Entwicklungsskala die Summe gelöster Aufgaben ermittelt. In einem zweiten Schritt werden diese Summen dann mit Hilfe von Tabellen in Testwerte überführt, diese Testwerte (standardisierter Wertebereich zwischen 0 und 10) werden in die grafische Vorlage des Entwicklungsprofils eingetragen. Die Erstellung des Entwicklungsprofils erfordert etwa drei bis fünf Minuten. Zusätzlich kann eine detaillierte Auswertung des Untertests Nachzeichnen vorgenommen werden. Hierzu legt das Handbuch einen Katalog inhaltlicher Kriterien vor, die unter Zuhilfenahme von Schablonen bewertet werden. Nach etwas Einarbeitungszeit sind hierfür ebenfalls etwa fünf, in schwierigen Fällen bis zu zehn Minuten zu veranschlagen.

Auswertungszeit von 5 Minuten

Interpretation. Die grafische Vorlage des Entwicklungsprofils enthält bereits die durchschnittlichen Testleistungen (altersspezifische Mittelwerte) und die durchschnittliche Streuung der Ergebniswerte (Standardabweichungen) der Normierungsstichprobe. Somit ermöglicht diese Vorlage eine Interpretation anhand gängiger psychometrischer Interpretationskriterien. Das Handbuch empfiehlt zunächst eine Grobklassifizierung der Ergebniswerte in „unauffällig", „Risikobereich" und „gravierende Entwicklungsdefizite", die Klassenübergänge sind bei –1 und –2 Standardabweichungen definiert. Für eine weitergehende quantitative Beschreibung sind im Handbuch ausgewählte Perzentilwerte (5., 10., 25., 50., 75., 90. und 95. Perzentile) be-

Grobklassifizierung der Ergebniswerte möglich

reitgestellt, sämtliche Werte lassen sich auch geschlechtsspezifisch bestimmen.

Für eine tiefergehende qualitative Interpretation im Hinblick auf eine spezifische Diagnosestellung empfiehlt das Manual eine *inhaltliche Betrachtung gelöster und nicht gelöster Aufgaben*. So lassen sich vielfach bereits anhand der Lösungsmuster spezifische Entwicklungsstörungen eines Kindes ableiten, die eine Diagnosestellung begründen oder zumindest die Strategie für eine Anschlussdiagnostik vorgeben.

Detailanalyse der gelösten/ nicht gelösten Aufgaben hilfreich

In Anlehnung an das moderne Entwicklungsverständnis, welches der Konstruktion des ET 6-6 zugrunde liegt, wird kein Gesamtentwicklungsquotient ermittelt. Nach Einschätzung der Autoren besteht bei der Verwendung eines Gesamt-EQs die Gefahr, dass prägnante Profilverläufe nivelliert und relevante diagnostische Informationen vernachlässigt werden. Bei der Interpretation der Testergebnisse werden zusätzlich kindbezogene Aspekte der Testdurchführung, wie Hör- und Sehprobleme, die Befindlichkeit des Kindes, seine Tonusentfaltung, seine Testmotivation, seine Aufmerksamkeit sowie die Kommunikation zwischen Kind und Untersucher standardisiert berücksichtigt.

Verzicht auf Gesamt-EQ

Normierung. Der Test wurde 1999 bis 2000 mit 950 Kindern aus drei deutschen Regionen (Bremen, Dortmund, Rostock) normiert. Es handelte sich um Kinder ohne gravierende Entwicklungsauffälligkeiten, so dass die Testnormen eine gute Referenz für die Verteilung normaler Entwicklung liefern. Der Anteil zweisprachig aufwachsender Kinder betrug 8 %, die Verteilung der Kinder nach Wohnlage korrespondiert mit den Angaben des Statistischen Bundesamtes (städtisch 55 %, ländlich 10 %, Peripherie 35 %). Der Frühgeborenenanteil liegt bei 4,7 %.

Normierung zehn Jahre alt

Gütekriterien. Es werden zu jeder Testaufgabe eindeutige Anweisungen zur Auswahl von Materialien sowie zur Durchführung, zur Instruktion des Kindes und zur Bewertung der Leistung formuliert. Die Elternfragen beziehen sich auf konkrete Verhaltensweisen des Kindes und wirken somit auf eine objektive Beantwortung hin. Insgesamt kann somit die *Objektivität* als gesichert gelten.

Der ET 6-6 legt keine Angaben zur *Reliabilität* vor. Die Autoren weisen explizit auf den heterogenen Skalencharakter des Inventars hin, das heißt die einzelnen Entwicklungsbereiche setzen sich aus inhaltlich verschiedenen Testaufgaben zusammen, die möglichst vielfältige entwicklungsrelevante Aspekte abbilden. Aus diesem Grund stellen Konsistenzmaße ebenso wie die Splithalf-Reliabilität keine angemessenen methodischen Zugänge zur Bestimmung der Reliabilität des Tests dar. Da außerdem keine Parallelversionen des ET 6-6 verfügbar sind, stellt die Retest-Reliabilität (Testwiederholung) den verbleibenden methodischen Zugang dar. Diese bewerten die Autoren wegen der zu erwartenden Lern- und Erinnerungseffekte bei kleinen Wiederholungsintervallen sowie den wirksam werdenden Entwicklungsaspekten bei großen Testintervallen ebenfalls als nicht angemessen. Indirekt wird die Reliabilität des ET 6-6 jedoch dadurch gestützt, dass die Studien zur Validität des Tests sowie einzelner Testteile in ihrer Gesamtheit konsistente und erwartungskonforme Ergebnisse liefern. Dies wäre bei unzureichender Reliabilität wenig wahrscheinlich.

Sehr viele Validierungsstudien

Zur Einschätzung der Validität sind im Manual zahlreiche Studien dokumentiert. So ermöglichen Angaben zur Differenzierungsfähigkeit des ET 6-6 und seiner einzelnen Skalen in Bezug auf ausgewählte klinische Populationen (z. B. Frühgeborene und extrem Frühgeborene, Kinder mit körperlichen Erkrankungen, verhaltensauffällige Kinder) zusätzlich auch die Einschätzung der Sensitivität der einzelnen Messbereiche. Angaben zur kriterienbezogenen Validität liegen zu verschiedenen Intelligenztest-, Entwicklungstest- und Sprachtest-Leistungen vor. Längsschnittstudien stützen das inhaltliche Konzept des ET 6-6, das die Variabilität auch normaler Entwicklung besonders betont. Die Konstruktvalidität wird anhand von Angaben zur Skalenstruktur mit besonderem Schwerpunkt auf den kognitiven Skalen dokumentiert. Eine weitere Studie belegt die hohe Testmotivation der Kinder bei der Bearbeitung des ET 6-6. Alle Studien und Referenzen sind im Testhandbuch auch in einer übersichtlichen Tabelle dargestellt.

Gute Differenzierung im unteren Leistungsbereich

Zusammenfassung. Es sind vereinzelt Deckeneffekte zu beobachten, das heißt der Test differenziert im *oberen* Leistungsbereich bisweilen nur eingeschränkt. Dies ist jedoch eine Folge der guten Differenzierungsfähigkeit im *unteren* Leistungsbereich, der für Fragestellungen der Förderdiagnostik grundsätzlich im Vordergrund steht. Mit dem ET 6-6 liegt ein Entwicklungstest vor, der durch die Kombination von inhaltlicher Differenziertheit und dem weiten Altersbereich einzigartig ist. Er berücksichtigt die spezifischen Erfordernisse der Untersuchung von Kindern in verschiedenen Altersstufen und setzt hohe motivationale Anreize für ein Kind. Sowohl im Zusammenhang mit Fragestellungen der Frühförderung als auch als Verfahren zur allgemein orientierenden Diagnostik im Zusammenhang mit spezifischen Förder- und Therapiemaßnahmen hat sich der ET 6-6 gut etabliert.

6.2.5 Bayley-Scales of Infant Development, Second Edition (Bayley-II, deutsche Version)

Die deutsche Version der Bayley-Scales of Infant Development (2nd Edition) (BSID; Reuner, Rosenkranz, Pietz & Horn, 2007) stellt eine sprachliche Adaptation des amerikanischen Bayley-II (Bayley, 1993) dar und steht damit in der Tradition der bis in das Jahr 1933 zurückgehende Reihe der Bayley-Tests. Die Bayley-Skalen lehnen sich explizit an keine Entwicklungstheorie an, sondern greifen seit ihren Ursprüngen sowie im Laufe ihrer Weiterentwicklung jeweils aktuelle Erkenntnisse der Säuglings- und Kleinkindforschung auf: „Insofern sind die BSID theoretisch als eklektisch anzusehen. Dies führt dazu, dass verschiedenste theoretische Ansätze in die Items eingeflossen sind und dass diese somit nicht an einer spezifischen Theorie orientiert sind. Der interessierte Anwender findet die Vorbilder der einzelnen Aufgaben in allen Standardwerken der Entwicklungspsychologie beschrieben." (Manual, S. 10). Auf theoretische Ansätze für die Skalen finden sich keine Hinweise.

Bayley-Skalen ohne Bezug zu einer Entwicklungstheorie

Der Altersbereich erstreckt sich von einem Monat bis zu 42 Monaten, das Verfahren gliedert sich inhaltlich in eine

- kognitive Skala sowie eine
- motorische Skala.

Ergänzend nimmt der Untersucher eine Verhaltensbeurteilung anhand der Behavior Rating Scale (BRS) vor. Insgesamt weist der Test 178 Aufgaben zur kognitiven Entwicklung sowie 111 Aufgaben zur motorischen Entwicklung auf. Die deutsche Version der Bayley-Scales-II hat sich in den letzten Jahren insbesondere in Kinderzentren (Sozialpädiatrischen Zentren) etabliert. Die sehr große inhaltliche Breite des Verfahrens erfordert eine aufwändige Einarbeitung, der zeitliche Rahmen der Durchführung ist eher auf die Rahmenbedingungen einer umfangreichen Eingangsdiagnostik ausgelegt.

Verbreitung in Kinderzentren

Durchführung. Der Testeinstieg erfolgt anhand definierter Einstiegsregeln. Innerhalb altersbezogener Aufgabensets müssen fünf Aufgaben für den kognitiven Bereich oder vier Aufgaben in der motorischen Skala gelöst werden. Erfüllt ein Kind nicht ausreichend viele Aufgaben in seinem Geburtsalter oder (bei Frühgeborenen) seinem korrigierten Alter, dann müssen die Aufgaben des nächstleichteren Aufgabenbereichs zusätzlich durchgeführt werden. Bei Kindern mit gravierenden Entwicklungsverzögerungen muss man unter Umständen Schritt für Schritt mehrere Aufgabenbereiche zurückgehen, um auf diese Weise das Einstiegsniveau festzulegen. Es werden dann aufeinanderfolgend die Aufgaben der einzelnen altersbezogenen Aufgabensets durchgeführt, bis das Kind drei oder mehr Aufgaben im kognitiven Bereich oder zwei oder mehr Aufgaben der motorischen Skala eines Altersbereichs nicht mehr lösen kann. Danach wird die Testdurchführung beendet.

Die Reihenfolge der Aufgaben kann innerhalb gewisser Grenzen variabel gestaltet werden, so können beispielsweise verschiedene Aufgaben aus unterschiedlichen Altersbereichen, für die die gleichen Materialien verwendet werden, miteinander kombiniert werden. Dies erfordert vom Untersucher eine gute Übersicht über den Gesamt-Aufgaben-Satz.

Das Testmanual liefert viele Hinweise zu grundsätzlichen Aspekten der Testung von Kindern in den entsprechenden Altersbereichen, etwa zum Umgang mit den Materialien, zur Kontaktgestaltung zwischen Untersucher und Kind oder zur Verfahrensweise bei Kindern mit spezifischen Behinderungen. Vielfach sind spezifische Körperpositionen eines Kindes standardisiert (z. B. „Rückenlage mit gestütztem Kopf"), die ausführlich erläutert werden.

Auswertung. Für die Auswertung werden für jede der beiden Skalen zunächst die Rohwertpunkte ermittelt. Diese ergeben sich aus der Anzahl der gelösten Aufgaben der getesteten Altersbereiche und der vollständigen Aufgabenanzahl der darunter liegenden (nicht getesteten) Altersbereiche. Die Autoren räumen dabei ein, dass es durchaus möglich ist, dass ein Kind viele dieser als „gelöst" bewerteten Aufgaben faktisch aber nicht lösen kann (Handbuch, S. 45). Danach lässt sich ein „Mental Development Index" (MDI) ein „Psychomotor Development Index" (PDI) (jeweils MW = 100; SD = 15) bestimmen. Es liegen altersbezogene Normentabellen vor, die in den ersten drei Lebensjahren jeweils als ein Ein-Monats-Intervall gestaltet sind, im vierten Lebensjahr jeweils als 3-Monats-Intervalle. In einer zusätzlichen Tabelle lassen sich definierte Rohwert-Intervalle in Entwicklungsalter transformieren.

Indexwerte MDI und PDI

Interpretation. Die Testergebnisse der Skalenwerte MDI und PDI werden anhand folgender sprachlicher Regelungen interpretiert: Der Normalbereich liegt im Bereich der Indexwerte 85 bis 114, der überdurchschnittliche Bereich beginnt ab einem Indexwert von 115 an aufwärts, der leicht unterdurchschnittliche Bereich umfasst die Indexwerte 70 bis 84 und der deutlich unterdurchschnittliche Bereich wird durch Indexwerte von 69 oder darunter gekennzeichnet. Die Autoren empfehlen explizit diese sprachlichen Konventionen, da gängige Bezeichnungen wie altersangemessen, entwicklungsverzögert oder mit Risiko für … behaftet nicht einheitlich definiert sind und daher häufig inkonsistent gehandhabt werden. Zusätzlich können statistisch signifikante Differenzen zwischen den Indizes MDI und PDI ermittelt werden.

Differenzen zwischen MDI und PDI

Drei Fallbeispiele aus verschiedenen Leistungsbereichen führen in die Interpretation der Bayley-II-Ergebnisse ein. Im Manual wird darauf hingewiesen, dass das erzielte Testergebnis in das klinische Gesamtbild einzuordnen ist und dass eine umfassende Entwicklungsbeurteilung die Informationen verschiedener Quellen (Testergebnisse, qualitative Aspekte der Aufgabenbearbeitungen, Verhaltensbeobachtung sowie soziale und klinische Daten aus der Anamnese) zusammenführen muss.

Normierung. Die Normen der deutschen Version bestehen aus den Original-Normen der US-Version, die nach US-amerikanischen Maßstäben hinsichtlich Alter, Geschlecht, ethnischer Zugehörigkeit und geografischer Verteilung der Kinder sowie dem Bildungsniveau der Eltern stratifiziert wurde. Es wurden dabei ausschließlich termingeborenen Kinder ohne Geburtskomplikationen, schwerwiegende medizinische Risiken oder aktuelle Leistungs- oder Verhaltensprobleme berücksichtigt. Dabei wurde darauf hingewirkt, dass die Testergebnisse sowohl der einzelnen Aufgaben als auch der Skalenwerte weitgehend unabhängig vom Geschlecht oder der Herkunft des Kindes sind. Insgesamt wurden in den Jahren 1991 und 1992 Referenzwerte von 1700 Kindern durch 340 Untersucher erhoben.

Keine deutschen Normen verfügbar

Gütekriterien. Die Aufgaben weisen ein hohes Maß an Standardisierung auf, die Auswertung und Interpretation der Testwerte erfolgen regelgeleitet und eindeutig, so dass die Objektivität des Verfahrens gewährleistet ist. Zur Reliabilität liegen umfangreiche Angaben vor. Zunächst einmal werden die internen Konsistenzen der Indizes MDI und PDI dokumentiert. Sie liegen im Durchschnitt bei .88 (MDI; Spannweite .78 bis .93) und .84 (PDI; Spannweite .75 bis .91). Kritisch ist anzumerken, dass die interne Konsistenz überschätzt wird, da nicht getestete Aufgaben aus niedrigeren Altersbereichen als erfüllt gelten. Realistischere Angaben zur Reliabilität lassen sich anhand der Standardschätzfehler und der daraus abgeleiteten Konfidenzintervalle gewinnen. So liegen die Intervallgrenzen je nach Definition der Intervallbreite (90 bzw. 95 %) ca. acht bis zehn Indexpunkte unter beziehungsweise oberhalb der ermittelten Testwerte. Die Stabilitätskoeffizienten (Retest-Reliabilität) bewegen sich in Abhängigkeit vom Alter der Kinder nach einem Jahr zwischen .77 und .99. Für größere Zeitintervalle wurden Stabilitäten von bis zu .37 (Hoch-Risiko-Kinder) dokumentiert, was für einen Entwicklungstest aber durchaus als plausibel bewertet werden kann. Zur Interrater-Reliabilität (Beobachter-Übereinstimmung zweier Untersucher) wurden in einer Studie Übereinstimmungen von .96 (MDI) und .75 (PDI) ermittelt.

Reliabilität umfassend bestimmt

Ungewöhnlich umfangreich fallen die Angaben zur Validität aus. Besonders viele Studien wurden zur Dokumentation der kriterienbezogenen Validität durchgeführt. So liegen Angaben zu Korrelationen der Indexwerte mit zahlreichen anderen Entwicklungs- und Leistungstests vor, die auf eine gute Validität des Bayley-II hindeuten. Die Differenzierungsfähigkeit wird anhand spezifischer Risikogruppen (z. B. Frühgeborenen, Drogenexposition, Down-Syndrom) dokumentiert und fallen in der Tendenz hypothesenkonform aus. Zusätzlich referieren die Autoren Ergebnisse mit den Bayley-Scales-II im deutschen Sprachraum, welche die Befunde der amerikanischen Studien teilweise replizieren und ergänzen.

Zusammenfassung. Mit der deutschen Version des Bayley-II liegt eine Adaptation eines international weit verbreiteten Verfahrens für den deutschen

Sprachraum vor, die das Spektrum der entwicklungsdiagnostischen Verfahren um eine inhaltsreiche Variante ergänzt. Insbesondere die Verwendung der Original-Normen lässt jedoch den Einsatz des Verfahrens nur mit großer Umsicht anraten. Zusätzlich muss erwähnt werden, dass mittlerweile die dritte Auflage des Verfahrens (Bayley, 2006) vorliegt, die inhaltlich deutlich ergänzt und differenziert wurde.

Beobachtung unter standardisierten Bedingungen

Insgesamt lässt sich der Einsatz des deutschen Bayley-II insbesondere dort empfehlen, wo entwicklungspsychologisch und testdiagnostisch besonders kenntnisreiche Anwender mit einem ausreichenden Zeitbudget umfangreiche Beobachtungen unter standardisierten Bedingungen vornehmen wollen.

6.3 Spezifische Entwicklungstests

Spezifische Entwicklungstests fokussieren im Gegensatz zu allgemeinen Entwicklungstests auf eine differenzierte Beschreibung spezifischer Leistungsbereiche. Dazu zählen Verfahren zur Diagnostik allgemeiner kognitiver Entwicklung und Instrumente zur Erhebung motorischer und sprachlicher Leistungen sowie der Wahrnehmungsentwicklung eines Kindes.

6.3.1 Diagnostik sprachlicher Fähigkeiten

Störungen im Spracherwerb sind besonders folgenschwer

Eine verzögerte oder gestörte Sprachentwicklung stellt einen Risikofaktor für die weitere Entwicklung eines Kindes dar. Störungen im Bereich des Spracherwerbs können zu andauernden sprachlichen, sozialen und kognitiven Defiziten führen. Sprachentwicklungsstörungen erschweren den Erwerb sekundärer Sprachleistungen; Lesen und Rechtschreibung können damit die weitere schulische Entwicklung gefährden. Kinder, die unter Sprachstörungen leiden, zeigen nach Süss-Burghart (2003) häufiger Verhaltensauffälligkeiten als normalsprechende Kinder. Bleibt die Sprachstörung bis in das Einschulalter unbehandelt, können komplexe sprachliche Anforderungen im Jugendalter nur noch defizitär bewältigt werden. Erwachsene mit unbehandelten Sprachstörungen leiden doppelt so häufig an psychiatrischen Erkrankungen wie Normalsprechende (Sachse, 2005) (vgl. Kapitel 5.2.1).

In Anbetracht der erheblichen Relevanz von Sprachentwicklungsstörungen für die langfristigen Perspektiven eines Kindes sowie der folgenschweren Konsequenzen, die aufgrund einer Sprachstörung entstehen können, wird eine Sprachtherapie immer häufiger verordnet und zählt inzwischen zur dominierenden Interventionsform im Rahmen einer Frühförderung (Sachse, 2005). Voraussetzung für eine Frühintervention stellt die rechtzeitige Erfassung von Sprachentwicklungsproblemen dar. Die Anwendung standardisierter Instrumente gilt hierbei als unerlässlich, da bei Vorschulkindern behandlungsbedürftige Spracherwerbsprobleme leicht unentdeckt bleiben. Dieses Risiko besteht insbesondere dann, wenn die Aussprache des Kindes unauffällig ist und das Kind gelernt hat, die Alltagskommunikation über einfache, aber korrekte Sätze zu bewältigen (Aktas & Doil, 2009). Um den sprachlichen Entwicklungsstand eines Kindes zu erfassen, reichen Beobachtungen der Spontansprache in der Untersuchungssituation nicht aus. Neben einer detaillierten Anamnese und der Untersuchung der nichtsprachlichen Intelligenz sollte ein standardisierter Sprachentwicklungstest Anwendung finden. Für den deutschsprachigen Raum stehen eine Auswahl theoretisch fundierter, aktuell normierter Verfahren zur Verfügung, mit denen sich altersbezogene sprachliche Anforderungen untersuchen lassen. Aktas und Doil (2009) unterscheiden zwischen allgemeinen Sprachtests, die das Verstehen und die Produktion verschiedener sprachlicher Komponenten (z. B. Wortschatz, Syntax) und spezifischen Sprachtests, die einzelne dieser Fähigkeiten herausgreifen und genauer untersuchen (z. B. nur Grammatikverständnis). Bei der Erst- bzw. Eingangsdiagnostik sollte zunächst ein allgemeiner Sprachtests zum Einsatz kommen.

Standardisierte Sprachentwicklungstests

Die Diagnostik sollte sich an den für das jeweilige Alter relevanten Meilensteinen der Sprachentwicklung und an der entsprechenden Entwicklungsaufgabe orientieren. Die wesentliche Entwicklungsaufgabe Zweijähriger besteht im Ausbau des Wortschatzes sowie in der Anwendung erster grammatischer Regeln, die die Bildung einfacher Wortkombinationen gestattet. Für diese Altersgruppe steht als Individualtest zur direkten Überprüfung des Sprachstandes der Sprachentwicklungstest für zweijährige Kinder (SETK-2, Grimm, 2000) zu Verfügung. Im Alter von drei Jahren rückt die Prüfung formalsprachlicher Fähigkeiten in den diagnostischen Fokus. Hier eignen sich als standardisierte Verfahren zur Direktüberprüfung der Sprachentwicklung der Sprachentwicklungstest für drei- bis fünfjährige Kinder (SETK 3-5, Grimm, 2001) ab einem Alter von drei Jahren sowie der Potsdam-Illinois Test für Psycholinguistische Fähigkeiten (P-ITPA, Esser & Wyschkon, 2010) ab einem Alter von vier Jahren; ab fünf Jahren ist der SET 5-10 (Petermann, 2010) einsetzbar.

Aufgaben der Sprachentwicklung

6.3.1.1 Sprachentwicklungstest für zweijährige Kinder (SETK-2)

Der Sprachentwicklungstest für zweijährige Kinder (SETK-2, Grimm, 2000) zielt darauf ab, den Worterwerb und die grammatische Entwicklung zu erfassen. Das Verfahren setzt sich aus je zwei Untertests zur Beurteilung expressiver (Produktion von Wörtern bzw. Sätzen) und rezeptiver Sprachleistungen (Verstehen von Wörtern bzw. Sätzen) zusammen. Beim Untertest Produktion von Wörtern wird das Kind aufgefordert, Einzelobjekte zu benennen. Hier kommen verschiedene Bildkarten sowie ein Zaubersäckchen mit sechs Gegenständen zum Einsatz. Die „Produktion von Sätzen" wird ebenfalls durch Bildkarten mit kleinen Situationen bestimmt. Dabei sollen die entsprechenden Situationen vom Kind beschrieben werden. Der Untersuchungsleiter erfasst durch Nachfragen fehlende Satzglieder. Beim Untertest Verstehen von Wörtern werden die Kinder aufgefordert, mit Unterstützung von Bildtafeln das vorgegebene Objekt zu zeigen. Beim „Verstehen von Sätzen" liest der Untersucher einen Satz vor (z. B. „Der Hund läuft."). Anschließend soll das Kind die Bildtafel mit der entsprechenden Situation zeigen.

Relativ grobe Normierung

Die Autoren geben eine Durchführungszeit von maximal 25 Minuten an, die der praktischen Erfahrung nach zum Teil erheblich zwischen 15 und 45 Minuten variiert (Sachse, 2005). Es liegen deutsche Normwerte für 24 bis 29 und 30 bis 35 Monate alte Kinder vor. Zur Auswertung stehen für jeden Untertest T-Werte und Prozentränge zu Verfügung. Als Ergebnis wird kein sprachlicher Gesamtwert ermittelt, sondern Werte für die jeweiligen Untertests angegeben. Da keine Abbruchkriterien existieren, kann der Test insbesondere für sprachlich schwache Kinder sehr lange dauern. Ein weiterer Nachteil des Verfahrens besteht in der relativ groben Normierung für diese Altersgruppe in Halbjahresschritten. Nach dem Manual weisen die Produktionstests gegenüber den Verstehenstests deutlich günstigere Eigenschaften in Bezug auf skalen- und aufgabenbezogene Merkmale (Schwierigkeiten, Trennschärfen) auf. Somit ist für den Bereich Sprachproduktion von einer deutlich zuverlässigeren Leistungserfassung auszugehen als für das Sprachverständnis. Insgesamt liegt mit dem SETK-2 ein praktikables, standardisiertes und aktuell normiertes Verfahren vor, das in altersgerechter Art und Weise bedeutsame Aspekte der Sprachentwicklung Zweijähriger erfasst (Petermann & Macha, 2005b).

6.3.1.2 Sprachentwicklungstest für drei- bis fünfjährige Kinder (SETK 3-5)

Der Sprachentwicklungstest für drei- bis fünfjährige Kinder (SETK 3-5, Grimm, 2001) erfasst als standardisiertes Verfahren das Sprachentwicklungsniveau bei Kindern im Alter von drei bis fünf Jahren. Darüber hinaus findet er auch bei älteren, intelligenzgeminderten oder geistig behinderten Kindern Anwendung (Süss-Burghart, 2003). Das Verfahren kann nach den Autoren bei Verdachtsdiagnosen auf Sprachentwicklungsstörungen zum Einsatz kommen und damit die Diagnose absichern. Aufgrund der hohen Differenzierbarkeit einzelner sprachkritischer Leistungen soll der Test wichtige Hinweise zur individuellen Therapieplanung liefern.

Hinweise zur Therapieplanung sind möglich

Nach aktuelleren Forschungsergebnissen ist der Erwerb sprachlicher Fähigkeiten eng mit der auditiven Gedächtnisleistung verbunden (Willinger, 2003). Störungen in diesem Bereich führen häufig zu einer defizitären Sprachentwicklung. So weisen Kinder mit einer Sprachentwicklungsstörung häufiger Defizite bei Gedächtnisspannaufgaben oder bei der Wiedergabe von Nichtwörtern auf als gesunde Kontrollkinder (Grimm, 1999). Aus diesem Grund bezog die Autorin bei der Testentwicklung neben sprachkritischen Leistungen wie Sprachverständnis und Sprachproduktion auch das auditive Sprachgedächtnis ein.

Zwei altersspezifische Versionen

Durchführung. Das Verfahren stellt zwei altersspezifische Versionen (Version A: 3 Jahre; B: 4 bis 5 Jahre) zur Verfügung, die entwicklungstypische Unterschiede beider Altersklassen berücksichtigen. Der SETK 3-5 setzt sich aus vier Untertests für dreijährige Kinder und fünf Untertests für vier- bis fünfjährige Kinder zusammen. Tabelle 2 zeigt die Subtests im Überblick.

Tabelle 2: Subtests des SETK 3-5 (Grimm, 2001)

	Für 3-jährige Kinder	Für 4- bis 5-jährige Kinder
Sprachverständnis	– Verstehen von Sätzen	– Verstehen von Sätzen
Sprachproduktion	– Enkodierung semantischer Relationen – Morphologische Regelbildung	– Morphologische Regelbildung
Sprachgedächtnis	– Phonologisches Arbeitsgedächtnis für Nichtwörter	– Satzgedächtnis – Phonologisches Arbeitsgedächtnis für Nichtwörtern – Gedächtnis für Wortfolgen

Rezeptive Sprachkompetenz

Der Bereich Sprachverständnis überprüft anhand des Subtests Verstehen von Sätzen die rezeptive Sprachkompetenz. Der erste Teil der Aufgaben (nur für 3-Jährige) besteht aus verschiedenen Bildkarten. Das Kind soll entscheiden, welches Bild am besten den vorgesprochenen Satz wiedergibt. Es folgen im zweiten Teil zunehmend komplexer werdende Manipulationsaufgaben, bei welchen das Kind aus vorgegebenem Material eine Instruktion durchführen muss (z. B.: „Gib mir die Kiste, nachdem du einen Knopf reingelegt hast."). Im Subtest Enkodierung semantischer Relationen werden die Kinder aufgefordert, den Inhalt der vorgelegten Bildkarten korrekt wiederzugeben. Im Subtest Morphologische Regelbildung soll das Kind von Objekten auf Abbildungen die Pluralform bilden. Bei den älteren Kindern erfolgt zusätzlich die Überprüfung der Fähigkeit zur Anwendung abstrakter Pluralregeln. Dabei wird die Pluralform nicht nur von bekannten Begriffen, sondern auch von Kunstwörtern gefordert. Die letzten drei Subtests dienen der Überprüfung des Sprachgedächtnisses. Das Kind soll sowohl konstruierte Nichtwörter nachsprechen („Phonologisches Arbeitsgedächtnis für Nichtwörter"), als auch zunehmend länger und komplexer werdende Wortfolgen und Sätze wiedergeben („Gedächtnisspanne für Wortfolgen", „Satzgedächtnis").

Überprüfung des Sprachgedächtnisses

Die Durchführung des Verfahrens nimmt in etwa 30 bis 40 Minuten in Anspruch. Für die Auswertung werden im Manual 10 bis 20 Minuten Bearbeitungszeit angegeben. Die Instruktionen sollen wortgetreu wiedergegeben werden. Wiederholungen sind nicht gestattet, außer sie sind aus akustischen Gründen nicht verstanden worden. Mit Ausnahme des Subtests Gedächtnis für Wortfolgen gibt es kein Abbruchkriterium.

Auswertung. Die Autoren legen im Manual genaue Auswertungskriterien vor. Für die Rohwertsummen der einzelnen Subtests lassen sich T-Werte und Prozentränge ermitteln. Für den Untertest Gedächtnis für Wortfolgen wird ein kritischer Wert angegeben. Alle Ergebnisse mit einem T-Wert von kleiner/gleich 40 können als unterdurchschnittliche Leistungen interpretiert werden. Liegen Hinweise auf eine Sprachstörung vor, so müssen nach Grimm (1999) zunächst alle Störungen primärer Natur (geistige, sensorische, neurologische und emotionale Störungen) ausgeschlossen werden. Die nonverbale Intelligenz muss im Normalbereich liegen.

Bundesweite Normierung

Normierung. Die Normierung des Verfahrens erfolgte bundesweit an einer Stichprobe von 495 Kindern im Alter von 3;0 bis 5;11 Jahren. Es liegen Normen in sechs Monatsschritten vor.

Gütekriterien. Sowohl Auswertungs- als auch Durchführungs- und Interpretationsobjektivität sind durch die sehr ausführlichen Instruktionen, einer Testleiterübungskassette, Auswertungskriterien und anschaulichen Beispielprofilen gewährleistet. Die Reliabilitäten der einzelnen Subtests fallen zufriedenstellend bis sehr gut aus. Die Korrelationen der einzelnen Subtests mit dem nonverbalen IQ ergaben niedrig bis sehr niedrige Werte. Damit gehen die Autoren von einer Unabhängigkeit der Subtests von der nonverbalen Intelligenz aus. Weiterhin belegen die niedrigen Korrelationen der einzelnen Subtests die Differenzierungsfähigkeit der Subtests.

Zusammenfassung. Positiv hervorzuheben ist die ansprechende und kindgerechte Materialauswahl, die für Kinder in diesem Alter einen hohen Aufforderungscharakter darstellt. Trotz seiner vergleichsweise relativ kurzen Testdauer, ermöglicht der SETK 3-5 eine differenzierte Diagnostik, die alle leistungskritischen Bereiche des Spracherwerbs beinhaltet.

6.3.1.3 Potsdam-Illinois Test für Psycholinguistische Fähigkeiten (P-ITPA)

Der Potsdam-Illinois Test of Psycholinguistic Abilities (P-ITPA, Esser & Wyschkon, 2010) dient der Erfassung sprachlicher und schriftsprachlicher Fähigkeiten und Fertigkeiten bei Kindern zwischen 4;0 und 11;5 Jahren. Die Autoren entwickelten das Verfahren auf Grundlage des im amerikanischen Sprachraum veröffentlichten Illinois Test of Psycholinguistic Abilities (ITPA-3, Hammill, Mather & Roberts, 2001), der inzwischen in der dritten korrigierten Fassung vorliegt. Die deutsche Version des Sprachentwicklungstests untersucht folgende Leistungsbereiche: verbale Intelligenz, expressive Sprache, phonologisches Bewusstsein, auditive Kurzzeitgedächtnisleistungen sowie Lesen und Rechtschreibung. Tabelle 3 gibt einen Überblick über die Konstrukte und entsprechende Beispiele.

Tabelle 3: Beispiele und Konstrukte der P-ITPA Untertests (Esser & Wyschkon, 2010)

Untertests des P-ITPA

Untertest	Beispiel	Konstrukte
Analogien	„Im Winter ist es kalt, im Sommer ist es …"	Verbal schlussfolgerndes Denken, Hörverständnis, mündlicher Ausdruck, Semantik
Wortschatz	„Ich denke an etwas, das hat Flossen."	Hör- und Sprachverständnis, Wortschatz, Semantik, expressive Sprachentwicklung
Grammatik	„Das ist ein Klavier. Das sind zwei …."	Allgemein grammatikalisches Wissen, expressive Sprachentwicklung
Sätzenachsprechen	„Vögel bellen laut."	Phonologisches Kurzzeitgedächtnis, Satzgedächtnis, mündlicher Ausdruck, Syntax
Reimen	„Was reimt sich auf Seil? Sack, Pfeil, Bein?"	Phonologie, phonologische Bewusstheit
Vokale-Ersetzen	„Mach aus dem u in Huf ein o!"	
Konsonanten-Auslassen	„Sag mal Sieb ohne b!"	
Reimfolgen	„Baum-Raum-Traum"	Phonologie, phonologisches Kurzzeitgedächtnis
Lesen: – sinnvoll	„graben"	Graphem-Phonem-Korrespondenz, Wortabruf

Tabelle 3: Beispiele und Konstrukte der P-ITPA Untertests (Esser & Wyschkon, 2010) (Fortsetzung)

Untertests des P-ITPA

Untertest	Beispiel	Konstrukte
– sinnfrei	„burkeln“	Lautgetreue Buchstabensynthese
Rechtschreibung: – sinnvoll	„malen“	Korrekte Schreibung nach alphabetischer und orthografischer Strategie
– sinnfrei	„Amezil“	Phonem-Graphem-Korrespondenz, lautgetreues Schreiben

Durchführung. Die Autoren empfehlen, die Reihenfolge der einzelnen Untertests bei Vorgabe der gesamten Testbatterie einzuhalten, um die Testmotivation der Kinder möglichst lange aufrechtzuerhalten. Die Zusammenstellung der Untertestabfolge erfolgte nach den Kriterien Abwechslungsreichtum in den Anforderungen sowie Wahrnehmung der Aufgabenschwierigkeit durch Kinder im Alter zwischen vier und elf Jahren. Es besteht auch die Möglichkeit, nur einzelne Untertests aus der gesamten Testbatterie einzusetzen, wobei sich dann ein Gesamtwert nicht berechnen lässt. Der P-ITPA beansprucht für die Durchführung der gesamten Testbatterie in Abhängigkeit vom Alter sowie der Leistungsfähigkeit des Kindes circa 20 bis 35 Minuten im Vorschulalter und zwischen 40 und 60 Minuten im Grundschulalter durch das zusätzliche Material im schriftsprachlichen Bereich (Esser & Wyschkon, 2010). Aus Ökonomiegründen existieren für die jeweiligen Untertests exakte Einstiegs- und Abbruchkriterien, die direkt im Testheft verzeichnet sind.

Erfassung der verbalen Intelligenz

Für die Untersuchung der verbalen Intelligenz findet der Untertest Analogien Anwendung. Der Test erfasst das sprachlich-schlussfolgernde Denken. Dem Kind wird ein unvollständiger Satz vorgegeben, den es beenden soll. Dazu muss das Kind die entsprechende Analogie bilden (z. B. „Ein Bauklotz ist eckig, ein Ball ist …“).

Die Erfassung der expressiven Sprache erfolgt durch die Untertests Wortschatz und Grammatik. Der Untertest Wortschatz prüft die Wortkenntnis und die Fähigkeit, Beziehungen zwischen Wörtern zu erfassen. Dem Kind wird ein einzelnes Attribut des gesuchten Wortes vorgegeben. Anschließend soll das Kind einen assoziierten Begriff nennen (z. B. „Ich denke an etwas, das hat einen Schnabel. Was könnte das sein?“). Der Untertest Grammatik erfasst das allgemeine grammatikalische Wissen, d. h. wie zuverlässig das Kind morphologisch schlüssige Verbindungen bilden kann. Dem Kind werden unvollständige Sätze vorgegeben, die es in der grammatikalisch korrekten Form vervollständigen soll. Die Bildvorlagen, die das Gesagte sowie die erwartete Antwort verdeutlichen, halten die inhaltliche Schwierigkeit gering. Die einzelnen Aufgaben erfordern die Bildung des Plurals von Substantiven, die Steigerung von Adjektiven sowie die Bildung von Präteritum und Perfekt, aber auch die korrekte Verwendung von Genitiv, Dativ und Akkusativ.

Syntaktik und auditives Kurzzeitgedächtnis lassen sich mit dem Untertest Sätzenachsprechen untersuchen. Der Testleiter spricht dem Kind semantisch inkorrekte Sätze vor (d. h. vom Satzbau richtig, aber inhaltlich sinnlos), die vom Kind exakt wiederholt werden sollen (z. B. „Frösche spazieren nur auf Flugzeugen.").

Erfassung der phonologischen Bewusstheit

Zur Untersuchung der phonologischen Bewusstheit stehen die drei Untertests Reimen, Vokale-Ersetzen und Konsonanten-Auslassen zu Verfügung. In dem für Vorschulkinder entwickelten Teil Reimen müssen die Kinder entscheiden, welches von drei beziehungsweise vier genannten Substantiven sich auf ein bestimmtes vorgegebenes Wort reimt. Um die phonologische Bewusstheit weitgehend unabhängig von Kurzzeitgedächtnisleistungen zu erfassen, finden entsprechende Bildvorlagen Anwendung. Bei den Schulkindern kommen die Untertests Vokale-Ersetzen und Konsonanten-Auslassen zum Einsatz. Beim ersten Untertest besteht die Aufgabe darin, bestimmte Vokale eines Wortes durch andere Vokale zu ersetzen, wodurch ein neues, zunächst sinnvolles Wort (z. B. „Mach aus dem ‚u' in ‚Uhr' ein ‚o'.") und mit steigender Schwierigkeit ein sinnfreies Wort (z. B. „Mach aus allen ‚a' in ‚Ananas' ein ‚i'.") entsteht. Beim Untertest Konsonanten-Auslassen fordert der Untersucher das Kind auf, aus Substantiven, Verben und Adjektiven, durch Auslassen vorgegebener Konsonanten, mündlich neue Wörter zu bilden. Durch die Aussprache der Worte ohne die Zielkonsonanten entstehen zuerst sinnvolle (z. B. „Sag mal ‚Klasse' ohne ‚l'."), später sinnfreie Wörter (z. B. „Sag mal ‚Hebel' ohne ‚h'.").

Erfassung des auditiven Kurzzeitgedächtnisses

Der Untertest Reimfolgen erfasst das auditive Kurzzeitgedächtnis. Einigen Kindern fällt es schwer, phonologische Informationen aus dem Gedächtnis abzurufen. Um das phonematische Kurzzeitgedächtnis zu überprüfen, wählten die Autoren ein Verfahren, das sowohl das Gedächtnis, als auch das phonologische Rekodieren erfasst. Der Untersucher nennt in schnellem Tempo (zwei Wörter pro Sekunde) immer länger werdende, sich reimende Wortreihen (z. B. „Baum, Raum, Traum"). Die Kinder müssen die vorgegebene Reimfolge aus dem Gedächtnis abrufen und mündlich wiederholen.

Zur Erfassung der Lesefertigkeit stehen drei verschiedene Lesekärtchen mit unterschiedlichem Schwierigkeitsgrad zu Verfügung. Die Aufgabe besteht darin, die Wörter nacheinander laut vorzulesen, wobei sowohl die Qualität (Fehlerzahl) und ab dem zweiten Halbjahr der ersten Klasse auch die Quantität (Lesezeit) erhoben werden. Kinder ab dem zweiten Halbjahr der zweiten Klasse bekommen zusätzlich eine Liste mit 24 sinnfreien Wörtern (Kärtchen 3). Das Erlesen sinnloser Wörter bietet die Möglichkeit, die lautgetreue Buchstabensynthese beim Lesen zu erfassen.

Überprüfung der Rechtschreibung

Der Untertest Rechtschreibung überprüft über die korrekte Schreibung ganzer Wörter bzw. einzelner Grapheme und damit das Beherrschen der Phonem-Graphem-Korrespondenz und Rechtschreibregeln. Der Untersucher diktiert dem Kind in Abhängigkeit von der Klassenstufe und dem Schulhalbjahr 10 bzw. 16 oder 18 schwieriger werdende sinnvolle Wörter, die vom Kind zu schreiben sind. Neben der Rechtschreibung sinnvoller Wörter, wird im Untertest 9 das lautgetreue Schreiben von Pseudowörtern untersucht. Der Untertest überprüft die phonologische Bewusstheit und deren lautgetreue Umsetzung. Zur altersentsprechenden Darstellung verkörpern die sinnleeren Wörter Eigennamen der jeweils abgebildeten Fantasiegestalt (z. B. „Jupeider").

Auswertung. Auswertung und Interpretation werden im Manual verständlich erläutert. Das Kind erhält für jede richtige Antwort einen Punkt. Die Punkte werden in jedem Untertest addiert. Bei den Untertests Wortschatz und Reimfolgen wird zwischen 1-Punkt- und 2-Punkte-Antworten differenziert. Die Auswertung des Rechtschreibtests erfolgt auf Wortebene über die Anzahl falsch geschriebener Wörter und auf Graphemebene über die Anzahl falsch geschriebener Grapheme. Letzterer Auswertungsmodus ermöglicht mit insgesamt relativ wenigen Wörtern auszukommen und Leistungsunterschiede dennoch gut differenzieren zu können (Esser & Wyschkon, in Vorb.). Zunächst sind die errechneten Rohwerte der Untertests in das Auswertungsblatt einzutragen. Anschließend werden die zugehörigen Normwerte (T-Werte) aus den Normtabellen abgelesen. Aus den Testergebnissen lassen sich Gesamtwerte für die phonologische Bewusstheit, expressive Sprache und das auditive Kurzzeitgedächtnis sowie in der Version für Schulkinder zusätzlich für die Schriftsprachentwicklung berechnen.

Bei Schulkindern getrennte Auswertung der Schriftsprachentwicklung

Interpretation. Verschiedene Fallbeispiele veranschaulichen die Interpretationsmöglichkeiten der Ergebnisse. Der P-ITPA ermöglicht die Abklärung einer umschriebenen Entwicklungsstörung der expressiven Sprache sowie des Lesens und Rechtschreibens. Dabei ist jedoch zu beachten, dass der P-ITPA als sprachfokussierter Entwicklungstest kein Verfahren zur Erfassung der sprachfreien Intelligenz beinhaltet. Für die Diagnosestellung einer umschriebenen Entwicklungsstörung ist dieser jedoch zur Überprüfung von Normalitäts- und Diskrepanzannahme dringend erforderlich. Sollten sich Hinweise auf eine umschriebene Entwicklungsstörung ergeben, muss zusätzlich ein sprachfreier Intelligenztest Anwendung finden, zum Beispiel der Potsdamer Intelligenztest (PIT, Esser & Ballaschk, in Vorb.). Der PIT hat den Vorteil, dass er an der gleichen Stichprobe wie der P-ITPA normiert wurde, und daher eine Verzerrung der T-Wert-Diskrepanzen durch Unterschiede zwischen den Normierungsstichproben ausgeschlossen werden können (Esser & Wyschkon, 2010).

Gütekriterien. Die internen Konsistenzen wurden für jeden Untertest für die Gesamtgruppe sowie die Alters- bzw. Klassenstufen bestimmt. Für die Gesamtgruppe lassen sich die internen Konsistenzen der Untertests zur verbalen Intelligenz, zur expressiven Sprache, zur Syntaktik sowie zur phonologischen Bewusstheit als hoch einschätzen. Für das phonematische Kurzzeitgedächtnis liegt die interne Konsistenz im mittleren Bereich. Die Validierung des Verfahrens erfolgte durch eine Vielzahl etablierter Testverfahren sowie durch das Lehrerurteil. Im Manual werden Ergebnisse zur internen kriteriumsbezogenen Validität, zur Korrelation mit Lehrerurteilen sowie zur Konstruktvalidität ausführlich dargestellt. Insgesamt fallen diese zufriedenstellend bis sehr zufriedenstellend aus. Die Testbatterie zeichnet sich durch eine hohe Durchführungsökonomie aus.

Hohe Durchführungsökonomie

Normierung. Die Standardisierung des Instruments erfolgte an einer großen, für die Bundesrepublik repräsentativen Stichprobe von insgesamt 3 349 Kindern. Bei der Normierung wurden aus der Gesamtheit aller Kindergärten und Schulen in Potsdam und Potsdam Mittelmark einige Kindergärten bzw. Schulen ausgewählt und möglichst vollständig erhoben. Dabei fand eine Berücksichtigung aller sozioökonomischen Schichten statt. Die untersuchten Kinder stammen aus 37 verschiedenen Kindergärten aus Potsdam und Umgebung. Das Alter der Kinder bewegte sich zwischen 47 und 90 Monaten. Die Schulerhebung fand an 13 Grundschulen in 149 Klassen statt. Die untersuchten Grundschulkinder befanden sich in einem Alter von 72 bis 190 Monaten. Die Normierungsstichprobe erlaubt eine gute Differenzierung im unteren und oberen Leistungsbereich. Es liegen je nach Untertest alters- und klassenspezifische Normen in Halbjahresschritten vor.

Gute Differenzierung im unteren und oberen Leistungsbereich

Zusammenfassung. Die Testbatterie ermöglicht es, anhand einer aktuellen und repräsentativen Normierungsstichprobe den Sprachentwicklungsstand von Kindergarten- und Schulkindern einzuschätzen. Die standardisierte Durchführung und Auswertung gestaltet sich einfach und ökonomisch. Durch die Aufgabenkonstruktion lässt sich insbesondere auch für Kindergarten- und jüngere Schulkinder eine sehr gute Differenzierung im unteren und oberen Leistungsspektrum vornehmen. Die Differenzierung im suboptimalen Bereich wird durch eine relativ hohe Zahl leichter Items sowie durch einfache Instruktionen erreicht. Der P-ITPA eignet sich zur Diagnostik umschriebener Entwicklungsstörungen, von Schwierigkeiten beim Erkennen und Verändern von sublexikalischen phonologischen Einheiten und sprachlicher Minderbegabung. Zudem kann der P-ITPA ebenfalls zur Diagnostik guter Begabungen herangezogen werden. Der P-ITPA stellt systematisch und theorienah konzipierte Aufgaben zur Verfügung. Im Schulalter ist vor allem zur Prognose des Schulerfolges die Erhebung der schriftsprachlichen Fertigkeiten relevant. Der P-ITPA ist für die Erhebung sprachlicher und schriftsprachlicher Fähigkeiten und Fertigkeiten im Vor- und Grundschulalter sehr zu empfehlen.

6.3.1.4 Sprachstandserhebungstest für Kinder im Alter zwischen 5 und 10 Jahren (SET 5-10)

Der SET 5-10 (Petermann, 2010) nimmt eine an den Entwicklungsstand angepasste, umfassende Beurteilung des Sprachstandes in Anlehnung an das Konzept von Barrett (1999) vor. Das Verfahren erfasst differenziert die sprachlichen Fähigkeiten, überprüft die Verarbeitungsgeschwindigkeit und die auditive Merkfähigkeit. Der SET 5-10 grenzt sich deutlich von Schulleistungstests ab, da keine Überprüfung der Lese- und Rechtschreibleistung vorgenommen wird. Ein besonderes Augenmerk liegt auf der Erfassung der sprachlichen Leistung bei Risikokindern. Das Spektrum der Anwendung erstreckt sich auf verschiedene Gruppen, beispielsweise Kinder mit

Erfassung der sprachlichen Leistung von Risikokindern

- Sprachentwicklungsverzögerungen,
- Sprachstörungen,
- Lernbehinderungen,
- Migrationshintergrund und
- Hirnschädigungen (z. B. Aphasien).

Als eine mögliche Zielgruppe werden Kinder mit Migrationshintergrund im Testmanual (Petermann, 2010) genannt. Die systematische Überprüfung der sprachlichen Leistungsfähigkeit sollte bei bilingualen Kindern allerdings sowohl in der Familien- als auch in der Umweltsprache mit geeigneten Verfahren erfolgen.

Im Test sind neben einem Testmanual und einer Durchführungshilfe auch zwei Bildkartensets (56 Bildkarten), zwölf Spielfiguren sowie eine Audio-CD enthalten.

Das Testmanual gliedert sich in einen theoretischen, empirischen und anwendungsbezogenen Teil. Die Stadien der Testentwicklung werden ausführlich beschrieben. Als besonders anwenderfreundlich erweist sich die separat vorliegende Durchführungshilfe des SET 5-10.

SET 5-10 erfasst sieben Bereiche

Der SET 5-10 gliedert sich in zehn Untertests aus sieben Bereichen:

- Wortschatz (Untertest Bildbenennung),
- Semantische Relationen (Untertest Kategorienbildung),
- Verarbeitungsgeschwindigkeit (Untertest Sternsuche),
- Sprachverständnis (Untertest Handlungssequenzen und Untertest Fragen zum Text),

- Sprachproduktion (Untertest Bildergeschichte und Untertest Satzbildung),
- Morphologie (Untertest Singular-Plural-Bildung und Untertest Erkennen/Korrektur inkorrekter Sätze),
- Auditive Merkfähigkeit (Untertest Kunstwörter nachsprechen).

Durchführung. Die Durchführung des SET 5-10 erfolgt standardisiert im Einzelsetting. Die Dauerführungsdauer beträgt etwa 45 Minuten. Die Abfolge der Untertests sollte aus Gründen der Standardisierung eingehalten werden. Jeder Untertest wird komplett durchgeführt, da keine Abbruchkriterien vorgesehen sind. Der SET 5-10 wird je nach Alter der Kinder in verschiedener Form durchgeführt: So werden Fünf- bis Sechsjährige im Bereich Auditive Merkfähigkeit (Untertest: Kunstwörter nachsprechen) überprüft, während dieser Untertest für die älteren Kinder nicht relevant ist. Die Untertests Fragen zum Text (Bereich Sprachverständnis) und Erkennen/Korrektur inkorrekter Sätze (Bereich Morphologie) weisen je nach Alter des Kindes unterschiedliche Fragestellungen und Items auf. Die verbleibenden sieben Untertests werden für alle Altersgruppen gleich durchgeführt.

Auswertung. Zunächst werden für alle Untertests Rohwerte ermittelt; diese werden im Anschluss zu Summenwerten addiert.

Differenziertes Leistungspofil

Interpretation. Mit Hilfe von Tabellen im Anhang des Manuals werden die Rohwerte in Prozentränge und T-Werte überführt. Es wird ein differenziertes Leistungsprofil erstellt, das eine Aussage darüber ermöglicht, in welchem Bereich die Leistung eines Kindes altersentsprechend ist beziehungsweise in welchen Bereichen ein Kind ein auffälliges Ergebnis aufweist.

Aktuelle Normen

Normierung. Die Normierung des SET 5-10 basiert auf der Testung von 1052 Kindern im Alter zwischen 5;0 und 10;11 Jahren. Die Datenerhebung erfolgte von Mai bis September 2009 an Grundschulen und in Kindertagesstätten. Die Stichprobe setzt sich aus Kindern verschiedener Bundesländer zusammen. Hierzu wurde aus Nord, Ost, Süd und West jeweils das größte Bundesland ausgewählt: Niedersachsen, Sachsen, Bayern und Nordrhein-Westfalen. Für jedes Lebensjahr liegen Normen vor; da innerhalb der Gruppe der Fünfjährigen deutliche Leistungsunterschiede festgestellt werden konnten, wurde diese Altersgruppe in zwei Teilgruppen normiert. Insgesamt liegen somit Referenzwerte für sieben Altersgruppen vor.

Gütekriterien. Der Test ist hoch standardisiert, wird regelgeleitet ausgewertet und anhand von Standardwerten interpretiert, was die Objektivität gewährleistet. Für den SET 5-10 wurden die internen Konsistenzen bestimmt. Die Mehrzahl der Untertests weist eine gute interne Konsistenz zwischen .71 und .91 (Cronbachs Alpha) auf. Die Trennschärfe der Items liegt im mittleren bis hohen Bereich; die Itemschwierigkeiten streuen – wie erwünscht – stark. Studien zur Kriteriums- und prognostischen Validität sind in Vorbereitung und werden demnächst veröffentlicht.

Zusammenfassung. Der SET 5-10 wird von den Kindern gut angenommen. Die standardisierte Durchführung und Auswertung erweist sich als einfach und ökonomisch. Das Verfahren weist mit der deutlichen Bezugnahme auf das Konzept Barretts (1999) eine sprachtheoretische Fundierung auf, ihm kommt somit gegenwärtig im deutschen Sprachraum hinsichtlich seiner Aktualität und in der Weite seines Ansatzes eine Alleinstellung zu. Mit dem SET 5-10 liegt neben den Einsatzmöglichkeiten in der psychologischen Diagnostik ein wertvolles Instrumentarium zur Sprachstandsdiagnostik in den (vor-)schulischen Anwendungskontexten vor. Bislang stehen jedoch die Ergebnisse zur aktuell stattfindenden Validierung des Verfahrens noch aus.

6.3.1.5 Wortschatztest für 3- bis 5-jährige Kinder – Revision (AWST-R)

Erfassung des expressiven Wortschatzes

Der AWST-R (Kiese-Himmel, 2005) erfasst den expressiven Wortschatzumfang und quantifizierbare Merkmale zum lexikalisch-semantischen Entwicklungsstatus bei Kindern im Alter zwischen 3;0 bis 5;5 Jahren. Die Autorin greift den Wortschatz als eine zentrale Dimension in der Sprachentwicklung und als Grundlage für die Bildung der Grammatik auf. Der Test ist einfach zu handhaben sowie ökonomisch durchzuführen und auszuwerten. Neben der *quantitativen* Auswertung besteht auch die Möglichkeit einer zeitaufwändigeren *qualitativen* Auswertung, die sowohl zusätzliche Anhaltspunkte für eine mögliche Intervention liefert als auch zur Evaluation einer solchen Maßnahme dienen kann.

Wortschatz- und Wortbedeutungsentwicklung

Der Test besteht aus einem Manual, zwei spiralgebundenen Blöcken mit farbigen Bildvorlagen sowie je zehn Protokoll- und Auswertungsbögen. Das Testmanual gliedert sich in einen theoretischen, empirischen und anwendungsbezogenen Teil. Es wird auf die Bedeutung des Wortes als Baustein der Lautsprache und den Stellenwert des Wortschatzes in der gesprochenen Sprache eingegangen, sowie eine Skizze der aktiven Wortschatzentwicklung bis zum Vorschulalter und Wortbedeutungsentwicklung gegeben. Die Stadien der Testentwicklung sind ausführlich dokumentiert. Neben Hinweisen zur Testdurchführung und Testauswertung sowie den Hauptgütekriterien enthält das Manual auch zwei ausgearbeitete Fallbeispiele.

Durchführung. Der Test besteht aus 75 Items (51 Nomen und 24 Verben), die auf zwei Mappen verteilt sind, sowie sechs „Eisbrecher"-Items (= Aufgaben, die in der Vorstudie von annähernd 100 % der Kindern gelöst wurden), von denen fünf zu Beginn und eines am Schluss gestellt werden.

Bei den Bildmotiven handelt es sich um Farbfotos von Gegenständen oder Tätigkeiten, die möglichst zeitgetreu und puristisch dargestellt sind. Bei der Auswahl der Zielworte wurde nicht nur die Geläufigkeit im Kindersprachgebrauch, sondern auch die Wortlänge und Artikulationsanforderung berücksichtigt.

Der AWST-R wird im Einzelsetting mit dem Kind durchgeführt. Für die Durchführung werden beide Bildkartenblöcke, ein Protokollbogen sowie ein Stift und eine Uhr benötigt. Der Untersucher zeigt dem Kind in festgelegter Bildabfolge immer ein Item aus dem Bildkartenblock und fragt es nach standardisierten Instruktionen, was auf dem Bild zu sehen ist beziehungsweise was die Person auf dem Bild macht. Das Kind hat nun zehn Sekunden Zeit für eine Spontanantwort. Erfolgt in dieser Zeit eine unzureichende Benennung (ein Kind nennt zum Beispiel eine Oberkategorie), deutet der Testleiter auf das zu benennende Detail und fragt noch einmal nach. Anschließend oder bei Nicht-Äußerung eines Kindes wird zur nächsten Aufgabe übergegangen. Die Antworten eines Kindes sind wörtlich auf dem Protokollbogen zu protokollieren. Ein vorzeitiger Abbruch erfolgt nur, wenn das Kind die ersten zehn Motive in Folge falsch benennt. Ansonsten wird der Test bis zum Ende durchgeführt. Die Testdauer beträgt etwa 15 bis 20 Minuten.

Einfache Auswertung

Auswertung. Der Auswertung des Tests kann sowohl quantitativ als auch qualitativ erfolgen. Die quantitative Auswertung des Tests ist einfach und erfasst die richtigen Antworten mittels Punktsummenwerten. Eine Auflistung der als richtig zu bewertenden Zielworte findet sich im Manual, sodass nur wenig Interpretationsspielraum besteht. Anschließend werden die Punktwerte pro Protokollbogenseite getrennt nach Nomen und Verben zusammengezählt und addiert. Bei der qualitativen Auswertung, die die Autorin besonders bei Kindern mit Ergebnissen im unteren Normbereich empfiehlt, werden nicht nur der Wortschatzumfang, sondern auch Art und Vielfalt der verwendeten Wortformen zur Beurteilung des individuellen lexikalisch-semantischen Entwicklungsstandes einbezogen.

Qualitative Auswertung möglich

Interpretation. Die Rohwerte lassen sich in der Normtabelle in Prozentränge und T-Werte umwandeln. Für jede Altersgruppe (unterteilt im 6 Monatstakt) sind außerdem der Standardmessfehler und das Konfidenzintervall angegeben. Ein T-Wert von 40 bis 60 gilt als normal, ein T-Wert von 30 bis 39 als unterdurchschnittlich und ein T-Wert von unter 30 als weit unterdurchschnittlich.

Normierung. Es wurden mehrere Testvorformen geprüft und bearbeitet (genauere Informationen sind im Manual enthalten). An der Normierung der vorliegenden Endfassung nahmen 551 Kinder aus zehn Bundesländern teil, 50 % davon stammten aus Niedersachsen. Die Altersgruppe der 3;0- bis

3;5-Jährigen ist deutlicher schwächer besetzt als die anderen Altersgruppen. Die Normdaten wurden im Zeitraum 2003 bis 2004 erhoben.

Gütekriterien. Die Testdurchführung und -auswertung erfolgt regelgeleitet und eindeutig. Die Split-Half-Reliabilität (Odd-Even) beträgt .86, die interne Konsistenz .88 und die Retest-Reliabilität nach zehn bis 14 Tagen .87. Da es keinen anderen deutschsprachigen Benenntest für Drei- bis Fünfjährige gibt, der als Validitätskriterium hätte benutzt werden können, wurden zur Validierung des Verfahrens zwei Subtests des PET (Angermaier, 1977) mit den Merkmalen „Wortschatz/Benennleistung" herangezogen. Diese ausgewählten Aspekte der Konstruktvalidität werden mit zufriedenstellenden .79 beziehungsweise .87 dokumentiert. Jungen und Mädchen unterschieden sich über alle Altersgruppen in ihren Testleistungen nicht signifikant.

Zusammenfassung. Der AWST-R 3-5 ist derzeit der einzige geeichte deutschsprachige Wortschatztest, der kein Subtest eines Sprachtests darstellt. Das Manual ist gut verständlich, doch werden das Abbruchkriterium nur einmal kurz und die genaue Handhabung der Zehn-Sekunden-Regel (und das Vorhandensein einer Uhr) für die Antworten nicht erwähnt. Die zusätzliche Möglichkeit einer qualitativen Auswertung ist positiv zu bewerten, auch wenn die Beschreibung dieser im Manual hätte etwas ausführlicher ausfallen können. Die Ableitung von Therapieansätzen gestaltet sich schwierig, da das Verfahren nicht erfasst, ob Defizite auf Speicher- oder Zugriffsstörungen zurückzuführen sind. Des Weiteren ist zu kritisieren, dass die 3;0 bis 3;5-jährigen Kinder in der Normierungsstichprobe im Vergleich zu den anderen Altersgruppen nur wenig repräsentiert sind. Diese Einschränkung ist besonders ungünstig für einen Test, der die frühe Differenzierung von sprachauffälligen Kindern anstrebt. Zudem kann die Auswahl einiger Items sicher kritisch betrachten werden; so wird beispielsweise das Verb „rauchen" mittels Foto einer rauchenden Frau abgefragt. Dieses erscheint weder angemessen noch notwendig für Kinder dieser Altersgruppe. Positiv fallen die einfache und zeitökonomische Durchführung auf.

Jüngere Kinder in der Normierung unterrepräsentiert

6.3.1.6 Elternfragebogen für die Früherkennung von Risikokindern (ELFRA)

Die Elternfragebögen ELFRA 1 und ELFRA 2 (Grimm & Doil, 2006) dienen der Früherkennung sprachlicher Minderleistungen. Es wird angenommen, dass die sprachliche Leistung eines Kindes einen besonders zuverlässigen Indikator bildet, um die Entwicklungs- und Lernmöglichkeiten eines Kindes vorherzusagen. Mit Hilfe der Elternfragebogen sollen Risikokinder frühzeitig (im Rahmen der U6 und U7) identifiziert werden. Der ELFRA 1 ist für Kinder mit zwölf Monaten (passend zur U6: zehnter bis zwölfter Lebensmonat) und der ELFRA 2 für Kinder mit 24 Monaten (passend zur U7: 21. bis 24. Lebensmonat) standardisiert und normiert. Es liegt eine

Entwicklungs- und Lernmöglichkeiten sollen vorhergesagt werden

komplette und eine für die kinderärztliche Praxis gekürzte Version mit entsprechend zugehörigen Frage- und Auswertungsbogen vor. Die Elternfragebogen sind sehr ökonomisch, da sie schnell durchführ- und auswertbar sind und kein aufwendiges Material erfordern. Ein Testset besteht aus einem Manual sowie je fünf Exemplaren der kompletten Fassung der Frage- und Auswertungsbogen ELFRA 1 und ELFRA 2 sowie den dazugehörigen Elternratgebern zur U6 und U7.

Sehr ökonomische Fragebögen

Im Manual werden die Elternfragebogen beschrieben und wichtige Meilensteine in der frühkindlichen Sprachentwicklung ausgeführt. Vier Fallbeispiele illustrieren die Aussagekraft des Vorgehens.

Durchführung. Die Fragen werden im Wiedererkennungsformat und nicht als offene Fragen vorgegeben. Auch die Kurzfassung der Frage- und Antwortbogen ist standardisiert und normiert, so dass die diagnostische Aussagekraft in vollem Umfang erhalten bleibt.

Der ELFRA 1 eignet sich für Kinder im Alter von 12 Monaten. Der Bogen erfasst bedeutsame Meilensteine der Entwicklung in den folgenden vier Bereichen:

Vier Meilensteine der Entwicklung

- Sprachproduktion (produktiver Wortschatz und Produktion von Lauten und Sprache),
- Sprachverständnis (reaktiver Wortschatz und Reaktion auf Sprache),
- Gesten und
- Feinmotorik.

Die ersten beiden Bereiche bestehen aus einer 164 Worte umfassenden Liste, die Gestik wird (als Brücke zum Wortschatz) mit 30 Items erfragt und mit den 13 Fragen zur Feinmotorik sollen der allgemeine entwicklungsneurologische Status eines Kindes eingeschätzt werden. Bei der Kurzfassung ist die Wortliste der ersten beiden Skalen um 30 Worte auf 134 Worte reduziert.

Der ELFRA 2 eignet sich für Kinder im Alter von 24 Monaten und beschäftigt sich mit Sprache und Kommunikation. Es wird der produktive Wortschatz (erweitert um 96 Worte zu den Bereichen Fragewörter, Pronomina, Mengenworte und Artikel, Präpositionen und Lokalisationen, Hilfs- und Modalverben, Verbindungswörter und Wörter über die Zeit) erfragt. Wird eine Passierfrage nach Bildung von Wortkombinationen des Kindes bejaht, werden Fragen zu syntaktischen und morphologischen Fähigkeiten des Kindes gestellt. Bei der Syntax werden 25 Items (Satzbeispiele, Fragen) unterschiedlicher Wohlgeformtheit vorgegeben und es ist anzukreuzen, welche dieser Strukturformen beim Kind beobachtbar sind. Bei der Morphologie sollen Eltern bewerten, wie gut es ihren Kindern gelingt, semantische Bedeutungen morphologisch zu markieren (Besitz, Mehrzahl, Vergangenheit). Bei der Kurzfassung entfallen die Skalen Syntax und Morphologie.

Die Eltern sollen die Instruktion genau lesen und die Bögen sorgfältig ausfüllen (eine weitere Unterweisung ist in der Regel nicht nötig). Die Bearbeitung der Kurzform dauert etwa zehn bis 15 Minuten; das Ausfüllen der Standardform etwas länger.

Auswertung. Die angekreuzten Items der Skalen und Subskalen werden auf dem Fragebogen zusammengezählt und es werden Summenwerte ermittelt. Die Summenwerte werden als Rohwerte auf dem Auswertungsbogen eingetragen und jeweils mit kritischen Werten der entsprechenden Bereiche verglichen. Die Auswertungsdauer beträgt etwa fünf Minuten.

Risikokinder ab Prozentrang von 20

Interpretation. Der kritische Wert ist im ELFRA 1 mit einem Prozentrang von 20 der entsprechenden Skala definiert. Ein Kind wird als Risikokind eingeschätzt, wenn es den kritischen Wert nicht erreicht hat. Es wird empfohlen, Risikokinder zu einem späteren Zeitpunkt (mit 18 Monaten) erneut zu untersuchen und das Hörvermögen zu überprüfen. Auch im ELFRA 2 gelten Kinder, die einen Prozentrang von 20 oder niedriger aufweisen, als Risikokinder. Empfohlen wird, bei Risikokindern eine ausführlichere Sprachdiagnostik durchzuführen, um gegebenenfalls frühzeitig intervenieren zu können.

Gilt ein Kind als Risikokind, wird den Eltern außerdem ein entsprechender Elternratgeber ausgehändigt. In diesem Handzettel werden Hinweise für spracherwerbsfördende Umgangsweisen mit dem Kind gegeben.

Normierung. Die Normierung der Verfahren fand im Rahmen der Vorsorgeuntersuchung mit 140 Kindern statt, von denen 20 Risikokinder waren. Die Kinder wurden im Alter von je 12, 18, 24 und 36 Monaten getestet. Es besteht kein Zusammenhang zwischen den erfragten Sprachleistungen der Kinder und dem mütterlichen Bildungsabschluss sowie der Zeitdauer, in der die Kinder durch ihre Mütter betreut wurden.

Gute Reliabilität

Gütekriterien. Durch die genauen Instruktionen und kritischen Werte ist eine hohe Durchführungs-, Auswertungs- und Interpretationsobjektivität gegeben. Der ELFRA 1 weist eine gute interne Konsistenz (Cronbachs Alpha) mit Werten von .80 bis .96 für die ersten drei Bereiche und einem Wert von .59 für den Bereich Feinmotorik auf. Die interne Konsistenz des ELFRA 2 liegt bei .91 bis .99. Die erfassten Merkmale sind sehr alterssensitiv und das Urteil der Eltern wird von Grimm und Doil (2006) als valide eingeschätzt.

Zusammenfassung. Die Eltern müssen sich an eine große Anzahl von Sprachleistungen ihrer Kinder korrekt erinnern. Ob dies valide möglich ist, sollte umfassend empirisch überprüft werden. Es ist zu berücksichtigen, dass die Normierung auf den Daten von lediglich 140 Kindern beruht und die Erhebungsregionen der Normierung im Testmanual nicht ausgewiesen sind, so dass regionale Effekte nicht ausgeschlossen werden können. In Anbetracht der mangelnden Testalternativen für ein- bis zweijährige Kinder stellen die ELFRA zumindest eine weitgehend plausible Strategie dar, Kinder mit Sprachentwicklungsrisiko zu identifizieren.

6.3.1.7 Kindersprachtest für das Vorschulalter (KISTE)

KISTE stellt ein Verfahren zur differenziellen Beurteilung verschiedener Aspekte der kindlichen Sprachentwicklung für Kinder im Alter von 3;3 bis 6;11 Jahren dar. Häuser, Kasielke und Schneidereiter (1994) ziehen hierfür zwei Teilbereichen heran, einerseits ein Zeichensystem, das als Kommunikationsmittel dient, sowie andererseits ein Regelsystem, mit dessen Unterstützung die verschiedenen Inhalte transportiert werden können. Zudem nehmen die Autoren an, dass die kindliche Sprachentwicklung auf vier Ebenen erfolgt, nämlich

Vier Ebenen der Sprachentwicklung

- der phonematisch-phonologischen,
- der lexikalisch-semantischen,
- der morphologisch-syntaktischen und
- der kommunikativ-pragmatischen Ebene.

Kommunikative und semantische Kompetenzen primär

Die Untertestkonzeption basiert auf der These, dass zuerst kommunikative und semantische Kompetenzen vorhanden sein müssen, auf denen sich dann die morphologisch-syntaktischen Fähigkeiten entwickeln können. Aus diesem Grund erfassen die Subtests für die Altersgruppe der Dreijährigen primär die kommunikative und semantische Ebene, wogegen die Untertests für die Vier- bis Sechsjährigen vorwiegend die semantische und morphologische Ebene überprüfen.

Im Materialsatz enthalten sind 42 Bildkarten, eine Drei-Felder-Tafel, außerdem zehn Bildkarten. Die Protokollbögen für die jeweiligen Altersgruppen müssen separat bestellt werden.

Durchführung. Das Testverfahren umfasst fünf Untertests, die je nach Altersgruppe in unterschiedlicher Reihenfolge durchgeführt werden können.

- TEDDY-Test Erzählung erfasst die Fähigkeit eines Kindes, semantische Beziehungen zu erkennen und zu benennen.
- Inkonsistenzen erhebt die Kompetenz eines Kindes, semantisch und grammatikalisch inkorrekte Sätze zu erkennen.
- Wortschatztest bestimmt den aktiven Wortschatz eines Kindes.
- Semantisch-syntaktischer Test erfasst die Fähigkeit der Sprachverarbeitung durch Anwendung syntaktischer Strategien.
- Satzbildungsfähigkeit erfasst die Fähigkeit eines Kindes, aus vorgegebenen Wortpaaren korrekte Sätze zu bilden.

Zwei Altersgruppen mit unterschiedlichen Untertests

Das Testverfahren wird als Einzeltest durchgeführt. Für die *Altersgruppe A1 (3;3 bis 3;11 Jahre)* werden die folgenden Untertests
- TEDDY-Test Erzählung,
- Inkonsistenzen,
- Wortschatztest sowie
- TEDDY-Test Fragen

und für die *Altersgruppe A2 (4;0 bis 6;11 Jahre)* die Untertests
- Wortschatztest,
- Semantisch-syntaktischer Test,
- Satzbildungstest sowie
- Inkonsistenzen

in der dargestellten Reihenfolge empfohlen. Einzelne Untertests können aber auch separat durchgeführt werden. Außerdem wird die Sprechfreude jedes Kindes sowohl von der Erzieherin als auch von dem Testleiter bewertet. Es sind keine Abbruchkriterien vorgesehen. Die Durchführungsdauer beträgt zwischen 30 bis 50 Minuten, bei Kindern mit Sprachentwicklungsstörungen kann die Durchführungsdauer bis zu 70 Minuten betragen.

Auswertung. Die Auswertung ist einfach und ökonomisch; die Rohwerte der Untertests werden zusammengezählt und in das Profilauswertungsblatt der jeweiligen Altersgruppe eingetragen.

Profildarstellung

Interpretation. Die Profildarstellung ist Ausgangspunkt für die Interpretation der Einzelskalen sowie für die Einordnung in sogenannte Profiltypen. Anhand der Normwerte kann abgelesen werden, welchem Bereich die Leistung des Kindes entspricht; $C < 3$ steht beispielsweise für eine schwache Leistung, $C > 7$ dagegen für eine gemäß der Altersnorm besonders gute Leistung. Zudem können Werte für die kommunikative Kompetenz (KOM) und die sprachstrukturelle Kompetenz (SPST) ermittelt werden.

Normierung. Es liegen Normwerte für jede Einzelskala sowie für die Gesamtskala vor, getrennt nach Altersgruppen. Anhand von Leistungsgruppen lassen sich sprachliche Kompetenzen und Defizite von Kindern einordnen. Die Normstichprobe wurde 1991 an 543 Kindern erhoben.

Gütekriterien. Die Durchführungsobjektivität ist nach Einschätzung der Autoren gewährleistet, wenn sich der Testleiter an die Instruktionen hält und eine Anwärmphase mit dem Kind berücksichtigt. Die Auswertungsobjektivität erscheint gegeben, da klare Richtlinien zur Bewertung vorgegeben seien. Die interne Konsistenz der Untertests liegt zwischen .70 und .90 (Cronbachs Alpha). Die Retest-Reliabilität nach zwei Wochen liegt zwischen .52 und .91. Aspekte der Konstruktvalidität des Verfahrens wurde durch den Vergleich mit der ersten Auflage des Heidelberger Sprachentwicklungstests (HSET; Grimm & Schöler, 1978) überprüft. Hier wurden Übereinstimmungen zwischen .73 und .77 dokumentiert.

Zusammenfassung. Mit dem Test können die sprachproduktiven und sprachverarbeitenden Fähigkeiten eines Kindes im kommunikativen, semantischen und grammatikalischen Bereich eingeschätzt werden. Aufgrund der relativ langen Durchführungsdauer bei sprachauffälligen Kindern und des wenig motivierenden Materials nimmt die Durchführung des Tests meist zwei Sitzungen in Anspruch. Zudem ist eine Neunormierung des Verfahrens dringend angeraten, da der Tests mit fast 20 Jahren alten Normen arbeitet. Zudem erscheint eine Validierung anhand des Heidelberger Sprachentwicklungstests (HSET) nicht mehr zeitgemäß.

Lange Durchführungsdauer

6.3.1.8 Fragebogen zur frühkindlichen Sprachentwicklung (FRAKIS, FRAKIS-K)

FRAKIS (Standardversion) und FRAKIS-K (Kurzversion) (Szagun, Stumper & Schramm, 2009) stellen zwei Instrumente zur Sprachstandserhebung bei Kindern zwischen 18 und 30 Monaten dar. Mit den Fragebogen soll der zeitliche Verlauf des Spracherwerbs in dem Entwicklungsabschnitt erfasst werden, in dem die wichtigsten Veränderungen von den ersten Wörtern zur Grammatik stattfinden. Der FRAKIS-K repräsentiert die Kurzversion der Standardversion FRAKIS und ist aufgrund seiner Kürze besonders für die kinderärztliche Praxis (zum Beispiel im Rahmen der U7) geeignet. Die Standardversion setzt entsprechend geschultes Personal voraus.

Sprachstandserhebung bei jüngeren Kindern

Im Testset sind ein Manual sowie jeweils zehn Fragebogen der Standardals auch zehn Fragebogen der Kurzversion enthalten. Im Manual wird auf die Bedeutung von Variabilität und Normalität im Spracherwerb, die Normierungsstudien der beiden Testversionen, die Durchführung, Auswertung und Interpretation sowie die Möglichkeiten und Grenzen der FRAKIS eingegangen. Es steht ein umfangreicher Anhang mit Tabellen und statistischen Ergebnissen zur Verfügung.

Standard- und Kurzversionen

Durchführung. Der FRAKIS enthält einen Teil zum persönlichen Hintergrund, einen Wortschatzteil (600 Items, nach 22 semantischen Feldern unterteilt) sowie einen Grammatikteil, der aus den zwei Subskalen

- Flexionsmorphologie (42 Items) und
- Satzkomplexität (32 Satzpaare)

besteht und von vier Fragen eingeleitet wird. Der FRAKIS-K enthält ebenfalls einen Teil zum persönlichen Hintergrund, einen (verkürzten) Wortschatzteil (102 Items) sowie drei Fragen zur Grammatik und zum Satzbau. Die Fragebogen sollten von einer Person ausgefüllt werden, die den aktuellen Sprachstand des Kindes gut einschätzen kann. In jedem Abschnitt des Fragebogens soll angegeben werden, ob ein Kind schon derartige Worte beziehungsweise Formen produzieren kann. Dies geschieht entweder durch Ankreuzen von ja/nein oder durch Markierung eines Beispielsatzes. Die Bearbeitung der Standardform dauert je nach Sprachstand des Kindes 15 bis

45 Minuten. Die Bearbeitung der Kurzform nimmt nur etwa fünf bis zehn Minuten in Anspruch.

Auswertung. Die angekreuzten Items werden für jede Skala addiert. Die Auswertung nimmt für beide Formen somit nur wenige Minuten in Anspruch.

Interpretation. Im Anschluss werden die Summenwerte mit den Werten der entsprechenden Altersnorm verglichen und den entsprechenden Perzentilrängen zugeordnet. Die Perzentilwerte können bei Bedarf in T-Werte übertragen werden, außerdem sind für jede Altersgruppe die Standardabweichungen im Manual abgedruckt. Bei der Standardversion des FRAKIS ist auch eine qualitative Beschreibung der Grammatikskalen möglich. Als auffällige Kinder gelten beim FRAKIS Kinder auffällig, bei denen alle Skalenwerte im untersten Zehntel liegen; beim FRAKIS-K sind Kinder, bei denen der Wortschatzwert im untersten Zehntel liegt, die Flexionsbildung noch nicht begonnen hat und noch keine Wörter kombiniert werden.

Aktuelle Normierung

Normierung. An der Normierung des FRAKIS nahmen 1 240 Kinder teil, die Normierung des FRAKIS-K basiert auf der Testung von 411 Kindern. Die Normierungen fanden zwischen 2005 und 2008 statt. Es wurde darauf geachtet, dass sich beide Stichproben hinsichtlich ihrer demografischen Zusammensetzung annähern. Normiert wurde für den Altersbereich von 18 bis 30 Monaten, wobei jeder Lebensmonat eine eigene Altersgruppe bildet. Ausgeschlossen von der Normierung waren Kinder, bei denen Deutsch nicht mindestens eine gleichwertige Hauptsprache bildete, ebenso Kinder mit schweren gesundheitlicher Einschränkungen sowie Frühgeburten und Zwillinge. Einen schwach signifikanten Einfluss auf die Ergebnisse hatten das Geschlecht der Kinder, der Bildungsabschluss der Mutter beziehungsweise die soziale Schicht sowie der Geschwisterrang.

Gute Reliabilitäten

Gütekriterien. Szagun, Stumper und Schramm (2009) sehen durch die genauen Instruktionen und die in Monatsabständen normierten Werte eine hohe Durchführungs-, Auswertungs- und Interpretationsobjektivität gegeben. Die Split-Half-Reliabilität (Spearman-Brown) beträgt .99 (FRAKIS) beziehungsweise .95 (FRAKIS-K). Die interne Konsistenz (Cronbachs Alpha) ist mit .97 bis .99 (FRAKIS) beziehungsweise .99 (FRAKIS-K) sehr gut und die Retest-Reliabilität liegt nach Auspartialisierung des Alters bei .87 bis .95 (FRAKIS) beziehungsweise bei .94 (FRAKIS-K). Die Testleistungen korrelieren mit der Spontansprache zwischen .83 und .93. Die Testwertstabilität nach sechs Monaten ist gegeben. Die hohen Skaleninterkorrelationen werden von den Autoren mit dem angenommen starken Zusammenhang zwischen Wortschatzerwerb und Grammatik erklärt.

FRAKIS: Ein Screening

Zusammenfassung. Die vorliegenden Fragebogen FRAKIS und FRAKIS-K stellen Screening-Verfahren dar, die einen ersten Hinweis darauf geben können, ob ein Kind sprachliche Defizite aufweist. Da das Verfahren auf die realitätsgetreue Einschätzung der Eltern beziehungsweise naher Bezugspersonen vertraut, muss mindestens in Erwägung gezogen werden, dass diese nicht zwangsläufig valide ist, besonders im Hinblick auf die sehr große Anzahl der zu erinnernden Items (600). Besonders hervorzuheben sind die große Normierungsstichprobe, die dadurch mögliche Auswertung nach Einmonatszeiträumen sowie die regionale Streuung der Normen über ganz Deutschland. Leider ist norddeutsche Raum stark überrepräsentiert, so dass lokale Unterschiede nicht komplett ausgeschlossen werden können. Dennoch bieten die Fragebogen FRAKIS bzw. FRAKIS-K ohne großen zeitlichen Aufwand die Möglichkeit, Kinder mit spezifischen Entwicklungsrisiken im frühen Grammatikerwerb bereits im frühen Alter zu identifizieren.

6.3.2 Diagnostik motorischer Fähigkeiten

Oseretzkys motometrische Stufenleiter, die er circa 1931 konzipierte, lässt sich als sogenannter Vorläufer für die nachfolgende Testentwicklung motorischer Entwicklungstests bezeichnen. Das Verfahren soll den motorischen Entwicklungsstand eines Kindes erfassen. Dabei wird der Quotient aus motorischer Begabung in Bezug auf das Lebensalter des Kindes gebildet. Das Verfahren gilt nach heutigem Stand als altersunangemessen und kinderunfreundlich, da die Aufgaben wenig Aufforderungscharakter aufweisen.

6.3.2.1 Körperkoordinationstest für Kinder (KTK)

Der Körperkoordinationstest für Kinder (KTK, Kiphard & Schilling, 2007) dient zur Überprüfung der Entwicklung der Gesamtkörperbeherrschung von Kindern im Alter von fünf bis 14 Jahren. Das Verfahren wurde erstmalig 1974 veröffentlicht, seit 2007 ist das Testmanual in einer zweiten überarbeiteten Auflage verfügbar. Es erfolgten insbesondere Ergänzungen zu neueren Untersuchungsergebnissen, die bisher mit dem KTK gewonnen wurden sowie eine Umstrukturierung des Manuals, um die Anwenderfreundlichkeit zu erhöhen. Eine Neunormierung wurde nicht vorgenommen, den Autoren zufolge sei eine erneute Standardisierung aktuell nicht sinnvoll sei, da Kinder heutiger Generationen vergleichbare motorische Leistungen erzielen würden, wenn sie in einem gesunden Umfeld aufwachsen (Kiphard & Schilling, 2007, S. 7). Die ursprüngliche Intention des Verfahrens, sogenannte hirnschadenspezifische motorische Ausfälle zu ermitteln, wird nach heutigem Erkenntnisstand von den Testautoren als absurd bezeichnet; es können lediglich Entwicklungsrückstände oder auch -vorsprünge in der Gesamtkörperkoordination nachgewiesen werden.

KTK: Ein historisches Verfahren

Die Gesamtkörperkoordination wird anhand vier verschiedener Untertests überprüft:

Vier Untertests

- Balancieren Rückwärts,
- Monopedales Überhüpfen,
- Seitliches Hin- und Herspringen,
- Seitliches Umsetzen.

Beim Balancieren Rückwärts besteht die Aufgabe darin, rückwärts über drei Meter lange Balken unterschiedlicher Breite (3 cm, 4,5 cm, 6 cm) zu balancieren. Das Monopedale Überhüpfen erfordert, dass Kinder auf einem Bein über eine oder mehrere Schaumstoffplatten (jeweilige Höhe 5 cm) hüpfen. Der Schwierigkeitsgrad beider Aufgabenstellungen steigt schrittweise an, um die Kinder langsam an ihre Leistungsgrenzen heranzuführen. Das Seitliche Hin- und Herspringen ist so auszuführen, dass die Kinder innerhalb von 15 Sekunden mit beiden Beinen schnellstmöglich über eine Holzleiste hin und her springen. Abschließend erfolgt das Seitliche Umsetzen, indem zwei kleine Brettchen (25 cm × 25 cm) möglichst oft seitlich nebeneinander platziert werden, wobei das Kind jedes Mal vom einen auf das andere Brett umsteigt.

Geringe Durchführungszeit

Durchführung. Der Körperkoordinationstest ist einzeln mit Kindern durchzuführen. Die Durchführungszeit für die vier Subtests wird mit etwa 20 Minuten beziffert. Neben der verbalen Instruktion der einzelnen Testaufgaben ist der Testleiter dazu angehalten, die jeweilige Aufgabenstellung vorzuführen. Anschließend erfolgen Vorübungen, damit die Kinder sich entsprechend auf die Aufgabe und das Testmaterial einstellen können, wobei diese Vorgehensweise dem Testleiter eine zusätzliche Beurteilung darüber ermöglicht, ob die Aufgabenstellung korrekt verstanden wurde. Treten während der Vorübungen Fehler bei der Bearbeitung der Aufgaben auf, besteht die Option, Anleitungen und Demonstration zu wiederholen. Mit Ausnahme des Untertests Monopedales Überhüpfen bestehen keinen Abbruchregeln. Für das Balancieren Rückwärts erfolgen insgesamt neun Durchgänge (drei Versuche pro Balkenbreite); das Seitliche Hin- und Herspringen sowie das Seitliche Umsetzen werden insgesamt jeweils zwei Mal ausgeführt.

Es liegen ausführliche Informationen zur Vorbereitung und Durchführung vor; zusätzliche Bilder und genaue Testanweisungen erleichtern die korrekte Ausführung der einzelnen Untertests. Die Autoren weisen darauf hin, dass die Durchführung des KTK leicht zu erlernen sei, wobei zunächst mehrere Probedurchführungen unter Anleitung eines erfahrenen Testleiters erfolgen sollten.

Auswertung. Die Bewertung der einzelnen Testaufgaben wird zum Ende jeder Untertestbeschreibung erläutert. Für jeden Subtest wird eine bestimmte Anzahl an Punkten vergeben, wobei die maximal zu erreichende Punktzahl stets mittels eines Rechenbeispiels erläutert wird. Es liegt ein einheitliches

Testprotokoll für alle Altersgruppen vor, auf dem die erzielten Rohwerte vermerkt werden können. Um Aussagen über die Leistungsfähigkeit eines Kindes im Vergleich mit der Altersnorm vornehmen zu können, erfolgt mittels alters- und geschlechtsspezifischer Normtabellen eine Überführung der Rohwerte in MQ-Werte (MQ = motorischer Quotient), welche vergleichbar zum Intelligenzquotienten auf eine Mitte von 100 und eine Standardabweichung von 15 geeicht sind. Abschließend werden die MQ-Werte der vier Untertests addiert und mittels einer weiteren Normtabelle transformiert, um zu einem Gesamttestwert zu gelangen.

Motorischer Quotient (MQ)

Interpretation. Die Interpretation der einzelnen vier Testleistungen kann lediglich als eine Hilfestellung für die Planung von Fördermaßnahmen betrachtet werden, da die vier Untertests prinzipiell gleiche Eigenschaften erfassen. Gelegentlich können Leistungsunterschiede zwischen geschwindigkeitsabhängigen (Seitliches Hin- und Herspringen, Seitliches Umsetzen) und geschwindigkeitsunabhängigen (Balancieren Rückwärts, Monopedales Überhüpfen) Testaufgaben beobachtet werden. Kinder mit einem Gesamt-MQ kleiner oder gleich 85 weisen Auffälligkeiten in der Gesamtkörperbeherrschung auf; werden Gesamtergebnisse kleiner oder gleich 70 erzielt, ist das Kind in seiner Gesamtkörperkoordination als gestört einzuschätzen und bedarf einer psychomotorischen Übungsbehandlung.

Normen. Die Normierung des KTK erfolgte 1973 und 1974 an 1 472 Kindern im Alter von fünf bis 14 Jahren; darunter befanden sich 79 Kinder mit einer nachweislichen und 59 Kinder mit einer fraglichen Hirnschädigung, 79 Kinder mit einer diagnostizierten Verhaltensstörung und 27 sprachauffällige Kinder. Eine genauere Beschreibung der Normierungsstichprobe liegt nicht vor; es finden sich keine Angaben zur Geschlechterverteilung, zur regionalen Verteilung, zur Wohnlage (Stadt-Landverteilung) oder zum Anteil von Kinder mit Migrationshintergrund.

Völlig veraltete Normen

Für die Fünf- bis Zwölfjährigen liegen Normen in Jahresabständen vor; die 13- und 14-jährigen Kinder werden als Gruppe zusammengefasst. Für die Untertests Monopedales Überhüpfen und Seitliches Hin- und Herspringen konnten innerhalb der Normierungsstichprobe signifikante Mittelwertunterschiede zwischen Jungen und Mädchen nachgewiesen werden, weshalb an dieser Stelle geschlechtsspezifische Normen zur Verfügung stehen. Es werden zusätzliche Normtabellen für lernbehinderte, verhaltensgestörte und hirngeschädigte Kinder ausgewiesen, wobei keine weiteren Definitionen dieser Subgruppen vorliegen. Es ist nicht nachvollziehbar, welche spezifischen Störungsbilder nach den aktuellen Klassifikationssystemen den einzelnen Untergruppen zuzuordnen sind.

Gütekriterien. Die Autoren weisen darauf hin, dass trotz ausführlicher Beschreibung von Durchführung und Auswertung des Testverfahrens in der

Vergangenheit insbesondere bei jüngeren und behinderten Kindern gelegentlich Versuchsleitereinflüsse zu verzeichnen sind. Übermäßiges Motivieren der Kinder könne demzufolge zu überhöhten Testergebnissen führen. Retest-Reliabilitäten wurden sowohl für die vier Untertests wie auch für den Gesamtwert an 68 Kindern (Testwiederholung nach vier Wochen) erhoben. Die Zuverlässigkeit für Testwiederholungen wird dabei mit Werten zwischen 0.80 (Balancieren Rückwärts) und 0.97 (Gesamtwert) angegeben. Die Interkorrelationen der Rohwerte aller vier Testaufgaben variieren zwischen 0.60 (Balancieren Rückwärts/Seitliches Hin- und Herspringen) und 0.81 (Monopedales Überhüpfen/Seitliches Hin- und Herspringen); die Interkorrelationen auf Basis der MQ-Werte fallen hingegen geringer aus (0.40 bis 0.58). Faktorenanalytische Untersuchungen stützen die Eindimensionalität des KTK: Alle vier Testaufgaben erfassen Aspekte der Gesamtkörperkoordination.

Erfassung der Gesamtkörperkoordination

Zusammenfassung. Der KTK stellt ein übersichtliches Testverfahren dar, welches sich in den vergangenen 35 Jahren als Diagnostikum zur Überprüfung der Gesamtkörperkoordination etabliert hat. Die Auswertung und Interpretation gestaltet sich einfach und nimmt nur wenige Minuten in Anspruch. Trotz der weiten Verbreitung und Anwenderfreundlichkeit des Verfahrens werden verschiedene Kritikpunkte augenscheinlich: Diese Kritik bezieht sich zunächst auf die Aktualität der Normen (Petermann & Macha, 2005b). Trotz einer Überarbeitung des Testmanuals im Jahre 2007 wurde keine Neunormierung vorgenommen; die aktuell vorliegenden Vergleichswerte stammen aus den Jahren 1973 und 1974. Vielmehr weisen die Autoren darauf hin, dass eine erneute Standardisierung zum jetzigen Zeitpunkt nicht notwendig sei, da Kinder auch heute noch vergleichbare motorische Leistungen erzielen würden. Neben der im Manual angeführten Studien von Kretschmer (2003) und Dordel (2000), welche diese Aussage bestätigen, werden jedoch gleichzeitig Studienergebnisse verschiedener Autoren ausgewiesen, die einen gegenläufigen Trend bescheinigen. Danach betrug der durchschnittliche Gesamt-MQ im KTK 1991 *89* (Otten, 1991), im Jahre 1998 *84* (Breuer, Rumpeltin & Schülert, 1998) und 2004 *89* (Prätorius & Milani, 2004) und differiert somit zu allen ausgewiesenen Erhebungszeitpunkten erheblich vom durchschnittlichen MQ-Wert von *100* aus dem Jahre 1974.

Motorische Leistungsfähigkeit hat sich über die Jahrzehnte verschlechtert

Ein weiterer Kritikpunkt bezieht sich auf mangelnde Angaben zum Normierungsprozedere: Inwieweit die vorliegende Standardisierung als repräsentativ bezeichnet werden kann, ist für den Testanwender nicht nachvollziehbar. Einen qualitativen Einwand formuliert Bös (2001). Er weist darauf hin, dass bei den Untertests Monopedales Überhüpfen und Seitliches Hin- und Herspringen anstelle der Koordination insbesondere Aspekte der Kraft und Ausdauer als leistungsbestimmend anzusehen sind.

Prätorius (2008, S. 90) beklagt die Verletzungsgefahr bei zwei Aufgaben und hält das Verfahren aus ihrer Sicht kaum noch für tolerabel: Beim einbeinigen Überspringen bis zu 60 cm hoher Hindernisse würden viele Kinder über Schmerzen im Fuß klagen und die Aufgabe nicht selten von sich aus abbrechen. Weiterhin empfänden viele Kinder es als unangenehm, wenn sie beim Untertest Seitlichen Hin- und Herhüpfen versehentlich auf dem begrenzenden Holzbalken landen würden.

6.3.2.2 Motoriktest für vier- bis sechsjährige Kinder (MOT 4-6)

Der Motoriktest für vier- bis sechsjährige Kinder (MOT 4-6, Zimmer & Volkamer, 1987) zielt darauf ab, frühzeitig den motorischen Entwicklungsstand eines Kindes im Alter zwischen vier und sechs Jahren zu erfassen. Die Altersgrenze kann sich bei entwicklungsauffälligen und behinderten Kindern verschieben, so dass der Test auch bei höheren Altersstufen zum Einsatz kommen kann. Das Inventar dient als Entscheidungskriterium zur Einleitung psychomotorischer Fördermaßnahmen sowie als förderungsorientiertes diagnostisches Verfahren in der Bewegungstherapie. Die erste Veröffentlichung des MOT 4-6 erfolgte 1984. Das Verfahren fand in Folge schnell Einzug in die Praxen der Krankengymnastik, der Motopäden sowie im Bereich der Kindergärten und Kinderärzte. Durch eine relativ rasche Verbreitung und intensive Anwendung des Verfahrens entwickelten die Autoren eine verbesserte zweite Auflage, in der sie verschiedenen Rückmeldungen aus der Praxis berücksichtigten (Zimmer & Volkamer, 1987). Eine grundlegende Veränderung stellte die Normierung in Halbjahresabschnitten dar, durch die die Differenzierungsfähigkeit erhöht werden sollte. Ein besonderes Interesse legten die Autoren bei der Testkonstruktion auf Motivation, Konzentration und Interessen der Kinder. Um auf die entwicklungspsychologischen und motivationalen Kriterien der Kinder genügend eingehen zu können, ist der MOT 4-6 auf eine eng begrenzte Altersstufe ausgelegt. Auf diese Weise können nach Aussage der Autoren die Auswahl der Items speziell auf die Spielinteressen von Vorschulkindern abgestimmt werden. Der MOT 4-6 besteht in seiner Endversion aus 18 Aufgaben. Die Items lassen sich inhaltlich den folgenden Bereichen zuordnen:

Förderorientiertes Konzept

- Gesamtkörperliche Gewandtheit und Koordinationsfähigkeit (5 Aufgaben),
- Feinmotorische Geschicklichkeit (3 Aufgaben),
- Gleichgewichtsvermögen (5 Aufgaben),
- Reaktionsfähigkeit (2 Aufgaben),
- Sprungkraft (2 Aufgaben),
- Bewegungsgeschwindigkeit (3 Aufgaben),
- Bewegungssteuerung (2 Aufgaben).

Dimensionsanalyse ohne Ergebnis

Faktorenanalysen wie auch Clusteranalysen konnten keine Faktorenstruktur oder Subgruppen innerhalb der Testaufgaben für diese Altersgruppen bestätigen. So lassen sich einige Items in mehrere Gruppen einordnen. Ein Beispiel dafür stellt das Item „Punktieren" dar, welches die Bewegungsgeschwindigkeit und gleichzeitig die feinmotorische Geschicklichkeit erfassen soll.

Durchführung. Die für Kinder relativ abwechslungsreich gestalteten Aufgaben sind mit Turnhallenmaterial und Alltagsgegenständen aufzubauen. Die Durchführung des Verfahrens nimmt nach Aussage der Autoren zwischen 20 und 25 Minuten pro Kind in Anspruch, was sich in der Praxis jedoch oft nicht einhalten lässt. Die Untersuchung mit dem MOT 4-6 erlaubt auch eine Durchführung mit zwei Kindern oder sogar in Gruppen. In diesem Falle wird die Unterstützung in Form eines Assistenten empfohlen. Die Reihenfolge der Aufgaben sollte möglichst beibehalten werden, da Aufgaben unterschiedliche Anforderungen enthalten und so angeordnet sind, dass Konzentration und Motivation des Kindes möglichst lange aufrechterhalten werden. Der Testleiter präsentiert die Aufgaben verbal und führt sie dem Kind vor. Bei jeder Aufgabe sind Vorversuche gestattet, damit das Kind sich an die Aufgabenstellung gewöhnen und sich mit dem Material vertraut machen kann. Gelingt jedoch ein Vorversuch und der echte Versuch nicht, so soll die im Vorversuch gezeigte Leistung bewertet werden.

Testdurchführung mit zwei Kindern und Gruppen

Zusätzlich verweisen die Autoren darauf, dass der Test sich auch spielerisch durchführen lässt, um ausschließlich einen Überblick zu erhalten, inwiefern das Kind beispielsweise auf festgelegte Anweisungen reagiert oder wie lange die Konzentration vorhält oder ob sich Stärken bzw. Schwächen einer Aufgabengruppe abzeichnen. Im Gegensatz dazu muss im Rahmen eines umfassenden diagnostischen Gutachtens eine standardisierte Testdurchführung erfolgen. Dabei wird die relative Position innerhalb der Altersreferenzgruppe feststellt, um mögliche Retardierungen in der motorischen Entwicklung zu erfassen. In beiden Varianten stellt der Versuchsleiter dem Kind stets mehrere Versuche zur Verfügung, wobei dies sinnvoll erscheint, da die Wahrscheinlichkeit einer zufällig richtigen Lösung im motorischen Bereich sehr selten ist (Zimmer & Volkamer, 1987).

Testdurchführung: Mehrere Versuche pro Item

Auswertung. Die Auswertung ist davon abhängig, ob eine qualitative oder quantitative Untersuchung durchgeführt wurde. Bei der quantitativen Auswertung werden für die Bewältigung der Aufgaben je nach Leistung 0 bis 2 Punkte vergeben. Die Summe aller Punkte ergibt einen Rohwert, der sich anhand von Normtabellen in einen Standardwert umwandeln lässt.

Normierung. Es liegen Normen von 601 Kindern für die Altersgruppe 4;0 bis 6;11 Jahren vor. Die Autoren geben einen motorischen Quotienten (MQ-Wert) sowie T-Werte, C-Werte und Stanine-Werte an.

Gütekriterien. Die Autoren sehen die Durchführungs-, Auswertungs- und Interpretationsobjektivität als gegeben an, da genaue Beschreibungen der

Testaufgaben, genormtes Testmaterial, Auswertungsrichtlinien und die Normierung zur Interpretation der Ergebnisse zu Verfügung stehen. Die Retest-Reliabilität fiel nach vier Wochen mit einem Korrelationskoeffizienten von .85 zufriedenstellend aus. Die Split-half-Reliabilität beträgt r = .74. Die Untersuchung der kriterienbezogenen Validität erfolgte durch einen Vergleich mit dem KTK (Kiphard & Schilling, 1974). Eine angemessene Korrelation von .68 weist einen ausreichenden Zusammenhang nach, um die konvergente Validität zu betätigen (Zimmer & Volkamer, 1987).

Gütekriterien erfüllt

In der Praxis hat sich in der Vergangenheit der MOT 4-6 bewährt. Wydra (2008) ging in seiner Untersuchung der Frage nach, ob ältere motorische Untersuchungsverfahren, auch heute noch uneingeschränkt Anwendung finden können oder ob eine Anpassung an die veränderten Bedingungen erfolgen muss. In seiner Studie wurden 537 Kinder aus 52 Kindergärten und 43 Kinder aus einem Sportkindergarten untersucht. Dabei fanden der MOT 4-6 und das Karlsruher Motorikscreening für Kindergartenkinder (KMS 3-6, Bös, Bappert, Tittlbach & Woll, 2004) Anwendung. Clusteranalysen zur Aufdeckung der motorischen Dimensionen des MOT führten zu keinen inhaltlich befriedigenden mehrdimensionalen Lösungen. Für die Validität des MOT spricht jedoch, dass er in hohem Maße Kinder in Abhängigkeit von Alter und motorischer Förderung differenziert. Die Unterschiede zwischen Kindern aus normalen Kindergärten und aus dem Sportkindergarten fielen signifikant aus. Insgesamt weisen die Ergebnisse daraufhin, dass die Reliabilität und die Validität beim MOT 4-6 gegeben sind und die Normwerte auch heute noch als Referenzwerte herangezogen werden können.

Zusammenfassung. Eine allgemeine Kritik am MOT orientiert sich an der ungenügenden Testökonomie. Wydra (2008) kritisiert die Ökonomie, da die Durchführungszeit von circa 30 Minuten in der Praxis häufig nicht eingehalten werden kann und insbesondere für jüngere Kinder seiner Meinung nach stark demotivierend wirkt. Das Verfahren hat sich dennoch über mehrere Jahrzehnte in der diagnostischen Praxis fest etabliert und findet nach wie vor Anwendung.

6.3.2.3 Movement Assessment Battery for Children-2 (M-ABC-2)

Die Movement Assessment Battery for Children-2 (M-ABC-2, Petermann, 2009) stellt eine Testbatterie zur Überprüfung der motorisch-koordinativen Leistungsfähigkeit von Kindern und Jugendlichen im Alter von 3;0 bis 16;11 Jahren zur Verfügung. Die deutschsprachige Adaptation des Verfahrens basiert auf der britischen Originalausgabe von Henderson, Sudgen und Barnett aus dem Jahre 2007, welche international bereits weite Verbreitung in Praxis und Forschung findet, um fein- und grobmotorische Entwicklungsdefizite zuverlässig und ökonomisch abzubilden.

M-ABC-2 zur Erfassung der motorisch-koordinativen Leistung

Aufgrund des weitgefassten Altersbereiches stehen insgesamt drei altersbezogene Testbatterien zu Verfügung, wobei eine Untergliederung in folgende Altersbereiche erfolgt:

Drei Altersgruppen

- Altersgruppe 1: 3;0 bis 6;11 Jahre,
- Altersgruppe 2: 7;0 bis 10;11 Jahre,
- Altersgruppe 3: 11;0 bis 16;11 Jahre.

Innerhalb jeder Altersgruppe werden die drei motorischen Entwicklungsdimensionen

Drei Entwicklungsdimensionen

- Handgeschicklichkeit,
- Ballfertigkeiten und
- Balance

überprüft. Die einzelnen Dimensionen werden insgesamt mittels acht verschiedener Untertests abgebildet, die qualitativ an den jeweiligen Entwicklungsstand der Kinder und Jugendlichen angepasst sind.

Die Skala Handgeschicklichkeit umfasst pro Altersgruppe jeweils drei Untertests, wobei stets die Sicherheit der Bewegungen von dominanter und nicht-dominanter Hand (z. B. das Einwerfen kleiner Taler in eine Spardose), die Koordination beider Hände bei der Bearbeitung einer einzelnen Handlung (z. B. das Auffädeln von Perlen auf eine Schnur) sowie die Auge-Hand-Koordination (z. B. das Nachzeichnen einer Spur) abgebildet werden. Mithilfe der Skala Ballfertigkeiten lässt sich überprüfen, inwieweit Kinder und Jugendliche präzises Fangen (z. B. Sicheres Auffangen eines Tennisballs mit beiden oder einer Hand) und zielsicheres Werfen (z. B. das Werfen eines Bohnensäckchens in einen Zielkreis) beherrschen. Pro Altersgruppe stehen für diese Skala jeweils zwei Untertests zur Verfügung. Die Fähigkeit zur Balance wird mithilfe dreier Subtests operationalisiert. Zunächst wird das statische Gleichgewicht erfasst (z. B. Ein-Bein-Stand), anschließend werden verschiedene Aspekte der dynamischen Balance überprüft, wobei die Kinder und Jugendlichen dazu aufgefordert werden, langsame und exakte (z. B. auf Zehenspitzen auf einer Linie balancieren) sowie schnelle und explosive (z. B. auf einem oder beiden Beinen einen Mattenparcours entlang hüpfen) Bewegungen auszuführen.

Einfache Durchführung

Durchführung. Die M-ABC-2 zeichnet sich durch eine einfache Handhabe aus. Aufbau, Instruktionen sowie Bewertungskriterien sind im Manual ausführlich beschrieben und zusätzlich illustriert. Die Ausführung aller Untertests erfolgt nach einem einheitlichen Prinzip: Der Testleiter erläutert die jeweilige Testaufgabe zunächst mündlich, anschließend führt er die zu bearbeitende Aufgabe vor. Vor der eigentlichen Testdurchführung erhalten die Kinder zusätzlich die Möglichkeit, die geforderte Aufgabenstellung anhand einiger weniger Items einzuüben und dem Testleiter zu demonstrieren, dass das Prinzip der Aufgabe verstanden wurde. Die einzelnen Testaufgaben sollten möglichst in der im Manual vorgegebenen Reihenfolge präsentiert werden. Verweigert ein Kind jedoch bestimmte Aufgaben, dann besteht die Möglichkeit, diese Untertests gegen Ende der Testdurchführung noch einmal aufzugreifen.

Die Durchführungsdauer beträgt in Abhängigkeit der vorliegenden motorischen Beeinträchtigung zwischen 20 und 30 Minuten. Für einige Aufgaben existieren zusätzliche Abbruchkriterien, die zur Anwendung kommen, wenn Kinder einen Untertest in einer bestimmten Zeitspanne bearbeitet haben und somit als altersentsprechend entwickelt gelten. Mithilfe dieser Regeln lässt sich die Testdurchführung beschleunigen und der Anwender gelangt schnell zu einer zuverlässigen und ökonomischen Einschätzung des motorischen Entwicklungsstandes.

Ökonomie in der Durchführung

Auswertung. Die Auswertung der Testergebnisse ist einfach und nimmt nur wenige Minuten in Anspruch. Zur Dokumentation der Testergebnisse stehen drei altersgruppenspezifische Protokollbögen zur Verfügung. Der Protokollbogen ist übersichtlich gestaltet und bietet dem Testanwender nicht nur die Möglichkeit, die Testleistungen eines Kindes in Form von Rohwerten zu notieren, sondern liefert stets auch eine kurze Aufstellung spezifischer Besonderheiten eines jeden Untertests (z. B. die Verwendung einer Stoppuhr) sowie eine Übersicht über vorhandene Abbruchkriterien.

Die Art der Rohwerte variiert von Aufgabe zu Aufgabe: Je nach Aufgabentyp werden beispielsweise

- Sekunden,
- Fehler,
- Fänge,
- Würfe,
- Schritte oder
- Sprünge

in den vorgesehenen Kästchen vermerkt. Um sich nicht ausschließlich auf eine quantitative Beschreibung der einzelnen motorische Entwicklungsdimensionen beschränken zu müssen, bietet der Protokollbogen zudem für jeden Subtest die zusätzliche Option, verschiedene qualitative Beobachtungen zur Bewegungsausführung anzumerken.

Qualitative und quantitative Auswertung möglich

Die ermittelten Rohwerte werden nach Abschluss der Testdurchführung in die entsprechende Auswertungsmatrix auf dem Deckblatt des Protokollbogens übertragen. Erfolgten mehrere Testdurchgänge, dann ist die beste Leistung eines Kindes zu übernehmen. Mithilfe von Normtabellen, die in Jahresabständen vorliegen, werden die einzelnen Testleistungen in Standardwerte transformiert. Durch Addition aller acht standardisierten Untertestwerte kann ein Gesamttestwert errechnet werden; dieser lässt sich abschließend mithilfe einer Umrechnungstabelle in Standardwerte und Prozentränge überführen. Zusätzlich besteht die Möglichkeit, Standardwerte und Prozentränge für die Skalen Handgeschicklichkeit, Ballfertigkeiten und Balance zu bestimmen. Die Umrechnung und Interpretation erfolgt nach dem Prinzip des Gesamtwertes, wobei nur die zur jeweiligen Skala zugehörigen Untertests Berücksichtigung finden.

Interpretation. Eine Interpretation der Testleistungen kann sowohl auf Skalenebene für Handgeschicklichkeit, Ballfertigkeiten und Balance als auch für den Gesamttestwert erfolgen und gestaltet sich äußerst einfach, da die entsprechende Klassifikation der einzelnen Testleistungen direkt aus der Normtabelle entnommen werden kann. Folgende Kategorien werden dabei vergeben:

Einfache Einordnung der Testleistungen

- unauffällig,
- kritisch und
- therapiebedürftig.

Als *unauffällig* gelten Kinder, deren Testleistungen einem Prozentrang größer 15 bzw. einen Standardwert größer sechs entsprechen. Prozentränge zwischen sechs und 15 (bzw. ein Standardwert von 6) werden als *kritischer Leistungsbereich* ausgewiesen. Erzielen Kinder ein kritisches Resultat, dann gilt es, deren motorische Entwicklung über einen längeren Zeitraum (ca. ein Jahr) zu beobachten, um sicherzustellen, dass keine motorisch-koordinativen Störungen vorliegen, die einer Behandlung bedürfen. Testleistungen, die mit einem Prozentrang oder Standardwert von fünf bzw. einem noch geringeren Wert gleichzusetzen sind, gelten als *therapiebedürftig*. Ist die Testleistung eines Kindes in einer oder mehreren der drei Skalen Handgeschicklichkeit, Ballfertigkeiten und Balance bzw. die Gesamttestleisung diesem Bereich zuzuordnen, sind entsprechende therapeutische Maßnahmen (z. B. Ergotherapie) einzuleiten, um die Entwicklungsprognose betroffener Kinder langfristig zu verbessern.

Normen. Die originalen Normen (N = 1 170) des Testverfahrens wurden im Jahre 2006 in verschiedenen Regionen Großbritanniens und Nordirlands erhoben. Um die Repräsentativität der Stichprobe zu gewährleisten, wurden verschiedene Aspekte bei der Auswahl der Stichprobenelemente berücksichtigt (z. B. Geschlecht, Migrationshintergrund, Bildungsniveau der Eltern). Die Gültigkeit dieser Normen für Deutschland konnte anhand von

Aktuelle Normen

634 Kindern (326 Jungen; 308 Mädchen) im Jahre 2008 bestätigt werden. Die Vergleichsdaten wurden in verschiedenen Regionen Deutschlands erhoben, wobei ca. 29 % aller Kinder in Nord-, 30 % in West-, 12 % in Ost- und 29 % in Süddeutschland getestet wurden. Zusätzlich wurde die Verteilung der Kinder auf städtische und ländliche Regionen wie auch ein eventueller Migrationshintergrund berücksichtigt. Die Gültigkeit der britischen und nordirischen Normierung konnte bereits für die Vorgängerversion der

M-ABC-2 in verschiedenen Ländern Europas bestätigt werden (z. B. Rosblad & Gard, 1998; Smits-Engelsman, Henderson & Michels, 1998).

Insgesamt werden Normen in Jahresabständen angegeben. Eine Ausnahme bildet hierbei die Altersstufe der Drei- und Vierjährigen; aufgrund des hohen Entwicklungstempos im Vorschulalters werden speziell für diesen Altersbereich Normen in halbjährlichen Abständen ausgewiesen.

Hohe Objektivität

Gütekriterien. Die Durchführungs-, Auswertungs- und Interpretationsobjektivität des Verfahrens wird durch ausführliche Instruktionen und ergänzende Bilder sichergestellt. Ein weiteres Kapitel zu häufigen Durchführungs- und Auswertungsfehlern hilft zusätzlich, Fehlerquellen zu minimieren. Verschiedene Studien überprüften die Reliabilität des Originalverfahrens, wobei die Beobachterübereinstimmungen durchschnittliche Werte zwischen 0.92 und 0.98 erreichten. Die Zuverlässigkeit der M-ABC für Testwiederholungen wird mit Werten zwischen 0.73 bis 0.92 angegeben.

Die inhaltliche Gültigkeit der Testbatterie konnte in Validierungsstudien belegt werden. Mittelwertvergleiche zwischen ADHS-Kindern und einer Kontrollgruppe für die Skalen Handgeschicklichkeit, Ballfertigkeiten und Balance sowie den Gesamttestwert deuten auf signifikante Leistungsunterschiede zu Ungunsten der ADHS-Kinder hin; ähnliche Resultate konnten für die Vergleiche zwischen adipösen und normalgewichtigen Jugendlichen nachgewiesen werden. Beide Validierungsarbeiten bestätigen die Ergebnisse früherer Studien, wonach Kinder mit Adipositas und ADHS Leistungseinschränkungen im Bereich der Motorik aufweisen (z. B. Graf et al., 2007). Aufgrund der Konformität der Hypothesen stützen diese Ergebnisse die Validität der M-ABC-2.

Zusammenfassung. Bei der M-ABC-2 handelt es sich um ein international etabliertes Testverfahren mit aktuellen Normen. Das Verfahren zeichnet sich durch seine leichte Handhabung und Ökonomie aus; auch weniger geübte Testanwender können schnell und zuverlässig eine erste Einschätzung der motorisch-koordinativen Leistungsfähigkeit eines Kindes vornehmen. Eine ansprechende Gestaltung des Testmaterials sorgt dafür, dass die Testsituation häufig einen spielerischen Charakter annimmt und Kinder entsprechend zur Mitarbeit motiviert werden.

Hohe Motivation der Kinder

Kritik richtet sich darauf, dass die Originalautoren im Manual keinen Bezug auf die theoretische Fundierung der ausgewählten Skalen und Testitems nehmen; es finden sich keinerlei Informationen, die die Auswahl der einzelnen Testaufgaben begründen. Weiterhin ist anzumerken, dass sich bislang die Angaben zur Reliabilität ausschließlich auf internationale Studien beschränken; nationale Ergebnisse zur Messgenauigkeit des Verfahrens liegen augenblicklich noch nicht vor.

Das Verfahren erfüllt alle Anforderungen, die laut Petermann und Macha (2005a) an Entwicklungstests zu stellen sind. Dazu zählen

- eine umfassende Standardisierung der Durchführung, Auswertung und Interpretation des Manuals,
- Studien zur Zuverlässigkeit und inhaltlichen Gültigkeit des Verfahrens sowie
- eine aktuelle Normierung.

Insbesondere letztgenannter Punkt ist im Zusammenhang der Diagnostik motorischer Leistungen von besonderer Bedeutung: Während für bestimmte Entwicklungsbereiche (z. B. für die Intelligenz) im Laufe der letzten Jahrzehnte eine Leistungszunahme dokumentiert wurde, ist speziell für die Motorik aufgrund veränderter Lebensbedingungen und einer Änderung des Freizeitverhaltens ein gegenläufiger Effekt zu vermuten (Stich, 2009). Die Anwendung von Testverfahren mit veralteten Normen erhöht die Gefahr einer falsch-positiven Diagnose: Eventuell werden Kinder als auffällig klassifiziert, obwohl sie nach heutigen Maßstäben als unauffällig einzuschätzen sind (Petermann & Macha, 2005a). Eine aktuelle Normierung des M-ABC-2 gewährleistet somit die für ein Motorik-Screening besonders wichtige *Spezifität*.

6.3.3 Diagnostik der Wahrnehmung

6.3.3.1 Frostigs Entwicklungstest der visuellen Wahrnehmung – 2 (FEW-2)

Frostig-Test mit mehr als 50jähriger Tradition

Der FEW-2 (Büttner, Dacheneder, Schneider & Weyer, 2008) stellt die deutsche Adaptation des Developmental Test of Visual Perception – 2 (Hammill, Pearson & Voress, 1993) dar. Die Ursprünge der Frostig-Tests lassen sich bis in die 1950er Jahre zurückverfolgen. In dieser Zeit machte Marianne Frostig fünf Bereiche der visuellen Wahrnehmung (Auge-Hand-Koordination, Figur-Grund, Formkonstanz, Lage im Raum und räumliche Beziehungen) einer psychometrischen Überprüfung zugänglich (Frostig, Lefever & Whittlesey, 1961). Ein wichtiger Kritikpunkt der frühen Frostig-Tests richtete sich jedoch darauf, dass sich die Leistungen der visuellen Wahrnehmung in hohem Maße mit motorischen Leistungen überlagerten. Aus diesem Grund wurde mit dem FEW-2 eine gegenüber den Vorläuferverfahren motorik-reduzierte Testform vorgelegt, die von 4;0 bis 8;11 Jahren eingesetzt werden kann.

Altersbereich: 4 bis knapp 9 Jahre

Das Verfahren setzt sich aus insgesamt acht Untertests zusammen. Tabelle 4 liefert einen Überblick über die Untertests, deren inhaltliche Zuordnung zu den spezifischen Wahrnehmungsbereichen und deren Motorikanteil.

Tabelle 4: Untertests des FEW-2 (nach Büttner et al., 2008, S. 15).

FEW-2-Untertest	Wahrnehmungsbereich	Motorikanteil	
		gering	hoch
1. Auge-Hand-Koordination	Räumliche Beziehungen		X
2. Lage im Raum	Lage im Raum	X	
3. Abzeichnen	Formkonstanz		X
4. Figur-Grund	Figur-Grund	X	
5. Räumliche Beziehungen	Räumliche Beziehungen		X
6. Gestaltschließen	Formkonstanz	X	
7. Visuo-motorische Geschwindigkeit	Formkonstanz		X
8. Formkonstanz	Formkonstanz	X	

Wahrnehmungsbereiche des FEW-2

Beim Untertest Auge-Hand-Koordination zeichnet ein Kind eine Linie in eine vorgegebene Spur. Beim Untertest Lage im Raum wird eine Stimulusfigur vorgegeben und es soll die gleiche Figur in einer Reihe ähnlicher Figuren identifiziert werden. Bei Untertest Abzeichnen werden verschiedene Zeichenvorlagen vom Kind nachgezeichnet. Im Untertest Figur-Grund soll ein Kind verschiedene Figuren in einer komplexen und detailreichen Abbildung herausfinden. Im Untertest Räumliche Beziehungen zeichnet das Kind eine vorgegebene Linienkombination innerhalb eines Punktgitters in ein leeres Punktgitter nach. Beim Untertest Gestaltschließen wählt das Kind aus einer Reihe ähnlicher, unvollständig gezeichneter Figuren diejenige aus, die einer Motiv-Vorlage entspricht. Im Untertest Visuo-motorische Geschwindigkeit werden vom Kind unter Zeitdruck anhand einer Vorlage Markierungen innerhalb von Formen auf eine eigene Formenvorlage übertragen. Im Untertest Formkonstanz sollen die Kinder eine Beispielform in einer Reihe verschiedener Formen identifizieren, wobei die ursprüngliche Form in der Reihe der Wahlalternativen eine veränderte Größe oder Ausrichtung aufweisen kann.

Acht erprobte Untertests

Durchführung. Das Manual diskutiert generelle Aspekte der Testvorbereitung (z. B. Umgebung, Kontakt zum Kind, Rückmeldungen), um für das Kind motivierende und faire Bedingungen zu schaffen. Bei jüngeren Kindern ist eine Pause mit Bewegungsspiel einzuplanen. Der Untertest Visuomotorische Geschwindigkeit wird erst nach dem vollendeten fünften Lebensjahr durchgeführt, ansonsten bearbeiten alle Kinder den Test komplett. Für einzelne Untertests sind Abbruchkriterien definiert (z. B. Formkonstanz: falsche Antworten bei drei von fünf aufeinander folgenden Aufgaben). Für alle Untertests sind ausführliche Instruktionen vorgegeben, die teilweise für jüngere und ältere Kinder sprachlich angepasst wurden.

Die Gesamtdurchführung erfordert ja nach Leistungsniveau eines Kindes zwischen 25 und 60 Minuten, in der Regel kann man von etwa 40 Minuten ausgehen.

Auswertung. Zu jedem einzelnen Untertest werden zunächst Rohwerte (Punktsummen) ermittelt, die dann mit Hilfe der Normtabellen in Wertpunkte überführt (MW = 10; SD = 3) werden. Hierfür liegen geschlechtsspezifische Normen in Halbjahresschritten vor, die bereits auf Untertestebene eine Ermittlung der Prozentränge ermöglichen. Danach werden aus den Wertpunkten der Einzeltests drei Indizes ermittelt:

Drei zentrale Indizes

- Globale visuelle Wahrnehmung (alle Untertests),
- Motorik-reduzierte Wahrnehmung (4 Untertests) und
- Visuo-motorische Integration.

Für diese Indizes werden dann Quotienten (MW = 100; SD = 15) gebildet. Hierfür liegen aufgrund der altersspezifischen Untertestzusammenstellung wiederum altersbezogene Tabellen vor (zwei Altersgruppen: Vierjährige; Fünf- bis Achtjährige). Die Prozentränge können unmittelbar abgelesen werden.

Interpretation. Für die Interpretation der Untertests werden Wertebereiche definiert und beispielsweise als durchschnittlich, unter dem Durchschnitt, schwach oder sehr schwach interpretiert. Die Kategorienbreite entspricht dabei zwei Dritteln einer Standardabweichung. Die Interpretation die Summenindizes erfolgt entsprechend anhand der gleichen Intervalle der Quotienten. Für eine vertiefende Interpretation werden zunächst die Aussagemöglichkeiten der einzelnen Indizes erläutert und es können auftretende Diskrepanzen thematisiert werden. Im Weiteren wird auch die Bedeutung von Unterschieden in den Untertests erörtert, anhand einer Tabelle lassen sich kritische Untertestdifferenzen dokumentieren.

Aktuelle Normen

Normierung. Insgesamt wurden Daten von 1 436 Kindern aus verschiedenen deutschen Regionen sowie aus Wien für die Testnormen erhoben. Die Erhebung fand zwischen 2003 und 2004 statt, es wurden ausgewählte demografische und klinische Merkmale wie beispielsweise der Anteil ausländischer Kinder, die Wohnlage (städtisch/ländlich) sowie der Linkshänderanteil berücksichtigt. Es fanden sich dabei signifikant verringerte Testleistungen bei muttersprachlich nicht-deutschen Kindern, was die Autoren auf Probleme beim Instruktionsverständnis zurückführen. Die Händigkeit beeinflusst die Ergebnisse nicht.

Gütekriterien. Die Durchführungsobjektivität ist aufgrund des hohen Standardisierungsgrads gewährleistet, für die Auswertungsobjektivität wird eine Studie zitiert, in der zwei geübte Auswerter für die motorikabhängigen Untertests eine sehr hohe Übereinstimmung (im Durchschnitt .99) erzielten. Die Interpretation der Indizes ist anhand der vorgegebenen Kategorien eindeutig möglich.

Hoher Standardisierungsgrad

Die internen Konsistenzen der Untertests wurden altersabhängig dokumentiert und bewegen sich im Bereich zwischen .67 und .92, mit einer Häufung im Bereich zwischen .80 und .85. Die Konsistenzen der Indexwerte sind ebenfalls altersabhängig dokumentiert und bewegen sich im Bereich zwischen .88 und .94. Zur Einschätzung der Retest-Reliabilität wurden 90 Kinder im Abstand von vier bis fünf Wochen untersucht, die Retest-Koeffizienten bewegen sich bei den Untertests im Wertebereich zwischen .47 und .91. Für diejenigen Kinder, bei denen sich deutliche Veränderungen gezeigt haben, diskutieren die Autoren Motivationsprobleme, Übungseffekte, mangelnde Konzentration sowie Entwicklungsaspekte. Inwieweit insbesondere auch die Größe des Testintervalls von Bedeutung war, ist in weiteren Studien abzuklären. Alle Untertests weisen einen steigenden Alterstrend auf, was den FEW-2 als Entwicklungstest qualifiziert.

Um die inhaltliche Validität einzuschätzen, führen die Autoren unterschiedliche Studien mit anderen Testverfahren an – allerdings sind diese 20 oder mehr Jahre alt. Es werden Trennschärfeanalysen vorgelegt, die sich nur auf die Untertests in Bezug auf den Gesamttestwert (Globale visuelle Wahrnehmung) beziehen; Itemkennwerte fehlen. Die dokumentierten Untertest-Korrelationen liefern ein Muster, das die Zuordnung der Subtests zu den Indexwerten im Wesentlichen plausibel erscheinen lässt. Zur kriterienbezogenen Validität wurden Studien durchgeführt, die den Zusammenhang zwischen anderen motorischen und wahrnehmungsbezogenen Leistungen darstellen. Dabei fielen die Korrelationen zu motorischen Leistungen durchweg geringer aus als zu wahrnehmungsbezogenen Leistungen, was die Validität des FEW-2 als Wahrnehmungstest stützt. Zusätzlich wurden die Leistungen im FEW-2 im Hinblick auf Schulleistungen untersucht, wobei die Zusammenhänge gering bis sehr gering ausfallen. Deutlich stärker sind die Zusammenhänge zwischen dem FEW-2 und verschiedenen Intelligenztestleistungen, hier lassen sich in der Tendenz mittlere Korrelationen belegen. Eine Faktorenanalyse liefert zunächst einen einzigen Faktor, den die Autoren als „Globale visuelle Wahrnehmung“ interpretieren. Ein zweiter Faktor mit einem Eigenwert kleiner als eins stützt in Ansätzen die Zuordnung der Untertests zu den Indexwerten, Aussagen zur Varianzaufklärung der Faktoren fehlen indes.

Globale visuelle Wahrnehmung

Zusammenfassung. Mit dem FEW-2 ist eine inhaltliche Überarbeitung eines historisch bedeutsamen Tests zur visuellen Wahrnehmung gelungen. Der

Einfluss motorischer Anteile in der gemessenen Testleistung konnte weitgehend reduziert werden. Das Verfahren nimmt jedoch keinen Bezug zu aktuellen Konzepten der visuellen Wahrnehmung. Der FEW-2 eignet sich insbesondere für Kinder, bei denen vorhandene Ressourcen als Grundvoraussetzungen für gezielte Fördermaßnahmen abgebildet werden sollen oder bei Kindern, bei denen das Ausmaß spezifischer Wahrnehmungsbeeinträchtigungen im Altersvergleich quantifiziert werden soll. Dabei lassen sich mit dem FEW-2 allein häufig nur wenige klinisch bedeutsame Ergebnisse erzielen. Der FEW-2 erhält seinen Wert eher im Kontext einer komplexeren diagnostischen Strategie.

6.3.3.2 Prüfung optischer Differenzierungsleistungen bei Vierjährigen (POD-4)

Die Prüfung optischer Differenzierungsleistungen bei Vierjährigen (POD-4) repräsentiert ein spezifisches Verfahren für Kinder im Alter von 4;0 bis 4;11 Jahren. Es überprüft anhand multipler Bildvergleichsaufgaben auf der Basis 24 Bildreihen die Fähigkeit des Kindes, anhand von Wahlmotiven die Details, Kleindetails, Aspekte der Lage und Reihenfolge sowie der Spiegelbildlichkeit zu einer Bildvorlage zu erfassen. Hierzu erhält ein Kind zunächst ein Bildmotiv, das es dann aus einer Reihe von sechs weiteren, ähnlichen Motiven auswählen soll. Die POD-4 stellt eine vollständige Adaptation der Prüfung optischer Differenzierungsleistungen für fünf- bis siebenjährige Kinder (Sauter, 1979) dar.

Multiple Bildvergleichsaufgaben

Die POD-4 und deren Vorgängerverfahren zielen ursprünglich auf typische Fehlerformen, wie sie auch bei Kindern mit gestörtem Schriftspracherwerb in der Buchstaben- und Worterkennung von Bedeutung sind. Dabei bezieht sich der Test auf keine spezifische Wahrnehmungstheorie, sondern adaptiert verschiedene Wahrnehmungskonzepte und informationstheoretische Ansätze.

Durchführung. Der Test ist auf möglichst kindgerechte Durchführung ausgelegt, so wird in der frühen Testphase beispielsweise eine Kasperlfigur als Kommunikationsmittler eingeführt. Es wird viel Zeit bei der Testdurchführung darauf verwendet, ein kindgerechtes Klima herzustellen; die Bearbeitung der Aufgaben erfolgt vollständig ohne zeitliche Begrenzung.

Nach einer Übungsphase werden die Aufgaben schrittweise bearbeitet, wobei der Untersucher neben der Bildauswahl zusätzlich Aspekte der Such- und Bearbeitungsstrategie des Kindes protokolliert. So sind beispielsweise kontrollierend-absichernde oder spontane Entscheidungen des Kindes denkbar. Nach der Testdurchführung erfolgt eine teilstandardisierte Erfassung des Arbeits- und Sozialverhaltens. Insgesamt ist von einer Durchführungsdauer von etwa 20 Minuten auszugehen, die im Einzelfall jedoch auch erheblich überschritten werden kann.

Erfassung von Arbeits- und Sozialverhalten

Auswertung. Es wird zunächst die Anzahl der richtig gelösten Aufgaben als Rohwert ermittelt. Der Rohwert lässt sich mithilfe der Normtabellen in altersspezifische T-Werte (MW = 50; SD = 10) und Prozentränge überführen. Es stehen hierfür drei Altersgruppen zur Verfügung. In einem weiteren Auswertungsschritt wird eine vertiefende Analyse spezifischer Fehlertypen und somit eine qualitative Betrachtung vorgenommen. Auch hierfür stehen Normen zur Verfügung. Insgesamt sind für die Grundauswertung etwa fünf Minuten zu veranschlagen. Die weitere inhaltliche Analyse kann einen deutlichen zusätzlichen Aufwand bis hin zu 20 Minuten erfordern.

Interpretation. Die T-Werte ermöglichen prinzipiell zunächst eine Interpretation des Gesamtergebnisses anhand gängiger sprachlicher Konventionen (z. B. durchschnittlich, unterdurchschnittlich). Als Ergebnis können zusätzlich spezifische Fehlertypen beschrieben werden, wobei für die inhaltliche Fehleranalyse auch Angaben zu den Aufgabenschwierigkeiten und Trennschärfen herangezogen werden können. Auf diese Weise kann die Objektivität der ansonsten teilweise risikobehafteten freien Beobachtungen des Untersuchers erhöht werden.

Inhaltliche Fehleranalyse

Normierung. Die Stichprobenumfänge in den einzelnen Altersgruppen bewegen sich zwischen 150 und 226, der Gesamtstichprobenumfang beläuft sich auf N = 559. Die Datenerhebung fand überwiegend in den Räumen Würzburg und München statt und berücksichtigt das Verhältnis der Geschlechter tendenziell angemessen. Der Autor berichtet von nicht-signifikanten Unterschieden zwischen den Testleistungen der Jungen und Mädchen.

Gütekriterien. Die Materialien und Instruktionen sind standardisiert und gewährleisten die Durchführungsobjektivität. Die quantitative Auswertung ist eindeutig vorzunehmen, die qualitative Auswertung ist in hohem Maße abhängig von den Beobachtungen des Untersuchers. Die Interpretation anhand der definierten Leistungsgrenze kann somit ebenfalls objektiv vorgenommen werden.

Die Retest-Reliabilität ist mit Werten zwischen .91 (nach 14 Tagen) und .89 (nach drei Monaten) als hoch zu bewerten. Die innere Konsistenz beläuft sich unter Bezug auf die Normstichprobe auf .88 und fällt damit ebenfalls zufriedenstellend aus.

Die POD-4 ist inhaltsvalide, es lassen sich die für einen inhaltlich homogenen Entwicklungstest zu postulierenden kontinuierlich steigende Alterstrends belegen. Eine Faktorenanalyse deutet auf eine gewisse Unabhängigkeit einzelner Fehlerformen; diese Angaben sollten aufgrund der geringen Varianzaufklärung der einzelnen Faktoren (25,4 % und 5,6 %) jedoch nur sehr vorsichtig interpretiert werden. Die prognostische Validität wird durch die frühen Minderleistungen später im Schriftspracherwerb auffälliger Kin-

Homogener Entwicklungstest

der gestützt; allerdings weisen nicht alle Kinder mit geringen POD-4-Leistungen auch diese Lernprobleme auf. Ausgewählte Befunde zu statistischen Zusammenhängen mit den Leistungen in anderen Wahrnehmungs-, Konzentrations-, Gedächtnis- und Leistungstests ermöglichen dem Anwender eine Einschätzung des für die Bearbeitung des POD-4 notwendigen Fähigkeitsspektrums. Dabei sind keine eindeutigen statistischen Zusammenhänge dokumentiert, durch die Betrachtung aller Studien lässt sich hiermit jedoch das Aussagespektrum der POD-4 präzisieren.

Zusammenfassung. Die POD-4 und deren Vorläuferverfahren zielten ursprünglich auf die frühe Identifikation von Kindern mit Lese-Rechtschreib-Schwächen. Da mittlerweile empirisch gesichert ist, dass die meisten davon betroffenen Kinder primär Probleme bei der phonologischen Informationsverarbeitung aufweisen, zielt die POD-4 somit auf eine spezifische Untergruppe von Risikokindern. Insbesondere der qualitative Auswertungsteil ist in hohem Maße abhängig von den Fähigkeiten und der Qualifikation des Untersuchers, so dass in diesem Bereich von einer eingeschränkten Objektivität auszugehen ist. Allerdings lässt sich die POD-4 sprachunabhängig durchführen und weist somit nicht die Einschränkungen anderer, sprachgebundener Leistungstests auf. Das Verfahren erhält somit in einem sehr spezifischen Segment der Entwicklungs- und Leistungsdiagnostik eine Bedeutung.

POD-4 deckt ein spezifisches Segment ab

6.4 Multiple spezifische Entwicklungstests zur Diagnostik umschriebener Entwicklungsstörungen

Schuleingangs-untersuchung/ Schullaufbahn-beratung

Ein weiterer Komplex besteht in der Diagnostik von umschriebenen Entwicklungsstörungen und deren Vorläuferfertigkeiten. Die Verfahren können im Rahmen von Schuleingangsuntersuchungen Anwendung finden und auch für die Schullaufbahnberatung zum Einsatz kommen. Im Folgenden werden aktuelle Verfahren vorgestellt, die Aussagen zu umschriebenen Entwicklungsstörungen im Vorschulalter sowie schulischer Fertigkeiten (Lese- und Rechtschreibstörung, Rechenstörung) und deren Vorläuferstörungen treffen.

6.4.1 Basisdiagnostik für umschriebene Entwicklungsstörungen im Vorschulalter – II (BUEVA-II)

Das Ziel der Basisdiagnostik umschriebener Entwicklungsstörungen im Vorschulalter – II (BUEVA-II, Esser & Wyschkon, in Vorb.) besteht darin, ein Testverfahren bereitzustellen, mit dem in kurzer Zeit nahezu alle Teilleistungen abgeklärt werden können, die im Vorschulalter zur Diagnose einer umschriebenen Entwicklungsstörung nach ICD-10 (WHO, 1994) führen. Weiterhin erfasst das Verfahren die intellektuelle Leistungsfähigkeit der Kinder, das Arbeitsgedächtnis und die Aufmerksamkeit. Die BUEVA-II setzt sich wie bereits ihr Vorgänger BUEVA (Esser, 2002) aus einzelnen Untertests zusammen, die verschiedenen Testverfahren entnommen, verkürzt und modifiziert wurden. BUEVA-II zielt auf eine gute Differenzierung im unteren und mittleren Leistungsbereich ab. Eine differenzierte Unterscheidung im Bereich überdurchschnittlicher Fertigkeiten ermöglicht die BUEVA-II nicht, da das Instrument zu Gunsten seiner Durchführungsökonomie keine Items von hoher und sehr hoher Schwierigkeit enthält. Der Vorteil der BUEVA-II bei der Diagnose von umschriebenen Entwicklungsstörungen liegt darin, dass verschiedene Teilleistungen (Intelligenz, Sprache, Artikulation, Visuomotorik) an der gleichen Stichprobe normiert wurden. Die Testergebnisse können dadurch direkt in Beziehung zueinander gesetzt werden, wie dies auch in der ICD-10 gefordert wird, ohne dass Diskrepanzen zwischen verschiedenen Teilleistungen durch stichprobenbedingte Unterschiede verzerrt oder verwischt werden (Esser & Wyschkon, in Vorb.).

Gute Differenzierung im unteren und mittleren Bereich

Durchführung. Die Durchführung der Testbatterie gestaltet sich einfach. Direkt im Testheft sind Angaben zu Einstiegs- und Abbruchkriterien sowie genaue Instruktionen übersichtlich dargestellt, so dass während der Durchführung nicht zusätzlich auf das Manual zurückgegriffen werden muss. Die Autoren empfehlen, die Reihenfolge der einzelnen Untertests bei der Testvorgabe einzuhalten. Die BUEVA-II setzt sich aus den fünf Kerntests „Nonverbale Intelligenz“, „Verbale Intelligenz“, „Expressive Sprache“, „Aufmerksamkeit“ und „Arbeitsgedächtnis“ zusammen. Aus diesen Kerntests lässt sich ein Gesamtwert bilden. Zusätzlich liegen Normen für die aus nonverbaler und verbaler Intelligenz zusammengesetzte Gesamtintelligenz vor. Neben den Kerntests besteht die Möglichkeit, zwei fakultative Untertests (Visuomotorik und Artikulation) durchzuführen.

BUEVA-II besteht aus 5 Kerntests

Der Untertest Nonverbale Intelligenz stammt ursprünglich aus der Columbia Mental Maturity Scale (CMM) von Eggert (1972). Er wurde deutlich gekürzt und entsprechend der aktuellen Schwierigkeitsstaffelung der Items neu sortiert. Die Aufgabe des Kindes besteht darin, aus mehreren Alternativen das Bild zu finden, welches nicht zu den anderen passt. Wie auch bei der BUEVA bearbeiten die Vierjährigen nach den Beispielen regulär 16 Aufgaben, während den Kindern ab fünf Jahren weitere zehn Items vorgegeben werden.

Der Untertest Verbale Intelligenz (Analogien) ist dem Potsdam-Illinois Test of Psycholinguistic Abilities (P-ITPA) von Esser und Wyschkon (2010) entnommen. Der Untertest Analogien erfasst das sprachlich-schlussfolgernde Denken. Das Kind soll einen Satz ergänzen, in dem eine Analogie gebildet werden muss (z. B. „Im Winter ist es kalt, im Sommer ist es ...“).

Dies erfordert vom Kind eine gewisse Sprachkenntnis und die Fähigkeit, beziehungsstiftende Wörter verbinden zu können, was weit über bloßes Wortverständnis hinausgeht. Von den insgesamt 52 Items des Untertests im P-ITPA wurden nach Maßgabe der Itemschwierigkeiten und Trennschärfen 19 Items für die BUEVA-II ausgewählt, wobei der Untertest für die Vierjährigen nach der Bearbeitung der 15. Aufgabe beendet ist (Esser & Wyschkon, in Vorb.).

Expressive Sprache aus P-ITPA

Der ebenfalls dem P-ITPA entnommene Untertest Expressive Sprache untersucht die Fähigkeit des Kindes, grammatische Regeln anzuwenden. Dem Kind werden dazu Sätze vorgesprochen, bei denen jeweils das letzte Wort zu ergänzen ist. Das Kind wird dabei durch die Vorgabe von Bildern unterstützt. Die einzelnen Aufgaben erfordern die Bildung des Plurals von Substantiven, die Steigerung von Adjektiven sowie die Bildung von Präteritum und Perfekt und die korrekte Verwendung des Akkusativs.

Aufmerksamkeitstestung nach FTF-K

Zur Erfassung der Aufmerksamkeit findet in der BUEVA II eine modifizierte Form des Frankfurter Tests für Fünfjährige-Konzentration (FTF-K) von Raatz und Möhling (1971) Anwendung. Das Kind erhält ein Blatt Papier, auf dem in zufälliger Reihenfolge Äpfel und Birnen abgebildet sind. Die Aufgabe besteht darin, innerhalb von 90 Sekunden möglichst viele Birnen durchzustreichen. Gezählt wird im Anschluss die Zahl richtig durchgestrichener Birnen. Da viele Vorschulkinder das Testblatt nicht stringent zeilenweise bearbeiten, ist das Auszählen von Auslassungsfehlern nicht sinnvoll. Kinder, die den Untertest systematisch zeilenweise durcharbeiten, erzielen in aller Regel höhere Rohwerte, da dieses Vorgehen ökonomischer ist.

Der Untertest Arbeitsgedächtnis verlangt die unmittelbare Reproduktion von inhaltlich sinnlosen, aber syntaktisch-morphologisch korrekt gebildeten Sätzen, die drei bis acht Wörter umfassen (z. B. „Tomaten singen immer fröhliche Lieder.“). Dieser Untertest erlaubt Aussagen über das auditive Kurzzeitgedächtnis und das Kenntnissystem der formal linguistischen Regeln, da die Reproduktionsleistung nicht mit dem vorhandenen Weltwissen (Semantik) interferiert. Für ein reines Memorieren sind die Sätze zu lang. Für eine angemessene Leistung muss eine internale Analyse vorgenommen und Strukturwissen genutzt werden (Grimm, 2001).

Möhring-Test

Der Möhring-Test zur Erfassung der Artikulation sowie der Untertest Visuomotorische Koordination aus Frostigs Entwicklungstest wurden aus der BUEVA unverändert übernommen und können als fakultative Untertests durchgeführt werden. Sie gehen nicht in den Gesamtwert der BUEVA-II ein.

Auswertung. Die Auswertung der Testbatterie gestaltet sich einfach und schnell. Bei den Untertests Nonverbale Intelligenz, Verbale Intelligenz,

Expressive Sprache, Artikulation und Arbeitsgedächtnis erhält das Kind für jede richtige Antwort einen Punkt. Die richtigen Antworten werden für jeden Untertest aufaddiert. Für die Auswertung des Untertests Visuomotorische Koordination stehen Schablonen zur Verfügung. Pro Aufgabe können maximal zwei Punkte erzielt werden. Beim Untertest Aufmerksamkeit bildet sich der Rohwert aus der Anzahl der in 90 Sekunden richtig durchgestrichenen Birnen. Zunächst sind die erhaltenen Rohwerte in das Auswertungsblatt einzutragen. Dann werden die zugehörigen Normwerte (T-Werte) aus den Normtabellen im Anhang aufgesucht und in der Spalte T-Wert vermerkt. Für die allgemeine Intelligenz (verbale und nonverbale Intelligenz) kann zusätzlich ein Gesamtwert berechnet werden. Der BUEVA-Gesamtwert ergibt sich durch die Addition der T-Werte zur nonverbalen Intelligenz, verbalen Intelligenz, expressiven Sprache, Aufmerksamkeit und Arbeitsgedächtnis.

BUEVA-Gesamtwert

Interpretation. Das Manual der Vorschultestbatterie enthält einen differenzierten Leitfaden zur Diagnosestellung und Interpretation der Ergebnisse. Verschiedene Fallbeispiele werden anschaulich dargestellt. T-Werte zwischen 30 und 39 weisen auf eine mäßige Leistungsstörung hin (entspricht einem Prozentrang zwischen 2,3 und 14 der Normpopulation). T-Werte unter 30 zeigen eine ausgeprägte Leistungsstörung an (Prozentrang < 2,3). Da die BUEVA-II keine schweren und sehr schweren Items enthält, sind die T-Werte oberhalb des Durchschnittsbereiches als wenig messgenau einzuschätzen. Aus diesem Grunde wurde für alle Altersgruppen pro Untertest maximal ein T-Wert von ≥ 60 vergeben. Gleiches gilt für die Gesamtintelligenz. Für den BUEVA-II-Gesamtwert kann maximal ein T-Wert von ≥ 70 erreicht werden. Die Testbatterie differenziert also vor allem im *subnormalen Leistungsbereich*, da sich praktische Fragestellungen im Vorschulalter meist auf das Vorliegen von Entwicklungsrückständen beziehen. Dies wird durch eine relativ hohe Zahl leichter Items sowie durch einfache Instruktionen erreicht. Zur Diagnostik von *besonderen Begabungen* ist die vorliegende Testbatterie nicht geeignet.

Normierung. Zur Normierung wurde eine Stichprobe herangezogen, die aus Kindergartenkindern der Stadt Potsdam, den Randgebieten um Potsdam sowie aus dem Umland bestand. Die Normierung selbst erfolgte in zwei Erhebungswellen. Bei der Ausgangsstichprobe handelt es sich um eine Klumpenstichprobe. Aus der Gesamtheit aller Kindergärten in Potsdam und Potsdam Mittelmark wurden einige Kindergärten (Klumpen) ausgewählt und möglichst vollständig untersucht. An der Normierung nahmen insgesamt 1 252 Kindergartenkinder im Alter von 47 bis 90 Monaten teil. Es liegen Normen in Halbjahresschritten vor.

Umfassende Normierung

Gütekriterien. Unter exakter Einhaltung der vorgegebenen Durchführungs- und Auswertungsanweisungen ist von einer sehr hohen Durchführungs- bzw.

Auswertungsobjektivität auszugehen. Die Testbatterie zeichnet sich durch eine hohe Durchführungsökonomie aus. Die gesamte Diagnostik umschriebener Entwicklungsstörungen im Vorschulalter, mit Ausnahme der motorischen Koordination, allerdings unter Einschluss der verbalen und nonverbalen Intelligenz sowie der Aufmerksamkeit und des Arbeitsgedächtnis, erfordert für Vierjährige maximal 20 bis 25 Minuten. Für die Untersuchung Fünfjähriger werden circa 30 Minuten veranschlagt. Diese hohe Durchführungsökonomie kann dadurch erreicht werden, dass alle Einzeltests abgebrochen werden, wenn das Kind Leistungen erbringt, die einem T-Wert von 60 entsprechen. Damit ist sichergestellt, dass es in der fraglichen Teilleistung keine Störung aufweist (Esser & Wyschkon, in Vorb.).

Hohe Durchführungsökonomie

In einer Längsschnittuntersuchung von Esser und Wyschkon (in Vorb.) sind 883 Kinder im Vorschulalter mit der BUEVA-II und durchschnittlich zweieinhalb Jahre später im Grundschulalter mit der BUEGA untersucht worden. Die Ergebnisse belegen, dass das allgemeine Schulleistungspotenzial mit den Kerntests der BUEVA-II gut vorhergesagt werden kann. Die Prädiktion von Werten im Lesen, Rechtschreiben und/oder Rechnen gelingt in hinreichendem Maße. Die Vorhersage umschriebener Entwicklungsstörungen der schulischen Fertigkeiten im engeren Sinne ist dagegen eher unbefriedigend, was darauf zurückgeführt wird, dass in der BUEVA-II stärker allgemeine Leistungsvoraussetzungen und weniger spezifische Vorläuferfertigkeiten für das Lesen, Rechtschreiben und Rechnen betont werden. So berichten beispielsweise Fritz und Ricken (2005, S. 23) in ihrer Überblicksarbeit zur Früherkennung von Rechenstörungen, dass die Vorhersage von Rechenstörungen mit „fertigkeitsspezifischen Parametern" besser gelingt als mit der allgemeinen geistigen Leistungsfähigkeit, der eher ein indirekter Einfluss auf die spezifischen Vorläuferfertigkeiten zugeschrieben wird (vgl. auch Krajewski & Schneider, 2006; Weißhaupt, Peucker & Wirtz, 2006).

Prospektive Studien zur Validitätsprüfung

Zusammenfassung. Ziel der Vorschultestbatterie besteht darin, Teilleistungsstörungen bereits vor Schulbeginn zu erkennen und damit einer frühzeitigen Förderung zuzuführen. Die vorliegende Testbatterie kann auch im Rahmen von Schuleingangsuntersuchungen verlässlich eingesetzt werden (Esser, 2002). Die BUEVA II stellt ein aktuelles Verfahren dar, mit dem sich ökonomisch umschriebene Entwicklungsstörungen im Vorschulalter erfassen lassen. Das diagnostische Vorgehen zeichnet sich durch eine hohe Durchführungsökonomie und einen breiten Anwendungsbereich aus. Das Verfahren ist durch die kurze Durchführungszeit und das ansprechende Material kindgerecht aufbereitet. Die Verschiedenartigkeit der Einzeltests wirkt sich im Zusammenhang mit der kurzen Dauer der Vorgabe von Aufgaben desselben Typs (Mindestschätzungen) sowie der Möglichkeit zur direkten Interaktion mit dem Versuchsleiter günstig auf die Motivation der Kinder aus. Die BUEVA II überzeugt zudem durch ihre aktuelle und große Normierungsstichprobe.

Breiter Anwendungsbereich

6.4.2 BASIC-Preschool

Mit dem BASIC-Preschool (Daseking & Petermann, 2008a) zur Analyse kognitiver Basiskompetenzen im Vorschulalter liegt ein Screening zur Früherkennung von basalen Voraussetzungen vor, die für das spätere Erlernen von Lesen, Schreiben und Rechnen notwendig sind. Diese Vorläuferfähigkeiten lassen sich danach klassifizieren, ob sie auf direkte Weise mit einer umschriebenen Entwicklungsstörung schulischer Fertigkeiten in Verbindung stehen (= spezifische Vorläuferfähigkeit) oder eher allgemein als Basisfähigkeit für schulisches Lernen gelten (= unspezifische Vorläuferfähigkeit; vgl. dazu Daseking, Lemcke & Petermann, 2006; Krajewski, Schneider & Nieding, 2008; Schneider & Marx, 2008). Damit erfolgt eine Erfassung zu einem Zeitpunkt, zu dem sich Defizite in umschriebenen Funktionsbereichen noch nicht gravierend auf alltägliche Leistungen auswirken. Negative Konsequenzen ergeben sich in der Regel erst aus den deutlich steigenden Anforderungen im Rahmen des Schulunterrichts. Die Grundkonzeption des BASIC-Screenings basiert auf Erkenntnissen über Vorläuferfähigkeiten für den schulvermittelten Erwerb der Kulturtechniken. Dabei erfassen die zehn Untertests verschiedene kognitive Teilleistungen, die sich inhaltlich zu den folgenden vier Bereichen zusammenfassen lassen:

Früherkennung basaler Voraussetzungen

- Visuell-räumliche Leistungen,
- Sprachverständnis,
- selektive Aufmerksamkeit und
- das Zahlen- und Mengenwissen.

Vier Bereiche

Damit unterscheidet sich das BASIC-Preschool von Intelligenz- oder Leistungstests, die auf der Präsentation von erworbenem Wissen beruhen oder sich sehr an Schulleistungen orientieren. Ein weiteres Unterscheidungsmerkmal besteht in der Breite der einbezogenen Funktionsbereiche. Die Anwendung wird insbesondere zu Beginn des letzten Kindergartenjahres empfohlen, um im Bedarfsfall noch vor der Einschulung eine spezifische Förderung einleiten zu können. Eine zweite Messung nach etwa fünf Monaten ermöglicht eine Aussage über die Stabilität der überprüften kognitiven Leistungen.

Bei der Bearbeitung sollte die Reihenfolge der zehn Untertests in der Durchführung eingehalten werden. Eine Beschreibung der vom BASIC-Preschool erfassten Fähigkeiten findet sich in Tabelle 5.

Rahmen-Geschichte mit Leitfigur

Durchführung. Die Untertests sind in eine kindgerecht gestaltete Geschichte mit einer Leitfigur eingebettet, um ein Kind optimal zu motivieren. Die abwechslungsreiche Darbietung der Untertests, die eine computergestützten Darbietung, die Vorlage eines Stimulusblocks und den Einsatz eines Papier-und-Bleistift-Tests umfasst, hält die Aufmerksamkeit des Kindes konstant aufrecht (O'Shea et al., 2002). Durch detaillierte Angaben im Manual

Tabelle 5: Inhaltliche Beschreibung der Untertests und Zuordnung zu den Indizes

Index	Untertest	Abk.	Beschreibung der erfassten Fähigkeit
Visuell-räumliche Leistungen	Wurmhöhlen	WH	Fähigkeit zum visuellen Erfassen buchstaben- und wortähnlicher geometrischer Figuren
	Versteckter Wurmling	VW	Überprüfung der Raumwahrnehmung
	Wer hat mehr Luftballons?	ML	Vergleich sehr kleiner Mengen
Sprachverständnis	Legespiel	LS	passiver Wortschatz und Verständnis für präpositionale Beziehungen
	Wurmlings Freunde	WF	auditive Merkfähigkeit für Fantasiewörter
Zahlen- und Mengenwissen	Schnellzähler	SZ	automatische Mengenerfassung
	Wurmlings Geschenke	WG	Mengenvergleich („gleich viel" oder „nicht gleichviel"), Mengeninvarianz
	Abzählen	AZ	Zahlwissen und Fähigkeit zur die Eins-zu-Eins-Zuordnung
Selektive Aufmerksamkeit	Durchstreichen	DS	kurzfristige Aufmerksamkeitsfokussierung
	Tomaten pflücken	TP	selektive visuelle Aufmerksamkeitsleistung

Untertests des BASIC-Preschool

Computergestützte Durchführung

und die Gestaltung des Computerprogramms ist eine standardisierte Testdurchführung gewährleistet. Dies wird durch Vorgabe der Instruktionen und der Auswertungskriterien auf dem Protokollbogen unterstützt. Die Testdurchführung wird durch gezielte Hinweise, wie mit ungewöhnlichen Reaktionen von Kindern umgegangen werden kann, ebenfalls erleichtert. Die Durchführungsdauer beträgt ca. 25 bis 30 Minuten.

Auswertung. Die Auswertung erfolgt in mehreren Schritten. Zunächst werden die einzelnen Aufgaben bewertet; in den meisten Fällen erfolgt dies über eine Kodierung nach „Richtig" (= 1) und „Falsch" (= 0). Die Rohwertsummen werden pro Untertest in Risikopunkte umgewandelt, deren Vergabe sich an Cut-off-Werten in der Prozentrangverteilung orientiert. Der Gesamt-Risikowert wird als Summe aller in den Untertests erreichten Risikopunkte bestimmt. Die Gesamt-Risikowerte werden wie folgt interpretiert:

- 0 bis 4 = altersentsprechend,
- 5 bis 8 = grenzwertig und
- ≥ 9 = auffällig.

Der Gesamt-Risikowert kann als Maß für mögliche schulische Lernstörungen interpretiert werden. Neben diesem Gesamtwert kann aber auch auf Untertestebene eine Risikobewertung vorgenommen werden. Die Auswertung wird durch die Gestaltung des Protokollbogens und durch ausführliche Hinweise inklusive eines vollständigen Beispiels im Manual unterstützt.

Risikowert für Lernstörungen

Interpretation. Die Interpretation der Testergebnisse orientiert sich an der Zuordnung der Untertests zu den vier in Tabelle 5 aufgeführten Indizes. Auffällige Leistungen im Index Zahlen- und Mengenwissen weisen dabei auf ein erhöhtes Risiko zur Ausbildung einer Rechenstörung hin, auffällige Befunde im Sprachverständnis sind mit einem erhöhten Risiko zur Ausbildung einer Lese-Rechtschreibstörung verbunden. Auffällige Leistungen in den Indizes Selektive Aufmerksamkeit und Visuell-räumliche Wahrnehmung können als unspezifische Teilleistungen sowohl auf eine Rechenstörung als auch auf eine Lese-Rechtschreibstörung hinweisen. Die Interpretation von Ergebnisprofilen wird durch Fallbeispiele im Anhang des Manuals erläutert.

Normierung. Die Normierung erfolgte an einer Stichprobe von insgesamt 710 Kindern. Dabei wurden Kinder ausgeschlossen, für die bereits die Diagnose einer (umschriebenen) Entwicklungsstörung vorlag. Das Verhältnis von Mädchen (49.6 %) und Jungen (50.4 %) in der Stichprobe kann als repräsentativ angesehen werden. Dies gilt auch für das Merkmal Migrationshintergrund, das für 20.8 % der Stichprobe angenommen werden kann. Die Datenerhebung erfolgte in drei Regionen der Bundesrepublik Deutschland in verschiedenen Kindergärten, unter Berücksichtigung der Lage und der Trägerschaft. Es liegen Normtabellen für die drei Altersgruppen 4;9 bis 5;1 Jahre, 5;2 bis 5;6 Jahre und 5;7 bis 5;11 Jahre vor.

Aktuelle Normierung

Gütekriterien. Durch standardisierte Instruktionen, eine zeitgenaue Programmierung einzelner Untertests und einfache Auswertungsmodalitäten kann von einer hohen Durchführungs- und Auswertungsobjektivität ausgegangen werden. Zur Gewährleistung der Interpretationsobjektivität dienen die Fallbeispiele.

Die interne Konsistenz der Untertests liegt zwischen .57 und .78 und somit in einem für ein Screening zufriedenstellenden Bereich. Die Retest-Reliabilität wurde an zwei unterschiedlichen Stichproben überprüft, die sich in der Länge des zwischen beiden Testungen liegenden Intervalls unterschieden. Die Koeffizienten betragen für den Gesamt-Risikowert im kurzen

Intervall .87 (mittlerer Abstand: 14 Tage; N = 55) und im langen Intervall .77 (mittlerer Abstand 4,4 Monate; N = 170).

Umfassende Validierungsstudien

Die Konstruktvalidität des Verfahrens wird mit Hilfe korrelations- und faktorenanalytischer Studien dokumentiert. Die Faktorenanalysen weisen auf eine über das Alter variierende Faktorenstruktur hin, welche die allmähliche Ausbildung der Fertigkeiten über das Lebensalter belegt. Für die älteste Altersgruppe lässt sich eine Ladungsstruktur nachweisen, die den theoretisch begründeten Indizes entspricht. Zum Bestimmung der kriterienbezogenen Validität wurden Ergebnisse im BASIC-Screening mit anderen Testinstrumenten verglichen (BISC, K-ABC, ET 6-6); zusätzlich wurden die Testergebnisse mit dem Elternurteil korreliert. Ebenso wurde der Einfluss von Zweisprachigkeit auf die Ergebnisse geprüft. Die Ergebnisse fielen hypothesenkonform aus. In einer Längsschnittstudie konnte bereits die prädiktive Validität des Verfahrens für die Vorhersage von schulischen Leistungen belegt werden (Knievel, Daseking & Petermann, 2010).

Zeitökonomisches Verfahren

Zusammenfassung. Mit dem BASIC-Preschool liegt ein zeitökonomisches Verfahren vor, das wichtige Vorläuferfähigkeiten für den schulbasierten Erwerb von Lesen, Schreiben und Rechnen erfasst. Als ein Screening weist BASIC-Preschool gute Testgütekriterien auf. Dies wird durch aktuelle Studien zur Validierung des Tests bestätigt.

Kritisch ist anzumerken, dass der Sprachindex keine Untertests zur phonologischen Bewusstheit enthält, da diese Fähigkeit zu den spezifischen Prädiktoren für die Lese-Rechtschreibstörung gezählt werden kann (Marx & Weber, 2006).

6.4.3 Kognitiver Entwicklungstest für das Kindergartenalter (KET-KID)

Entwicklungsneuropsychologische Grundlagen

Der Früherkennung von Entwicklungsbeeinträchtigungen kommt im Rahmen der Prävention von Lern-, Leistungs- und Verhaltensstörungen eine hohe Bedeutung zu (Daseking & Petermann, 2008b; von Suchodoletz, 2005). Der Kognitive Entwicklungstest KET-KID (Daseking & Petermann, 2009) stellt ein aktuelles Verfahren zur Erfassung kognitiver Fähigkeiten bei Kindern im Alter von drei bis sechseinhalb Jahren für die diagnostische Einzelfalluntersuchung dar. Er basiert auf dem spanischen CUMANIN (Portellano Pérez, Mateos Mateos, Martínez Arias, Tapia Pavón & Granados García-Tenorio, 2002). Die Grundkonzeption bezieht sich auf Lurias (1970; 1973) entwicklungsneuropsychologische Erkenntnisse zu umschriebenen Entwicklungsstörungen. Der KET-KID ermöglicht es, Basiskompetenzen und kognitive Teilleistungen wie Psychomotorik, visuelle Wahrnehmungsleistungen, auditive und visuelle Gedächtnisleistungen, expressive und rezeptive Sprache oder Aufmerksamkeit zu erfassen; darüber hinaus können Hinweise auf die Lateralität eines Kindes gewonnen werden.

Für KET-KID werden verschiedenen Einsatzmöglichkeiten vorgestellt. Dazu gehört in erster Linie die Früherkennung kognitiver und motorischer Teilleistungsstörungen. Darüber hinaus können mit dem KET-KID die Entwicklungsverläufe der verschiedenen kognitiven Bereiche von Kindern im Kindergartenalter abgebildet werden. Im Förderkontext und in der Rehabilitation stellt der KET-KID zusätzlich eine fundierte Möglichkeit dar, den Förder- und Rehabilitationsverlauf abzubilden.

Früherkennung von Teilleistungsstörungen

Durchführung. KET-KID besteht aus zehn Untertests, wobei auch verschiedene Angaben zur Lateralität (Hand, Fuß, Auge) erhoben werden. Die Leistungen von acht Untertests werden in einer nonverbalen, einer verbalen sowie einer Entwicklungsskala zusammengefasst. Die nonverbale Skala bezieht sich auf Psychomotorik, Räumliche Vorstellung, Visuokonstruktion, Bildhaftes Gedächtnis und Rhythmus. Die verbale Skala weist die Untertests Artikulation, Auditives Gedächtnis und Sprachverständnis auf. Zudem liegen optionale Tests (Wortflüssigkeit, Aufmerksamkeit, Lateralität) vor.

Inhaltlich entspricht die Entwicklungsskala einer globalen Fähigkeitsschätzung über alle erfassten Entwicklungsdimensionen hinweg. Mit dem Wert der nonverbalen Skala kann eine Angabe zu Fähigkeiten der Kinder getätigt werden, die keine oder nur sehr geringe aktive Sprachkompetenzen erfordern, allerdings werden rezeptive Sprachleistungen für das Aufgabenverständnis vorausgesetzt. Die verbale Skala ermöglicht eine Aussage über expressive Sprachleistungen (vgl. Tab. 6).

Tabelle 6: Zuordnung der Untertests zu den Skalen des KET-KID

Skalen des KET-KID

Entwicklungsskala	Nonverbale Skala	Verbale Skala	Optionale Untertests
Psychomotorik	X		
Artikulation		X	
Auditives Gedächtnis		X	
Sprachverständnis		X	
Räumliche Vorstellung	X		
Visuokonstruktion	X		
Bildhaftes Gedächtnis	X		
Rhythmus	X		
			Wortflüssigkeit
			Aufmerksamkeit
			Lateralität

Die Untertests sind kindgerecht gestaltet, es wird zwischen verschiedenen Darbietungsformen gewechselt, wodurch die Kinder zu einer optimalen Mitarbeit motiviert werden. Die Durchführungsdauer beträgt ca. 25 bis 30 Minuten.

Auswertung. Die Auswertung wird durch die Gestaltung des Protokollbogens und durch ausführliche Hinweise inklusive eines vollständigen Beispiels im Manual unterstützt. Für die Rohwertsummen (Untertests, Skalen) werden Prozentränge bestimmt, die in einem Leistungsprofil abgebildet werden können.

Ergebnisprofile

Interpretation. Die Interpretation der Ergebnisse erfolgt auf Untertest- und Skalenebene. Ein Ergebnis unterhalb des 16. Prozentrangs ist als auffällig zu bewerten, wobei zu berücksichtigen ist, dass die Untertests teilweise nur aus wenigen Items bestehen. Bei Ergebnissen im Grenzbereich empfiehlt es sich darum, eventuelle Beeinträchtigungen differenzialdiagnostisch abzusichern. Zur Auswertung und Interpretation der Lateralität liegen gesonderte Tabellen vor. Die Interpretation von Ergebnisprofilen wird durch Fallbeispiele im Anhang des Manuals erläutert.

Aktuelle Normierung

Normierung. Es liegen Normen für Kinder im Alter von 3;0 bis 6;5 Jahren in Halbjahresabschnitten vor, die auf den Ergebnissen von N = 650 Kindern aus unterschiedlichen Standorten in Deutschland (16 Standorte in sieben Bundesländern) basieren. Kinder mit bedeutsamen Vorbefunden wie dem einer gravierenden Entwicklungsstörung wurden aus der Normierung ausgeschlossen. Etwa 20 % der Kinder weisen einen Migrationshintergrund auf. Im Manual werden weitere Angaben zur Stichprobe mitgeteilt, unter anderem zum Bildungshintergrund der Eltern und zur Lage und Trägerschaft der beteiligten Kindergärten. Für alle Untertests ist über alle Altersgruppen hinweg ein stetiger Alterstrend (kontinuierlicher Leistungsanstieg) dokumentiert. Einzelne Untertests (z. B. Wortflüssigkeit) zeigen dabei deutliche Entwicklungssprünge, bei anderen Untertests (z. B. Artikulation, Bildhaftes Gedächtnis) liegt ab einem bestimmten Alter eine Plateaubildung vor.

Gütekriterien. Standardisierte Instruktionen und Hinweise zur Bearbeitung des Protokollbogens sowie einfache Auswertungsmodalitäten ermöglichen eine hohe Durchführungs- und Auswertungsobjektivität. Zudem werden zu den einzelnen Untertests Auswertungshilfen angeboten. Untertests, die eine exakte Aussprache verlangen, werden von einer Audio-CD standardisiert vorgegeben. Die Interpretationsobjektivität wird durch Hinweise und Beispiele zur Interpretation im Manual gewährleistet.

Zur Einschätzung der Reliabilität des KET-KID wurden zunächst die internen Konsistenzen (Cronbachs Alpha) bestimmt. Die Koeffizienten liegen auf Untertestebene zwischen r = .68 (Rhythmus) und r = .90 (Auditives Gedächtnis) und können insgesamt als sehr gut bezeichnet werden. Sie unterscheiden sich nur minimal von den im spanischen Manual publizierten Werten.

Für die übergeordneten Skalen wurden die Stabilitätskoeffizienten in Form der Produkt-Moment-Korrelation nach Pearson bei einer Stichprobe von N = 42 Kindern bestimmt, der Testabstand betrug im Mittel 35 Tage. Mit r = .94 für die Entwicklungsskala sowie r = .82 für die sprachfreie und r = .96 für die sprachgebundene Skala kann die Retest-Reliabilität für KET-KID als sehr hoch eingeschätzt werden.

Viele Validierungsstudien

Verschiedene Studien zur Validität, so zu geschlechtsspezifischen Leistungsunterschieden und zu Differenzen zwischen ein- und zweisprachig aufwachsenden Kindern, belegen eine gute Differenzierungsfähigkeit des KET-KID. Eine Faktorenanalyse bestätigt die Vorannahmen zur zunehmend stabileren Zuordnung der Untertests zu einer nonverbalen und einer verbalen Skala für die älteren Kinder des Altersbereichs, wodurch der Entwicklungsbezug der einzelnen Teilleistungen dokumentiert wird; die Skalen-Interkorrelationen sind erwartungskonform. Die klinische Validität wurde durch eigene Studien der Autoren exemplarisch zu den Folgen mütterlichen Nikotinkonsums während der Schwangerschaft (Danielsson, de Boer, Petermann & Daseking, 2009), zu Sprachentwicklungsstörungen (Danielsson, Daseking & Petermann, 2010) und zur Rolando-Epilepsie (Danielsson & Petermann, 2009) bestätigt. Zusätzlich werden Studien zum spanischen Originaltest berichtet, die sich auf Kinder mit niedrigem Geburtsgewicht und Kinder mit Lernbehinderung beziehen.

Zusammenfassung. Insgesamt liegt mit KET-KID ein ökonomisches Verfahren vor, das als Screening bei verschiedenen Fragestellungen der Klinischen Kinderpsychologie, der Förder- und Rehabilitationsdiagnostik oder den kinderärztlichen Vorsorgeuntersuchungen U7a bis U9 zum Einsatz kommen kann. Allerdings weist der Untertest Rhythmus einen Bodeneffekt auf, das heißt er hat sich als zu schwierig für diesen Altersbereich erwiesen. Damit ist die Differenzierungsfähigkeit dieses Untertests im unteren Leistungsbereich eingeschränkt. Der Test kann insgesamt jedoch auf Gütekriterien verweisen, die eine hohe Zuverlässigkeit der Ergebnisse bescheinigen.

6.4.4 Basisdiagnostik umschriebener Entwicklungsstörungen im Grundschulalter (BUEGA)

Grundschultestbatterie

Die Basisdiagnostik Umschriebener Entwicklungsstörungen (BUEGA, Esser, Wyschkon & Ballaschk, 2008) stellt eine Testbatterie zur ökonomischen Erfassung umschriebener Entwicklungsstörungen im Grundschulalter dar. Das Ziel der vorliegenden Grundschultestbatterie besteht darin, Intelligenzleistungen, relevante Teilleistungsstörungen sowie Aufmerksamkeitsstörungen ökonomisch zu erfassen. Der Geltungsbereich des Verfahrens erstreckt sich auf die Klassen eins bis fünf. Die Durchführung dieses Individualtests beansprucht in Abhängigkeit vom Alter sowie der Leistungsfähigkeit des Kindes zwischen 40 und 60 Minuten. Die Testbatterie erfasst insgesamt sieben Leistungsbereiche:

Sieben Leistungsbereiche

- Verbale Intelligenz,
- Nonverbale Intelligenz,
- Expressive Sprache,
- Lesen,
- Rechtschreibung,
- Rechnen,
- Aufmerksamkeit.

Der Untertest Verbale Intelligenz erfasst das sprachlich-schlussfolgernde Denken. Das Kind wird aufgefordert, einen Satz zu ergänzen, in dem eine Analogie gebildet werden muss (z. B. „Am Tag ist es hell, in der Nacht ist es …"). Demzufolge muss der Schüler über entsprechende Sprachkenntnisse verfügen und gleichzeitig beziehungsstiftende Wörter verbinden können.

Potsdamer Intelligenztest (PIT)

Der zweite Subtest der BUEGA (Nonverbale Intelligenz) ist dem Potsdamer Intelligenztest (PIT) von Esser und Ballaschk (in Vorb.) entnommen, der das von der Sprache unabhängige logische Denken von sechs- bis elfjährigen Kindern erfassen soll. Der Untertest Nonverbale Intelligenz zielt mit Matrizenaufgaben auf die Bestimmung des sprachlich unabhängigen, analytisch-schlussfolgernden Denkens. Gefordert wird das Lösen unbekannter Probleme durch das Erkennen von Regeln und Gesetzmäßigkeiten. Die Kinder sollen aus fünf bis acht Alternativen das Bild auswählen, das die vorgegebene Matrix folgerichtig ergänzt. Ein solcher Untertest ist sinnvoll, um Kinder mit umschriebenen Entwicklungsstörungen der Sprache bzw. des Lesens und Rechtschreibens sowie des Rechnens von Kindern zu unterscheiden, die generelle Entwicklungsrückstände aufweisen (Esser et al., 2008).

Expressive Sprache

Der Untertest Expressive Sprache überprüft das allgemeine grammatikalische Wissen. Der Testleiter spricht einen unvollständigen Satz laut vor, der grammatikalisch korrekt vervollständigt werden soll. Dabei dienen Bildvorlagen als Unterstützung. Die einzelnen Aufgaben erfordern Pluralbildung, Steigerung von Adjektiven, Bildung von Präteritum und Perfekt sowie die korrekte Verwendung von Genitiv, Dativ und Akkusativ.

Der Untertest Lesen erfasst die Lesekompetenz des Kindes. Die Schüler erhalten eine Liste mit 32 einfachen, kurzen und häufig gebrauchten Wörtern sowie eine zweite Liste mit 24 etwas längeren und schwierigeren Wörtern. Kinder im ersten Halbjahr der ersten Klasse lesen nur die Wörter der ersten Liste. Die Aufgabe besteht darin, die Wörter nacheinander vorzulesen, wobei sowohl Lesegenauigkeit (Lesefehler) als auch Lesegeschwindigkeit (Lesetempo) erfasst werden.

Rechtschreibung

Der Untertest Rechtschreibung überprüft die korrekte Schreibung ganzer Wörter sowie einzelner Grapheme. Der Untersucher diktiert dem Kind in Abhängigkeit von der Klassenstufe 10, 16 oder 18 schwieriger werdende sinnvolle Wörter, die von den Kindern zu schreiben sind. Die Auswertung erfolgt auf Wortebene über die Anzahl falsch geschriebener Wörter und auf Graphemebene über die Anzahl falsch geschriebener Grapheme. Die Auswertung auf der Graphemebene ermöglicht es, mit insgesamt relativ wenigen Wörtern auszukommen und Leistungsunterschiede dennoch gut differenzieren zu können.

Rechnen

Der Untertest Rechnen dient der Beurteilung mathematischer Fähigkeiten anhand von mündlich vorgegebenen Sachaufgaben. Die Fragen werden durch Bildkarten auch grafisch dargestellt, wodurch einer Überbelastung des Kurzzeitgedächtnisses entgegengewirkt werden soll. Die Aufgaben erfordern Zahlenverständnis (beispielsweise Kenntnis des Zahlenbegriffes und Zahlenraumes) und Vergleichen von Größen- und Mengenverhältnissen. Den Schwerpunkt bildet die Testung von Fähigkeiten in den grundlegenden mathematischen Operationen wie Addition, Subtraktion, Multiplikation und Division.

Aufmerksamkeit

Der bp-Test (Esser & Geisel, 1978) untersucht die Fähigkeit, die Aufmerksamkeit gezielt und für längere Zeit auf eine bestimmte Aufgabe zu lenken und nicht zur Tätigkeit gehörende Reize auszublenden. Es handelt sich um einen Durchstreichtest bzw. eine Suchaufgabe, bei dem aus den Buchstaben b, d, g, q, h und p jeweils die unregelmäßig auftretenden Buchstaben b und p durchzustreichen sind. Es liegen zwei verschiedene Versionen des bp-Tests vor. Bei der Version A „Selbststeuerung" hat das Kind vier Minuten Zeit, alle „b's" und „p's" zeilenweise durchzustreichen, ohne dass eine Unterbrechung durch den Untersuchungsleiter stattfindet. Diese Art der Erhebung kommt den schulischen Anforderungen näher und stellt höhere Anforderungen an die Selbstkontrolle. Bei der Version B „Fremdsteuerung" wird das Kind alle 20 Sekunden aufgefordert, mit der nächsten Zeile zu beginnen.

Durchführung. Die Durchführung der Testbatterie gestaltet sich einfach. Angaben zu Einstiegs- und Abbruchkriterien sowie genaue Instruktionen sind direkt im Testheft übersichtlich dargestellt, wodurch während der Durchführung nicht zusätzlich auf das Manual zurückgegriffen werden muss. Die Reihenfolge der einzelnen Untertests sollte bei Vorgabe der gesamten Testbatterie möglichst eingehalten werden. Unter Berücksichtigung der Testmotivation der Kinder sind die BUEGA-Untertests so angeordnet, dass die

BUEGA-Gesamtwert

in der Regel bei Kindern weniger beliebten Aufgabentypen (Rechtschreibung, Rechnen und Konzentration) an das Ende der Testbatterie gestellt wurden. Innerhalb der einzelnen Untertests sind die Aufgaben in steigender Aufgabenschwierigkeit angeordnet. Es besteht auch die Möglichkeit, nur einzelne Untertests der BUEGA einzusetzen. Eine selektive Verwendung der Untertests schließt jedoch die Berechnung des BUEGA-Gesamtwertes aus, da sich dieser aus den Testergebnissen aller Untertests zusammensetzt.

Fehlerprozent = Gesamtkonzentrationsleistung

Auswertung. Die Testbatterie lässt sich einfach und schnell auswerten. Bei den Untertests Verbale Intelligenz, Nonverbale Intelligenz, Expressive Sprache und Rechnen erhält das Kind für jede richtige Antwort einen Punkt. Die richtigen Antworten werden für jeden Untertest aufaddiert. Beim Untertest Lesen erhält das Kind pro falsch gelesenes Wort einen Fehlerpunkt, gleichgültig, wie viele Fehler im Wort auftraten. Die Fehler beider Kärtchen werden addiert, zusätzlich wird die Summe der Lesezeit ermittelt. Beim Untertest Rechtschreibung wird bei der Auswertung zwischen zwei Ebenen der Bewertung unterschieden, der Wortebene und der Graphemebene, da die zusätzliche Auswertung auf der Graphemebene eine bessere Differenzierung zwischen den Kindern ermöglicht. Beim Untertest Aufmerksamkeit erfolgt die Auswertung durch die Ermittlung des Arbeitstempos bzw. der quantitativen Konzentrationsleistung (Anzahl richtig markierter Zeichen) und der Arbeitsgenauigkeit bzw. der Bearbeitungssorgfalt (Anzahl der Fehler). Zusätzlich besteht die Möglichkeit, den Wert „Fehlerprozent“ zu berechnen, der die Gesamtkonzentrationsleistung abbilden soll. Dabei wird die Fehlerzahl an der Tempoleistung relativiert.

Die ermittelten Rohwerte werden in das Auswertungsblatt eingetragen und anhand der dem Testmanual angehängten Normtabellen in den entsprechenden Normwert (T-Wert) umgerechnet. Für die allgemeine Intelligenz (verbale und nonverbale Intelligenz) und die Leseleistung (Lesezeit und Lesegenauigkeit) lassen sich zusätzlich Gesamtwerte berechnen. Der BUEGA-Gesamtwert ergibt sich durch die Addition der T-Werte zur verbalen Intelligenz, nonverbalen Intelligenz, expressiven Sprache, Gesamtleseleistung, Rechtschreibung (Zahl falscher Grapheme), Rechenleistung und dem T-Wert zum Fehlerprozent des Untertests Aufmerksamkeit. Im Testmanual ist eine Tabelle enthalten, die durch Kennzeichnung der Entsprechung zu IQ-Werten und Interpretationsvorschlägen die Einordnung der T-Werte erleichtert.

Interpretation. Das Testmanual der BUEGA enthält einen differenzierten Leitfaden zur Diagnosestellung und Interpretation der Ergebnisse. Dabei werden sehr anschaulich verschiedene Fallbeispiele dargestellt. Ein T-Wert von kleiner als 40 für die Gesamtintelligenz spricht für eine Lernbehinderung. Fällt der T-Wert für die Gesamtintelligenz eines Kindes kleiner als

30 aus, besteht der Verdacht auf eine Intelligenzminderung. Die Diagnose auf eine Intelligenzminderung sollte jedoch nie allein auf Grundlage der BUEGA erstellt werden, sondern durch mindestens einen weiteren Intelligenztest, genaue Befragungen der Bezugspersonen zur Alltagsbewältigung des Kindes und eigene zusätzliche Verhaltensbeobachtungen abgesichert werden.

Teilleistungsstörungen

Des Weiteren ermöglicht die BUEGA die diagnostische Abklärung von Lese-Rechtschreibstörung, isolierter Rechtschreibstörung, Rechenstörung sowie expressiver Sprachentwicklungsstörung und Aufmerksamkeitsstörung. Bei den Teilleistungsstörungen unterscheiden die Autoren jeweils zwischen „Schwäche“ und „Störung“. Von einer „Schwäche“ wird gesprochen, wenn der T-Wert zwischen 36 und 39 liegt. Um eine umschriebene Entwicklungsstörung diagnostizieren zu können, muss das Kind zum einen eine deutliche Auffälligkeit in der betreffenden Teilleistung zeigen ($T \leq 35$), zum anderen wird eine Diskrepanz von mindestens 15 T-Punkten zwischen Teilleistung und Intelligenzleistung gefordert (Esser et al., 2008). Wenn ein Kind im Fehlerprozentwert des Untertests Aufmerksamkeit (bp-Test) einen T-Wert unter 40 erzielt, lässt dies das Vorliegen einer Aufmerksamkeitsstörung vermuten. Auch hier sollte die Verdachtsdiagnose jedoch durch weitere geeignete Verfahren wie Tests, Verhaltensbeobachtungen in strukturierten Situationen und Befragungen von Eltern und Lehrern zusätzlich abgeklärt werden. Aus den Testergebnissen lässt sich ein Gesamtwert bilden, der aufgrund seiner hohen Korrelation mit Schulleistungen für die Schullaufbahnberatung herangezogen werden kann (Esser et al., 2008).

Umfassende Normierung

Normierung. Die Normierung erfolgte an einer großen und für die Bundesrepublik repräsentativen Stichprobe. Bei der Stichprobe handelt es sich um eine sogenannte Klumpenstichprobe, bei der aus der Gesamtheit aller Schulen in Potsdam und Potsdam Mittelmark einige Schulen ausgewählt und möglichst vollständig erhoben wurden. Um abzusichern, dass die Normstichprobe auch repräsentativ für die Bundesrepublik ist, wurden drei Kriterien gewählt (Geschlecht der Kinder, Verteilung der Schulen auf die Gebiete Stadt, Stadtrand und Land sowie die Verteilung der Berufe der Eltern), für die repräsentative Daten für die Bundesrepublik Deutschland vorliegen. Die Normstichprobe wurde mit diesen Daten verglichen und durch statistische Gewichtungsverfahren entsprechend angepasst, um eine Repräsentativität für die Bundesrepublik Deutschland zu gewährleisten.

An der Normierung nahmen insgesamt 2 321 Schüler teil. Die Normierung fand in zwei Erhebungswellen statt. Es liegen Normen für das jeweils erste und zweite Schulhalbjahr sowie Altersnormen in Halbjahresschritten vor. Eine gute Differenzierung ist im unteren und oberen Leistungsbereich möglich. Ein großer Vorteil dieses Verfahrens liegt darin, dass alle Teilleistungen an der gleichen Stichprobe normiert wurden, so dass Diskrepanzen zwischen den Teilleistungen nicht durch stichprobenbedingte Unterschiede verzerrt oder verwischt werden (Esser et al., 2008).

Hohe Objektivität

Gütekriterien. Die Testbatterie BUEGA weist eine hohe Objektivität in der Durchführung und Auswertung auf. Voraussetzung dafür stellt die genaue Einhaltung der vorgegebenen Durchführungs- und Auswertungsanweisungen im Testmanual dar. Des Weiteren zeichnet sich die BUEGA durch eine hohe Durchführungsökonomie aus. Neben der Erfassung allgemeiner intellektueller Leistungsfähigkeit sowie der Konzentrationsfähigkeit eines Kindes lassen sich im Grundschulalter relevante Teilleistungsstörungen in einem kindgerechten Zeitrahmen von 40 bis 60 Minuten ermitteln.

Die durchgeführten Konsistenzanalysen zeigen gute interne Konsistenzen für die Gesamtgruppe der Untertests der verbalen und nonverbalen Intelligenz sowie der expressiven Sprache (Cronbachs α liegt zwischen .90 und .93). Für die Gesamtgruppe der Untertests des Lesens und Rechnens wurden ebenfalls gute interne Konsistenzen ermittelt (Cronbachs α liegt zwischen .94 und .95). Der Untertest zur Rechtschreibung kann noch ausreichende interne Konsistenzen aufweisen (Cronbachs α liegt zwischen .81 und .83). Für den Aufmerksamkeitstest ergaben sich für die Gesamtgruppe sehr gute Konsistenzkoeffizienten (Cronbachs $\alpha = .97$ für die Zahl der richtig angestrichener Zeichen und .87 für die Fehlerzahl).

Die Autoren der BUEGA führten eine umfangreiche Validitätsprüfung durch. Im Manual werden die Ergebnisse zur internen und externen kriteriumsbezogenen Validität sowie zur Konstruktvalidität ausführlich dargestellt (vgl. Tab. 7). Zur Prüfung der inneren kriterienbezogenen Validität fanden verschiedene bekannte Verfahren Anwendung. Die ermittelten Korrelationskoeffizienten bewegen sich zwischen $r = .37$ und $r = .75$. Eine Prüfung der externen kriterienbezogenen Validität der BUEGA deckte signifikante Zusammenhänge zwischen der Lehrereinschätzung und dem Gesamtwert der BUEGA auf (r = .76).

Tabelle 7: Übersicht über die Validitätskoeffizienten der BUEGA (Esser et al., 2008)

Umfassende Validierung

BUEGA	Konkurrenter Test	Validitäts-koeffizient	N
Verbale Intelligenz	Gemeinsamkeitenfinden (HAWIK III)	.444***	106
Nonverbale Intelligenz	Coloured Progressive Matrices (CPM)	.529***	193
Expressive Sprache	Plural-Singularbildung (HSET)	.366***	84
	Imitation grammatischer Strukturformen (HSET)	.658***	84

Tabelle 7: Übersicht über die Validitätskoeffizienten der BUEGA (Esser et al., 2008) (Fortsetzung)

BUEGA	Konkurrenter Test	Validitäts-koeffizient	N
Lesen	Lesetempo (SLRT)	.749***	64
	Lesefehler (SLRT)	.554***	64
Rechtschreibung	Hamburger Schreibprobe (HSP)	.709***	105
Rechnen	Rechnerisches Denken (HAWIK III)	.559***	81
Aufmerksamkeit	Richtige	.590***	66
	Fehler (Test d2)	.393***	66
	Fehlerprozent (Test d2)	.416***	66

Anmerkung: *** p ≤ .001

BUEGA: Aktuell und ökonomisch

Zusammenfassung. Mit der BUEGA liegt ein aktuelles Verfahren vor, mit dem sich ökonomisch umschriebene Entwicklungsstörungen im Grundschulalter erfassen lassen. Das Verfahren ist durch die kurze Durchführungszeit und das ansprechende Material kindgerecht aufbereitet und ist auch vom Untersucher angenehm durchzuführen. Die durch die Empirie belegten negativen Auswirkungen von Teilleistungsstörungen auf die Schulleistungsentwicklung von Kindern und die damit oftmals einhergehende Entstehung von Verhaltensauffälligkeiten, verdeutlichtet die Notwendigkeit einer möglichst frühzeitigen Diagnostik von umschriebenen Entwicklungsstörungen, dem die BUEGA mit einem Geltungsbereich von der 1. bis zur 5. Klasse gerecht wird. Zudem gestattet die BUEGA eine Intelligenzeinschätzung bei lernbehinderten Kindern (IQ 70 bis 84). Für die differenzierte Beurteilung des Grades einer Intelligenzminderung ist die BUEGA als Verfahren jedoch nicht geeignet.

Repräsentative Normstichprobe

Besonders positiv hervorzuheben sind die Aktualität der Normen sowie die große repräsentative Normstichprobe. Die BUEGA ermöglicht eine Differenzierung im oberen und unteren Leistungsbereich. Es lässt sich ein Gesamtwert errechnen, der in hohem Maße mit Schulleistungen korreliert und sich somit hervorragend für die Schullaufbahnberatung eignet. Bisher lag für diese Altersgruppe keine vergleichbare Testbatterie zur Erfassung umschriebener Entwicklungsstörungen vor. In der Vergangenheit mussten somit verschiedene Verfahren bei der Diagnostik von Teilleistungsstörungen herangezogen werden. Jedoch gestaltet es sich bei Verwendung unterschiedlicher Tests problematisch, Testwerte, die eine Person in verschiedenen Tests erzielt hat, direkt in Beziehung zueinander zu setzen. In der Regel wird jeder Test an einer anderen Stichprobe normiert, welche sich zum Teil erheblich unterscheiden. Die Rohwerte weisen verschiedene Streuungen auf und die Leistungsniveaus der jeweiligen Stichproben können deutlich voneinander abweichen. Bei der vorliegenden Grundschultestbatterie wurden alle Teilleistungen an der gleichen Stichprobe normiert, so dass Abweichungen zwischen den Teilleistungen durch stichprobenbedingte Unterschiede vermieden werden.

7 Anwendung der Entwicklungsdiagnostik

7.1 Fallbeispiel 1: Allgemeine Entwicklungsverzögerung*

Vorstellungsgrund. Linus (2. Klasse, 2. Halbjahr, 7;1 Jahre) wurde auf Empfehlung der Klassenlehrerin von den Kindeseltern vorgestellt. Er habe seit der ersten Klasse Konzentrationsschwierigkeiten und lasse sich leicht ablenken. Im Unterricht kümmere er sich viel um andere und passe dadurch nicht auf. In seinen Arbeiten mache er viele Flüchtigkeitsfehler. Linus sei kein Zappelphilipp, habe aber einen großen Bewegungsdrang. In der Schule weise Linus insbesondere in den Fächern Deutsch und Mathematik große Lernschwierigkeiten auf. Linus sei wenig belastbar und ermüde sehr schnell. Seit der Einschulung treten phasenweise Bauchschmerzen und Übelkeit auf.

Untersuchungsbefund (BUEGA). Linus zeigte sich in der Untersuchungssituation kontaktfreudig und aufgeschlossen. Im Denken wirkte er verlangsamt, sein Aufgabenverständnis war eingeschränkt. Bei allen Aufgaben arbeitete Linus trotz großer Anstrengung bereitwillig mit und konnte sich gut konzentrieren. Das Arbeitstempo war herabsetzt. Konzentration und Motivation ließen erst gegen Ende der Untersuchung nach.

Der Junge erbrachte im Untertest zur Erfassung des sprachlich-schlussfolgernden Denkens ein deutlich unterdurchschnittliches Ergebnis (T = 31). Ebenfalls deutlich auffällig waren seine Leistungen im nichtsprachlichen logischen Denken (T = 32). Seine intellektuelle Leistungsfähigkeit ist insgesamt als ausgeprägt auffällig einzuschätzen (T = 27). Das Testprofil von Linus war in sich homogen. Seine Ergebnisse in den Teilleistungsbereichen Lesen (T = 31), Rechtschreibung (T = 28) und Rechnen (T = 34) fielen verglichen mit seiner Klassenstufe deutlich unterdurchschnittlich aus. Gleiches gilt für seine Leistungen im Untertest Expressive Sprache (T = 35). Im Konzentrationstest zeigte Linus bei knapp altersgerechter Tempoleistung (T = 41) eine unterdurchschnittliche Arbeitsgenauigkeit (T = 37). Sein Gesamtwert in diesem Untertest ist als leicht unterdurchschnittlich zu bewerten (Fehlerprozent: T = 37).

---

* vgl. Esser et al. (2008, S. 127–129)

Abbildung 1: Auswertungsblatt BUEGA (Esser et al., 2008): Linus (2. Klasse, 2. Halbjahr, 7;1 Jahre)

Auswertungsblatt BUEGA

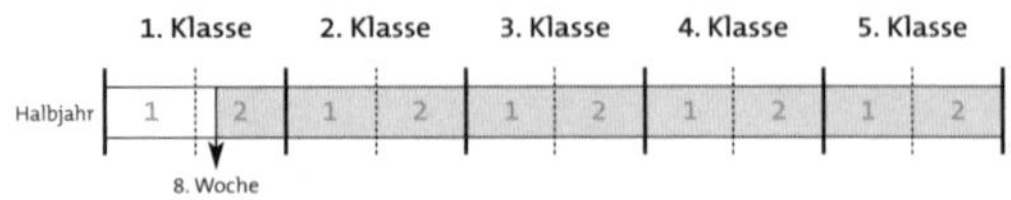

	Roh-wert	T-Wert	T-Wert Gesamt
1. Verbale Intelligenz (Analogien)	22	**31**	
2. Nonverbale Intelligenz (Matrizen)	4	**32**	
Gesamtintelligenz ($T_{\text{Verbale Intelligenz}} + T_{\text{Nonverbale Intelligenz}}$)		∑ 63	**27**
3. Expressive Sprache (Grammatik)	20	**35**	
4. Lesen *Lesezeit* Lesekärtchen 1 + 2 (Sekunden)	208	**31**	
Lesegenauigkeit Lesekärtchen 1 + 2	16	**32**	
Lesen gesamt ($T_{\text{Lesezeit Kärtchen 1+2}} + T_{\text{Lesegenauigkeit Kärtchen 1+2}}$)		∑ 63	**31**
5. Rechtschreibung *Anzahl falscher Wörter*	16	**32**	
Anzahl falscher Grapheme	37	**28**	
6. Rechnen	13	**34**	
7. Aufmerksamkeit (bp-Test) *Richtige*	50	**41**	
Fehler gesamt (F1 + F2)	16	**37**	
Fehlerprozent = $\frac{\text{Fehler} + 1}{\text{Richtige}} \cdot 100$	32	**37**	

Gesamtwert BUEGA (Schulleistungspotenzial)

(oben markierte T-Werte übertragen und anschließend aufsummieren)

	T-Werte	Gesamtwert BUEGA (T-Wert)
1. Verbale Intelligenz (Analogien)	31	
2. Nonverbale Intelligenz (Matrizen)	32	
3. Expressive Sprache (Grammatik)	35	
4. Lesen gesamt	31	
5. Rechtschreibung: Anzahl falscher Grapheme	28	
6. Rechnen	34	
7. Aufmerksamkeit (bp-Test): Fehlerprozent	37	
Summe der T-Werte:	228	**22**

Abbildung 1: Auswertungsblatt BUEGA (Esser et al., 2008): Linus (2. Klasse, 2. Halbjahr, 7;1 Jahre) (Fortsetzung)

1 Verdacht auf eine Minderbegabung?

☐ Nein

☐ Leicht: T-Wert Gesamtintelligenz < 40 (IQ < 85)

☒ Erheblich: T-Wert Gesamtintelligenz < 30 (IQ < 70)

2 Verdacht auf eine Umschriebene Entwicklungsstörung?

2.1 Expressive Sprache?

☒ Nein

☐ Schwäche: T-Wert Expressive Sprache < 40

☐ Störung: T-Wert Expressive Sprache ≤ 35 *und* Diskrepanz zum T-Wert Nonverbale Intelligenz ≥ 15

2.2 Lese- und Rechtschreibstörung?

☒ Nein

☐ Schwäche: 1. T-Wert Lesen gesamt < 40
oder
2. T-Wert Graphemfehler < 40

☐ Störung: 1. T-Wert Lesen gesamt ≤ 35 *und* Diskrepanz zum T-Wert Nonverbale Intelligenz ≥ 15
oder
2. T-Wert Graphemfehler ≤ 35 *und* Diskrepanz zum T-Wert Nonverbale Intelligenz ≥ 15

2.3 Rechenstörung?

☒ Nein

☐ Schwäche: T-Wert Rechnen < 40

☐ Störung: T-Wert Rechnen ≤ 35 *und* Diskrepanz zum T-Wert Gesamtintelligenz ≥ 15

3 Verdacht auf eine Aufmerksamkeitsstörung?

☐ Nein

☒ Ja, leicht: T-Wert Fehlerprozent im bp-Test < 40 *oder* T-Wert Richtige im bp-Test ≤ 35

☐ Ja, deutlich: T-Wert Fehlerprozent im bp-Test ≤ 35

Der Gesamtwert der BUEGA ist ausgeprägt auffällig (T = 22), was, bezogen auf seine Leistungsvoraussetzungen, auf eine extrem ungünstige Schulprognose schließen lässt.

Die bestehenden deutlichen Lese- und Rechtschreibschwierigkeiten sowie die Rechenprobleme rechtfertigen die Diagnose einer umschriebenen Entwicklungsstörung nicht, da die Teilleistungen der kognitiven Leistungsfähigkeit von Linus entsprechen und somit dieses Diskrepanzkriterium nicht erfüllen.

Diagnosen.
Achse 1: /
Achse 2: /
Achse 3: Leichte Intelligenzminderung

Empfehlungen. Linus ist in der Grundschule überfordert. Die somatischen Auffälligkeiten sowie die beobachteten Konzentrationsprobleme sind als deutliche Anzeichen einer chronischen Überforderung zu bewerten. Es wird empfohlen, den Jungen auf eine Schule mit Förderschulniveau umzuschulen. Wenn die körperlichen Symptome sowie die Auffälligkeiten in der Konzentration auch sechs Monate nach der Umschulung weiter bestehen, soll eine Wiedervorstellung des Kindes erfolgen.

7.2 Fallbeispiel 2: Umschriebene Sprachentwicklungsstörung*

Vorstellungsgrund. Die 4;11 jährige Lina besuche die Maikäfergruppe einer Kindertagesstätte. Dort zeige sie nur wenig sprachliche Äußerungen. Sie habe eine geringe Frustrationsschwelle, reagiere häufig unverhältnismäßig. Bei gemeinsamen Singspielen sei sie unruhig, stehe auf oder beteilige sich kaum durch eigene Beiträge am gemeinsamen Zusammensein. Zuhause spreche die fast Fünfjährige nur kurze Sätze und verwechsle häufig grammatikalische Formen. Anweisungen und Hinweise könne das Mädchen aber adäquat umsetzen. Die jetzt vierjährige Lina habe im Säuglingsalter viel und unauffällig gelallt und habe mit 12 Monaten „Mama“ und „Papa“ gesagt. Weitere Sprachfortschritte haben sich nur langsam eingestellt.

Untersuchungsbefund (P-ITPA, Esser & Wyschkon, 2010). Linas anfängliche Unsicherheit in der Testsituation wich nach wenigen Minuten. Sie präsentierte sich dann kontaktfreudig und dem Untersucher zugewandt. Sie zeigte meist eifriges Interesse am Testmaterial und war darauf bedacht, die Aufgaben möglichst gut zu bewerkstelligen. Das Mädchen initiierte keinerlei Gespräche. Insgesamt war Lina leicht ablenkbar und motorisch sehr unruhig, arbeitete aber zielgerichtet. Sie verstand einige Instruktionen erst nach mehrmaligem Wiederholen.

---

* vgl. Esser und Wyschkon (2010)

Linas Leistungen im sprachlich-schlussfolgernden Denken (T = 41) lagen knapp im Durchschnittsbereich. Im Wortschatztest und im Grammatiktest traten die Entwicklungsdefizite des Mädchens deutlich hervor. Im Wortschatztest erzielte sie mit insgesamt sechs Rohwertpunkten ein ebenso unterdurchschnittliches Ergebnis (T = 30) wie im anschließenden Grammatiktest, wo ihre Leistungen noch schwächer waren (T = 28). Im Gesamtwert zur Sprachproduktion spiegelt sich eine ausgeprägte Leistungsstörung wider (T = 27). Im Untertest Sätzenachsprechen, der neben phonologischen Kurzzeitgedächtnisleistungen auch syntaktisches Sprachwissen erfordert, sind Linas Leistungen ebenfalls als unterdurchschnittlich zu bewerten (T = 37). Bei den Reimfolgen konnte die Vierjährige ein altersentsprechendes Ergebnis erreichen (T = 46). Die Phonologische Bewusstheit, als Vorläuferfertigkeit für den Schriftspracherwerb, beherrscht Lina ebenfalls altersgemäß (T = 46). Linas Gesamtwert für die Sprachentwicklung fiel aufgrund der ausgeprägten expressiven Sprachentwicklungsstörung unterdurchschnittlich aus (T = 34).

Abbildung 2: Auswertungsblatt P-ITPA (Kindergartenversion; Esser & Wyschkon, 2010)

Untertest	Rohwert	T-Werte		
1. Analogien	10	41		
2. Wortschatz	6	30		
3. Grammatik	2	28		
Expressive Sprachentwicklung (UT2 + UT3)			58	27
4. Sätzenachsprechen	5	37		
5. Phonologische Bewusstheit (Reimen)	4	46		
6. Reimfolgen	11	46		
Auditive Merkfähigkeit (UT4 + UT6)			83	40
Gesamtwert Sprachentwicklung		228	34	

Weitere Befunde im Rahmen der probatorischen Sitzungen. In der weiterführenden Diagnostik wurden die rezeptiven Sprachleistungen von Lina überprüft. Es ergaben sich keine Hinweise auf eine umschriebene Entwicklungsverzögerung im Sprachverständnis (BUEVA – rezeptive Sprache: T = 45). Zudem verfügt die Vierjährige über ein durchschnittliches allgemeines Leistungsniveau. Im Untertest zum nonverbalen-logischen Schlussfolgern der BUEVA war das Ergebnis von Lina altersentsprechend (T = 50). Linas hat gravierende Schwierigkeiten im expressiven Sprachbereich, die deutlich hinter der Erwartung für ihr Alter (mindestens 2,3 Standardabweichungen Diskrepanz) und ihre nonverbale Intelligenz (mindestens 2,3 Standardabweichungen Diskrepanz) zurückbleiben. Normalitäts- wie auch Diskrepanzannahme für eine umschriebene expressive Sprachentwicklungsstörung sind erfüllt. Weiterhin konnte eine Störung des Sprachverständnisses ebenso ausgeschlossen werden wie eine Artikulationsstörung.

Diagnosen.
Achse 1: /
Achse 2: F80.1 (Expressive Sprachentwicklungsstörung)
Ausschluss F80.0 und F80.2
Achse 3: Normvariante

Empfehlungen. Linas Wortschatz war nicht altersentsprechend. Ihr fiel die Bildung von Mehrzahl- und Vergangenheitsformen schwer, und die Satzstellung war nicht immer korrekt. Sie verwendete vorwiegend kurze und oft unvollständige Sätze. Ihr Sprechantrieb war vor allem im Kontakt zu Gleichaltrigen gestört. Ihre Eltern und Freunde können sie gut verstehen, während Fremde erhebliche Verständnisschwierigkeiten haben. Die Leistungen im P-ITPA und die Verhaltensbeobachtung sprachen für eine expressive Sprachentwicklungsstörung.

Es wurde eine allgemeine Sprachförderung empfohlen (Sprachheilkindergarten, logopädische Behandlung). Für einen Therapieerfolg entscheidend ist eine ausreichende Motivation von Kind und Eltern, die in Linas Fall gegeben schien. Nur wenn das neu Erworbene in Alltagssituationen übertragen wird und Übungen mehrmals täglich für wenige Minuten erfolgen, ist mit ausreichendem Behandlungserfolgen zu rechnen.

Das Risiko für psychische Störungen bei einer vorliegenden Sprachentwicklungsstörung ist um das Vier- bis Fünffache erhöht. Bei möglichen Auffälligkeiten in der emotionalen Entwicklung von Lina wurde den Eltern eine erneute Vorstellung in der Ambulanz empfohlen.

7.3 Fallbeispiel 3: Umschriebene Sprachentwicklungsstörung

Vorstellungsgrund. Felix ist ein Junge im Alter von 5;3 Jahren. Er wird auf Anraten seiner Erzieherin von seinen Eltern in der Psychologischen Kinderambulanz der Universität Bremen vorgestellt. Es besteht die Vermutung, dass der Wortschatz von Felix nicht altersgemäß entwickelt ist. So sei Felix im Kindergarten häufig sehr schweigsam und äußere sich, wenn überhaupt, nur in kurzen, sehr einfachen Sätzen. Das Sprachverständnis von Felix sei dagegen nach Meinung der Eltern gut; so verstehe er sämtliche Aufforderungen und komme diesen auch angemessen nach. Zudem zeige Felix Aussprachefehler, so ersetze er teilweise Initiallaute (z. B. t statt k) und könne Zischlaute nicht fehlerfrei aussprechen. Diese Aussprachefehler seien allerdings schon stark zurückgegangen, so dass die Eltern diese nicht als Hauptproblem ansehen.

Anamnese. Felix lebt mit seinen Eltern und seinem Bruder am Stadtrand von Bremen. Er geht täglich in der Zeit von 8 bis 13 Uhr in den Kindergarten und besucht einmal in der Woche nachmittags eine Kinderturngruppe. Felix verabrede sich allerdings nie mit Freunden, auch auf Drängen der Eltern nicht.

Die Eltern berichten, dass die Schwangerschaft und die Geburt von Felix unauffällig verlaufen seien. Ebenfalls verlief Felix motorische Entwicklung ohne Auffälligkeiten; er krabbelte mit neun Monaten und lief frei mit 14 Monaten. Die Eltern geben an, dass Felix seine ersten Worte relativ spät, nämlich erst mit etwa 18 Monaten, sprach. Zweiwortsätze zeigte er mit etwa 30 Monaten. Da Felix einen älteren Bruder im Alter von acht Jahren hat, der eine unauffällige Sprachentwicklung zeigt, waren die Eltern irritiert, als Felix im Alter von vier Jahren immer noch einen sehr kleinen Wortschatz aufwies und nur wenige, sehr einfache Sätze bildete. Als mögliche Ursache für diese verlangsamte Sprachentwicklung vermuteten die Eltern zahlreiche Mittelohrentzündungen, weshalb sie im letzten Jahr mit Felix zum Kinderarzt gegangen seien, um das Hörvermögen des Jungen zu überprüfen. Diese Untersuchung erbrachte allerdings einen unauffälligen Befund.

Erstkontakt. Felix kommt mit seiner Mutter zur Erstuntersuchung. Er wirkt aufgeschlossen und neugierig, antwortet auf Fragen der Therapeutin sehr knapp und wenn möglich, mithilfe von Gesten (z. B. Kopfnicken und -schütteln). Die Mutter wirkt dagegen sehr angespannt und ist stets versucht, für Felix zu antworten. Erst als die Therapeutin sie darum bittet, ihren Sohn alleine antworten zu lassen, hält sie sich im Hintergrund, obwohl ihr dieses sichtlich schwer fällt.

Diagnostik. Mit Felix wird beim Erstkontakt der Aktive Wortschatztest für drei- bis fünfjährige Kinder durchgeführt (AWST-R; Kiese-Himmel, 2005). Die Testdurchführung erfolgte im Einzelsetting. Die Testauswertung ergab ein unterdurchschnittliches Ergebnis im expressiven Wortschatz (PR = 8). Zudem zeigte Felix verschiedene artikulatorisch fehlerhafte Wortproduktionen (Ersetzen des Initiallaute k durch t; fehlerhafte Aussprache sämtlicher Zischlaute). Als weiterführende Diagnostik wurde zum zweiten Diagnostiktermin der Sprachstandserhebungstest für Fünf- bis Zehnjährige (SET 5-10;

Petermann, 2010) durchgeführt, um eine Aussage darüber treffen zu können, ob auch weitere sprachliche Leistungsbereiche auffällig sind. Beim SET 5-10 zeigte Felix in sechs von zehn Untertests ein unterdurchschnittliches Ergebnis. Im Untertest zur Überprüfung des expressiven Wortschatzes (Untertest Bildbenennung) wies Felix einen Prozentrang von 8 auf; im Untertest Kategorienbildung einen Prozentrang von 7. Zudem zeigte Felix in einem Untertest zur Sprachproduktion (Untertest Bildergeschichte) ein unterdurchschnittliches Ergebnis (PR = 3), während der zweite Untertest in diesem Bereich (Untertest Satzbildung) unauffällig war. Dieses Ergebnis ist allerdings damit zu begründen, dass dieser Untertest zwar mit Kindern ab fünf Jahren durchgeführt wird, jedoch erst Sechsjährige ihn bewältigen können müssen. Auch im Bereich der Morphologie zeigte Felix Schwächen; so wies er im Untertest Singular-Plural-Bildung einen Prozentrang von 7 und im Untertest Erkennen/Korrektur inkorrekter Sätze einen Prozentrang von 9 auf. Auch im Untertest zur auditiven Merkfähigkeit (Untertest Kunstwörter nachsprechen) zeigte Felix ein auffälliges Ergebnis (PR = 6). Die beiden Untertests zur Überprüfung des Sprachverständnisses (Untertest Handlungssequenzen und Untertest Fragen zum Text) konnte Felix dagegen ohne Schwierigkeiten bewältigen (PR = 52 und PR = 56). Auch erzielte Felix in dem Untertest Sternsuche im Bereich der Verarbeitungsgeschwindigkeit ein unauffälliges Testergebnis (PR = 47; vgl. Abb. 3).

Es wurde zudem eine Überprüfung der kognitiven Leistungsfähigkeit mittels einer Grundintelligenzskala (CFT 1; Cattell, Weiß & Osterland, 1997) durchgeführt, um auszuschließen, dass eine generelle Lernbeeinträchtigung vorliegt. Hierbei fiel auf, dass Felix in der Hand-Auge-Koordination leicht unbeholfen wirkte und in den ersten beiden Testteilen schlechtere Ergebnisse erzielte als in der logischen Denkfähigkeit. Insgesamt erreichte Felix jedoch ein durchschnittliches Ergebnis (IQ = 98). Zur differenzierenden Diagnostik und zur weiteren Überprüfung komorbider Auffälligkeiten wurden die Eltern gebeten, zwei Fragebögen zum Verhalten ihres Kindes auszufüllen, die deutsche CBCL 4-18 (Arbeitsgruppe Deutsche Child Behavior Checklist, 1998) sowie den deutschsprachigen SDQ (= deutschsprachiger Strengths and Difficulties Questionnaire nach Woerner et al., 2002). Bei der CBCL wird Felix von seinen Eltern sowohl hinsichtlich der Gesamtauffälligkeit als auch auf den Subskalen als unauffällig eingeschätzt, während sich beim SDQ-Deu auf der Skala Verhaltensprobleme mit Gleichaltrigen deutlich abzeichnet, dass Felix lieber mit Erwachsenen zusammen ist, lieber alleine spielt und keinen besten Freund hat. Es wurde die Diagnose „Umschriebene Sprachentwicklungsstörung“ gestellt.

Therapie. Eine sprachtherapeutische Behandlung ist unbedingt angezeigt und wurde sofort mit hoher Intensität (zwei- bis dreimal pro Woche) begonnen. Hierbei standen sowohl die Wortschatzerweiterung und die Förderung lexikalisch-semantischer Wortfelder als auch die Förderung gram-

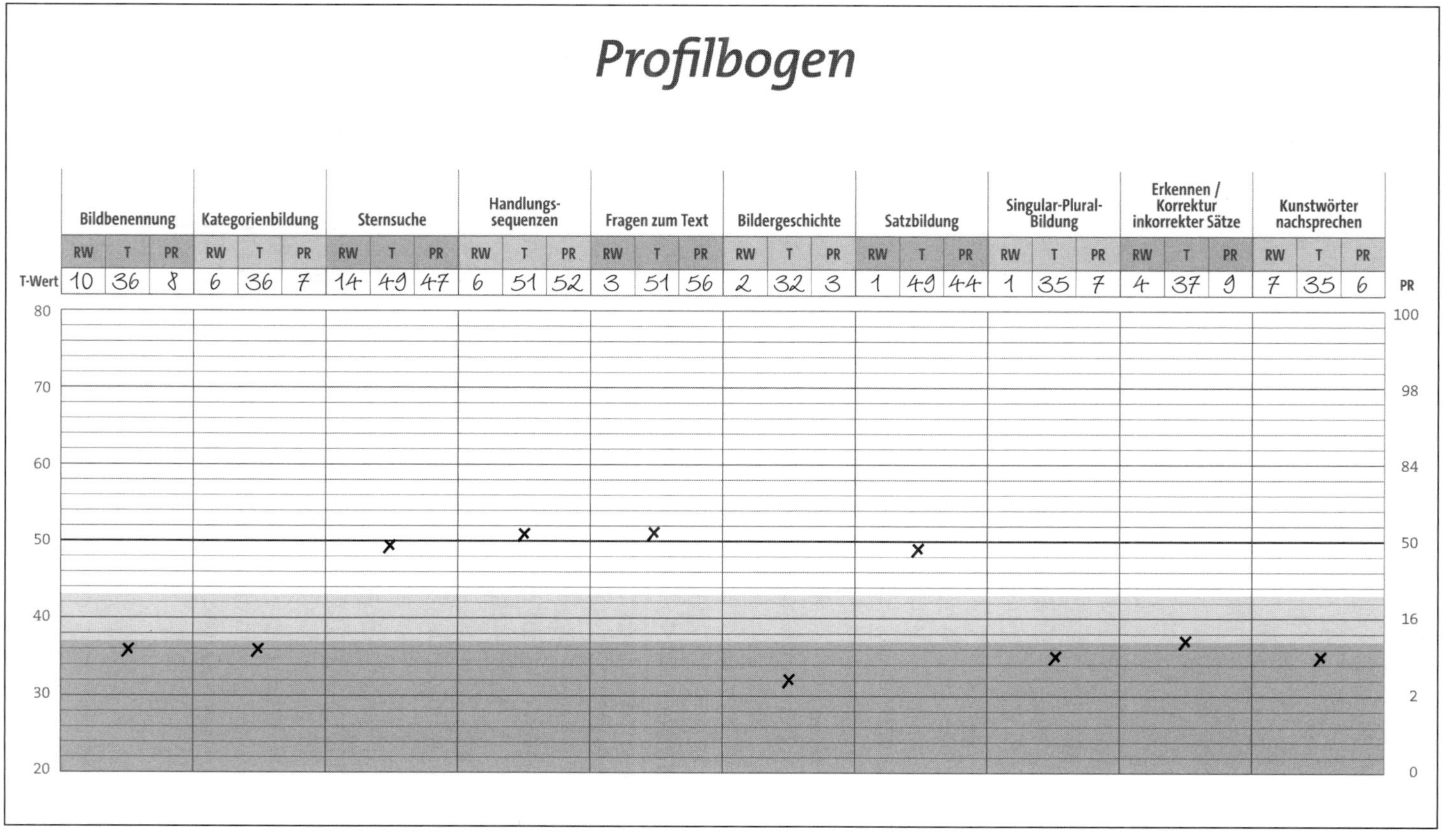

Abbildung 3: Auswertungsblatt des SET 5-10 (aus Petermann, 2010)

matischer Kompetenzen im Fokus. Auf eine Förderung der Artikulation wurde zunächst verzichtet. Die Eltern wurden über das Störungsbild und die notwendigen Behandlungsschritte informiert. Zudem wurde mit den Eltern besprochen, wie sie ihr Kind auch im Alltag sprachlich fördern können. Hierzu wurden Stimulationstechniken eingeübt wie das gemeinsame Bilderbuch anschauen, Vorlesen und die Durchführung von Spielhandlungen, in deren Verlauf kleine Dialoge entwickelt werden sollen. Diese Techniken dienen dazu, die generelle Sprechfreude von Felix zu stärken und den Transfer des Gelernten in den Alltag zu ermöglichen. Außerdem wurde mit der Mutter besprochen, dass sie zukünftig nicht für Felix antwortet und ihm genügend Zeit lässt, selbst eine Antwort zu finden. Zudem wurde gemeinsam mit den Eltern nach Lösungen gesucht, wie Felix dazu zu bewegen sei, einen Freund nach Hause einzuladen. Die Mutter berichtete von dem Wunsch ihres Sohnes, selbst eine Pizza zu backen. Daraufhin wurde vereinbart, dass Felix dieses gemeinsam mit einem Kind aus dem Kindergarten am nächsten Wochenende tun dürfe. Dieses Treffen verlief gut und soll wiederholt werden. Es besteht die Vermutung, dass Felix – sofern er sprachlich sicherer wird – weniger Hemmungen zeigt, sich mit anderen Kindern auszutauschen und mit ihnen zu spielen. Eine Wiederholung des SET 5-10 ist in etwa sechs Monaten vorgesehen, um den Erfolg der sprachtherapeutischen Förderung einzuschätzen.

7.4 Fallbeispiel 4: Umschriebene Entwicklungsstörungen der motorischen Funktionen

Vorstellungsgrund. Marvin ist ein Junge im Alter von 6;1 Jahren und wird auf Anraten der Ärztin des zuständigen Gesundheitsamtes sowie des Kindergartens in der Psychologischen Kinderambulanz der Universität Bremen mit dem Verdacht auf eine umschriebenen Entwicklungsstörung der motorischen Funktionen vorgestellt.

In der Schuleingangsuntersuchung wurden erhebliche Defizite in der Fein- und Grobmotorik augenscheinlich. So war es Marvin beispielsweise nicht möglich, auf einem Bein zu stehen oder mit dem Stift zwischen zwei Begrenzungen eine Linie einzuzeichnen, ohne diese zu übermalen. Weiterhin beobachtete die Ärztin eine auffällige Stifthaltung und Defizite in der Kraftdosierung. Die Erzieher berichten weiterhin, dass Marvin insbesondere wegen seiner geringen Selbstständigkeit im Alltag auffalle. Es falle ihm immer noch schwer, sich alleine Jacke und Schuhe anzuziehen und deren Verschlüsse zu schließen. In der Turnstunde wirken seine Bewegungen häufig grob und ungeschickt. Die Eltern halten die Sorge der Ärztin und Erzieherinnen für übertrieben.

Anamnese. Marvin lebt allein mit seinen Eltern in einer kleinen Wohnung am Rande der Stadt. Er ist das jüngste von insgesamt fünf Kindern. Seine Mutter ist zum Zeitpunkt seiner Geburt 42 Jahre alt; Marvins Geschwister sind bereits erwachsen und wohnen nicht mehr mit der Familie zusammen. Marvins Mutter berichtet von Komplikationen während der Schwangerschaft; sie habe häufiger Blutungen gehabt und deshalb viel liegen müssen. Marvin sei aber zum errechneten Termin geboren. Auf die Frage, wie Marvins motorische Entwicklung verlaufen sei, erklärt die Mutter, dass sie dies gar nicht mehr so genau wüsste. Bei ihren fünf Kindern falle es ihr schwer, die Entwicklungsverläufe der einzelnen Kinder noch richtig auseinander zu halten.

Die Eltern berichten, dass Marvin wie ein Einzelkind aufwachse und deshalb oftmals verwöhnt werde. So wären sie sehr viel weniger streng als bei den älteren Geschwisterkindern und könnten Marvin nur selten einen materiellen Wunsch abschlagen, auch wenn ihnen eigentlich häufig das Geld dafür fehle. Er sei eher ein Einzelgänger und verbrächte seine Zeit lieber mit Erwachsenen als mit anderen Kindern.

Die Wohnsituation beschreiben die Eltern als beengt, es bestehen wenige Möglichkeiten für Marvin, um sich auszutoben und zu spielen. Seine Freizeit verbringe Marvin am liebsten vor dem Fernseher oder mit Computerspielen. Dies sei ihnen zwar prinzipiell ein Dorn im Auge, aber es fehle ihnen oftmals an der nötigen Konsequenz darauf zu achten, dass festgelegte Fernseh- oder Computerzeiten tatsächlich eingehalten werden. Ausgesprochene Verbote würden in der Regel nicht lange durchgesetzt, so dass Marvin genau wisse, dass er nur eine bestimmte Zeit Verbote ignorieren müsse, bis die Eltern schließlich nachgeben. Es falle Marvin schwer, sich an Grenzen und Regeln zu halten, weshalb es sowohl zwischen den Eltern und Marvin aber auch zwischen den Eheleuten häufiger zu Streitigkeiten kommt; Marvins Vater führt Marvins Schwierigkeiten insbesondere auf die Nachgiebigkeit seiner Ehefrau zurück.

Zurzeit besucht Marvin täglich die Vormittagsgruppe eines städtischen Kindergartens. Im Gespräch mit der Erzieherin wurde deutlich, dass Marvin Erwachsenen gegenüber sehr aufgeschlossen ist, in der Gruppe aber nur wenige Freunde besitzt und sich oftmals zurückzieht. Andere Kinder würden ihn oftmals hänseln, da er in vielerlei Dingen sehr ungeschickt sei. Seine Bilder bezeichnen sie als „Krickel-Krakel“, häufig lachen sie darüber, dass Marvin erhebliche Schwierigkeiten beim Anziehen habe; Äußerungen wie „Du bist ja noch ein Baby!“ seien dabei keine Seltenheit. Im Kindergarten falle schon seit längerer Zeit auf, dass Marvin motorische Auffälligkeiten zeige, aber trotz mehrfacher Rücksprache mit den Eltern haben diese bisher keine weiteren Maßnahmen eingeleitet.

Diagnostik. Marvin wird von seinen Eltern zur Erstuntersuchung begleitet. Anfänglich reagiert er auf die Fragen der Psychologin ein wenig zögerlich, taut dann aber schnell auf und erzählt viel. Mit Marvin wurde die M-ABC-2 (Petermann, 2009) durchgeführt, da mittels dieses Testverfahrens sowohl fein- als auch grobmotorische Leistungen überprüft werden können. Marvins motorisch-koordinative Gesamtleistung ist als therapiebedürftig einzuschätzen (PR = 0.4). In der Skala Handgeschicklichkeit erzielte Marvin einen Prozentrang von 0.1; im Bereich der Ballfertigkeiten einen Prozentrang von 16. Marvins Leistungen in der Skala Balance entsprechen einem Prozentrang von 9. Insgesamt weist Marvin ein unterdurchschnittliches Leistungsprofil auf, die größten Defizite werden im Bereich der Feinmotorik augenfällig.

Marvins Eltern beschreiben ihren Sohn als Linkshänder. Die Verhaltensbeobachtungen während der Testdurchführung während des *Taler einwerfen* und *Perlen aufziehen* zeigen, dass Marvin mit seiner nicht-dominanten rechten Hand keinen Pinzettengriff ausführen kann. Die Testmaterialien werden häufig unter Zuhilfenahme aller Finger aufgegriffen. Im Untertest Spur nachzeichnen erzielt Marvin mit einem Standardwert von 1 sein schlechtestes Untertestergebnis. Es fällt auf, dass Marvin noch keinen Dreipunktgriff beherrscht. Insbesondere während der Durchführung der Testaufgaben zu den Skalen Ballfertigkeiten und Balance ist ein hypotoner Muskeltonus augenfällig.

Zu einem zweiten Termin erfolgt eine Überprüfung der kognitiven Leistungsfähigkeit mittels des Hamburg-Wechsler-Intelligenztests für Kinder (HAWIK-IV; Petermann & Petermann, 2010), um sicher zu stellen, dass eine isolierte motorische Entwicklungsstörung vorliegt. In den Indizes Sprachverständnis und Arbeitsgedächtnis erzielte Marvin ein durchschnittliches Testergebnis (jeweils einen IQ von 90). Im Wahrnehmungsgebundenen Logischen Denken (IQ = 84) und in der Verarbeitungsgeschwindigkeit wurden unterdurchschnittliche Testleistungen erzielt (IQ = 75). Insbesondere der Index Verarbeitungsgeschwindigkeit erfordert jedoch ein hohes Maß an feinmotorischem Geschick, da diese Aufgaben mittels Papier und Bleistift bearbeitet werden müssen. Die unterdurchschnittlichen Testleistungen im Index Verarbeitungsgeschwindigkeit scheinen deshalb durch Marvins feinmotorische Defizite erklärbar.

Die abschließende neurologische Untersuchung ergab keine weiteren Auffälligkeiten. Zusammenfassend konnten erhebliche Defizite in der Fein- und Grobmotorik festgestellt werden, denen ursächlich keine sensorischen, kognitiven oder neurologischen Defizite zugeordnet werden können und welche die Ausführung verschiedener Alltagsaktivitäten (z. B. Anziehen) behindern. Aufgrund der vorliegenden Befunde wird die Diagnose umschriebene Entwicklungsstörungen der motorischen Funktionen (nach ICD-10; F82.0) gestellt.

Therapie. Marvins Eltern wurden zunächst ausführlich über die Befunde sowie das Störungsbild informiert. Es wurde darauf hingewiesen, dass im Hinblick auf die bevorstehende Einschulung schnellstmöglich eine Behandlung der motorischen Defizite angezeigt ist. Es wird vereinbart, dass der Fokus der Therapie zunächst auf die Behandlung der feinmotorischen, insbesondere der graphomotorischen Defizite gerichtet wird, um Marvin auf den Schulbeginn und den Schriftspracherwerb vorzubereiten.

Weiterhin soll Marvin an einem sozialen Kompetenztraining teilnehmen, um seine Unsicherheiten im Kontakt mit anderen Kindern zu überwinden. Gemeinsam wird beschlossen, Marvin zusätzlich zum Fußballtraining anzumelden. Auf diese Weise wird nicht nur seine Gesamtkörperkoordination gefördert, sondern die Teilnahme an einer Mannschaftssportart ermöglicht es Marvin, neue Kontakte zu knüpfen und die Einhaltung von Spiel- und Mannschaftsregeln spielerisch einzuüben.

Marvins Eltern erhalten Tipps, wie sie ihren Sohn spielerisch zu Hause in seiner motorischen Entwicklung unterstützen können. Zur Förderung der Feinmotorik wird ihnen beispielsweise empfohlen, regelmäßig mit Marvin zu malen, Perlen aufzufädeln, zu kneten oder zu backen. Weiterhin sollen Marvins Eltern darauf achten, dass ihr Sohn sich in seiner Freizeit häufiger bewegt und weniger Zeit vor dem Fernseher verbringt. Die Eltern werden dazu angeregt, mit Marvin den nahegelegenen Spielplatz zu besuchen, ihn zunächst mit einem Roller allmählich an das Fahrradfahren heranzuführen und regelmäßig mit Marvin ins Schwimmbad zu gehen. Mit Marvins Mutter wird vereinbart, dass diese an einem vierwöchigen Elternkurs teilnimmt, mit dem Ziel, sie in ihrem Erziehungsverhalten zu stärken und ihr Strategien aufzuzeigen, wie sie Marvin künftig mit der nötigen Konsequenz dazu motivieren kann, seine bislang nur wenig körperlichen Freizeitaktivitäten (Fernsehen, Computerspielen) zugunsten bewegungsintensiverer Tätigkeiten zu reduzieren.

Literatur

Aktas, M. & Doil, H. (2009). Diagnostik der Sprachentwicklung. In D. Irblich & G. Renner (Hrsg.). *Diagnostik in der Klinischen Kinderpsychologie. Die ersten sieben Lebensjahre* (S. 152–166). Göttingen: Hogrefe.

Amelang, M. & Schmidt-Atzert, L. (2006). *Psychologische Diagnostik und Intervention* (4., vollst. überarb. u. erw. Aufl.). Heidelberg: Springer.

Amorosa, H. & Noterdaeme, M. (2003). *Rezeptive Sprachstörungen. Ein Therapiemanual.* Göttingen: Hogrefe.

Angermaier, M. J. W. (1977). *Psycholinguistischer Entwicklungstest (PET)* (2. korr. Aufl.). Weinheim: Beltz.

Arbeitsgruppe Deutsche Child Behavior Checklist (1998). *Elternfragebogen über das Verhalten von Kindern und Jugendlichen (CBCL 4-18).* Köln: Arbeitsgruppe Kinder-, Jugend- und Familiendiagnostik (KJFD).

Barrett, M. (1999). An introduction to the nature of language and to the central themes and issues in the study of language development. In M. Barrett (Ed.), *The development of language* (pp. 1–24). Hove: Psychology Press.

Barth, K. (2000). *Diagnostische Einschätzskalen (DES) – zur Beurteilung des Entwicklungsstandes und der Schulfähigkeit.* München: Reinhardt.

Barth, K. (2006). *Lernschwächen früh erkennen im Vorschul- und Grundschulalter.* München: Reinhardt.

Baving, L. & Schmidt, M. H. (2000). Testpsychologie zwischen Anspruch und Wirklichkeit am Beispiel der Intelligenzdiagnostik. *Zeitschrift für Kinder- und Jugendpsychiatrie und Psychotherapie, 28,* 163–176.

Bayley, N. (1969). *Bayley Scales of Infant Development.* New York: Psychological Corporation.

Bayley, N. (1993). *The Bayley Scales of Infant Development* (2nd ed.). New York: Psychological Corporation.

Bayley, N. (2006). Bayley *Scales of Infant and Toddler Development* (3rd ed.). San Antonio: Psychological Corporation.

Berth, J. & Kramp, P. (1990). Retestreliabilität und Signierungsobjektivität der Münchener Funktionellen Entwicklungsdiagnostik für das 2./3. Lebensjahr. *Zeitschrift für Differentielle und Diagnostische Psychologie, 11,* 119–123.

Bös, K. (1987). *Handbuch sportmotorischer Tests.* Göttingen: Hogrefe.

Bös, K. (2001). *Handbuch Motorische Tests* (2. Aufl.). Göttingen: Hogrefe.

Bös, K., Bappert, S., Tittlbach, S. & Woll, A. (2004). Karlsruher Motorik-Screening für Kindergartenkinder (KMS 3-6). *Sportunterricht, 53,* 79–87.

Brandt, I. (1983). *Griffiths Entwicklungsskalen (GES) zur Beurteilung der Entwicklung in den ersten beiden Lebensjahren.* Weinheim: Beltz Test.

Brandt, I. & Sticker, E. J. (2001). *Griffiths Entwicklungsskalen (GES). Zur Beurteilung der Entwicklung in den ersten beiden Lebensjahren* (2., überarb. u. erweit. Aufl.). Göttingen: Beltz Test.

Breuer, C. Rumpeltin, C. & Schülert, T. (1998). Lebensweltbezogene Ansätze in der Bewegungsförderung von Kindern im Vorschulalter. *Praxis der Psychomotorik, 23,* 13–16.

Brickenkamp, R. (2002). Test d2. *Aufmerksamkeits-Belastungs-Test* (9., neu normierte Aufl.). Göttingen: Hogrefe.

Bründel, H. (2005). *Wie werden Kinder schulfähig? – Was der Kindergarten leisten muss.* Freiburg: Herder.
Büttner, G., Dacheneder, W., Schneider, W. & Weyer, K. (2008). *Frostigs Test der visuellen Wahrnehmung – 2 (FEW-2).* Göttingen: Hogrefe.
Cattell, R. B., Weiß, R. H. & Osterland, L. (1997). *Grundintelligenztest Skala 1 (CFT 1)* (5., revid. Aufl.). Göttingen: Hogrefe.
Danielsson, J., Daseking, M. & Petermann, F. (2010). Spezifische Sprachentwicklungsstörungen. *Monatsschrift Kinderheilkunde, 158,* 669–676.
Danielsson, J., de Boer, M., Petermann, F. & Daseking, M. (2009). Nikotinexposition in der Schwangerschaft – Auswirkungen auf die kognitive Entwicklung im Kindergartenalter. *Geburtshilfe und Frauenheilkunde, 69,* 692–697.
Danielsson, J. & Petermann, F. (2009). Kognitive Defizite von Kindern mit benigner Rolando Epilepsie. *Aktuelle Neurologie, 36,* 126–135.
Daseking, M., Lemcke, J. & Petermann, F. (2006). Vorläuferstörungen schulischer Fertigkeiten: Erfassung von kognitiven Leistungen im Kindergartenalter. In U. Petermann & F. Petermann (Hrsg.), *Diagnostik sonderpädagogischen Förderbedarfs* (S. 211–237). Göttingen: Hogrefe.
Daseking, M. & Petermann, F. (2008a). *Battery for Assessment in Children – Screening für kognitive Basiskompetenzen im Vorschulalter (BASIC-Preschool).* Bern: Huber.
Daseking, M. & Petermann, F. (2008b). Diagnostik kognitiver Leistungen im Vorschulalter. *Monatsschrift Kinderheilkunde,156,* 685–694.
Daseking, M. & Petermann, F. (2009). *Kognitiver Entwicklungstest für das Kindergartenalter (KET-KID).* Göttingen: Hogrefe.
Dezoete, J. A., MacArthur, B. A. & Tuck, B. (2003). Prediction of Bayley and Stanford-Binet scores with a group of very low birthweight children. *Child Care Health and Development, 29,* 367–372.
Dilling, H., Mombour, W., Schmidt, M. H. & Schulte-Markwort, E. (Hrsg.). (2004). *Internationale Klassifikation psychischer Störungen ICD-10 Kapitel V (F) Diagnostische Kriterien für Forschung und Praxis* (3. Aufl.). Bern: Huber.
Dirks, E., Spyer, G., Lieshout, E. C. D. M. van & Sonneville, L. de (2008). Prevalence of combined reading and arithmetic disabilities. *Journal of Learning Disabilities, 41,* 460–473.
Dordel, S. (2000). Kindheit heute: Veränderte Lebensbedingungen = reduzierte motorische Leistungsfähigkeit? *Sportunterricht, 11,* 341–349.
Eggert, D. (1972). Die Columbia Mental Maturity Scale als Individualtest für normalentwickelte Kinder im Alter von 3–10 Jahren. In D. Eggert (Hrsg.), *Zur Diagnose der Minderbegabung: Ein Handbuch und Textbuch zur Testbatterie für geistig behinderte Kinder (TBGB)* (S. 185–201). Weinheim: Beltz.
Esser, G. (1991). *Was wird aus Kindern mit Teilleistungsschwächen? Der langfristige Verlauf umschriebener Entwicklungsstörungen.* Stuttgart: Enke.
Esser, G. (2002). *Basisdiagnostik für umschriebene Entwicklungsstörungen im Vorschulalter (BUEVA).* Göttingen: Beltz Test.
Esser, G. & Ballaschk, K. (2008). Leistungsdiagnostik auf verschiedenen Altersstufen. In G. Esser (Hrsg.), *Lehrbuch der Klinischen Psychologie und Psychotherapie des Kindes- und Jugendalters* (S. 134–151). Stuttgart: Thieme.
Esser, G. & Ballaschk, K. (in Vorb.). *Potsdamer Intelligenztest (PIT).* Göttingen: Hogrefe.
Esser, G. & Geisel, B. (1978). *Test zur Erfassung der Konzentrationsfähigkeit für 8-jährige Kinder (bp-Test).* Mannheim: unveröffentlicht.
Esser, G. & Schmidt, M. H. (1987). *Minimale cerebrale Dysfunktion – Leerformel oder Syndrom?* Stuttgart: Enke.
Esser, G. & Schmidt, M. H. (1993). Die langfristige Entwicklung von Kindern mit Lese-Rechtschreibschwäche. *Zeitschrift für Klinische Psychologie, 22,* 100–116.
Esser, G. & Schmidt, M. H. (1994). Teilleistungsstörungen und Depression. *Kindheit und Entwicklung, 3,* 157–169.

Esser, G., Schmidt, M. H. & Woerner, W. (1990). Epidemiology and course of psychiatric disorders in school-age children: Results of a longitudinal study. *Journal of Child Psychology and Psychiatry, 31,* 243–263.

Esser, G., Schmidt, M. H. & Wyschkon, A. (2002). Was wird aus Achtjährigen mit einer Lese-Rechtschreibstörung? Ergebnisse im Alter von 25 Jahren. *Zeitschrift für Klinische Psychologie und Psychotherapie, 31,* 235–242.

Esser, G. & Wyschkon, A. (2002). Umschriebene Entwicklungsstörungen. In F. Petermann (Hrsg.), *Lehrbuch der Klinischen Kinderpsychologie und -psychotherapie* (5., korr. Aufl., S. 409–429). Göttingen: Hogrefe.

Esser, G. & Wyschkon, A. (2003). Testdiagnostik in der Kinder- und Jugendlichenverhaltenstherapie. In M. Borg-Laufs (Hrsg.), *Lehrbuch der Verhaltenstherapie mit Kindern und Jugendlichen. Band 2: Interventionsmethoden* (S. 167–191). Tübingen: dgvt.

Esser, G. & Wyschkon, A. (2008). Umschriebene Entwicklungsstörungen. In G. Esser (Hrsg.), *Lehrbuch der Klinischen Psychologie und Psychotherapie des Kindes- und Jugendalters* (S. 134–151). Stuttgart: Thieme.

Esser, G. & Wyschkon, A. (2010). *Potsdam-Illinois Test of Psycholinguistic Abilities (P-ITPA).* Göttingen: Hogrefe.

Esser, G. & Wyschkon, A. (in Vorb.). *BUEVA-II: Basisdiagnostik Umschriebener Entwicklungsstörungen im Vorschulalter – Version 2.* Göttingen: Hogrefe.

Esser, G., Wyschkon, A. & Ballaschk, K. (2008). *Basisdiagnostik Umschriebener Entwicklungsstörungen im Grundschulalter (BUEGA).* Göttingen: Hogrefe.

Ettrich, K. U. (2000). *Entwicklungsdiagnostik im Vorschulalter: Grundlagen – Verfahren – Neuentwicklungen – Screenings.* Göttingen: Vandenhoeck & Ruprecht.

Fisseni, H. J. (2004). *Lehrbuch der psychologischen Diagnostik* (3., erweit. Aufl.). Göttingen: Hogrefe.

Flehmig, I. (1980). Die Denverskalen als Screening bei Entwicklungsstörungen im Kindesalter. *Sozialpädiatrie, 2,* 466–468.

Flehmig, I. (1996). *Normale Entwicklung des Säuglings und ihre Abweichungen: Früherkennung und Frühbehandlung.* Stuttgart: Thieme.

Flehmig, I., Schloon, M., Uhde, J. & Bernuth, H. von (1973). *Denver-Entwicklungsskalen.* Hamburg: Harburger Spastikerverein.

Flynn, J. R. (1987). Massive IQ gains in 14 nations: What IQ tests really measure. *Psychological Bulletin, 101,* 171–191.

Frankenburg, W. K. & Dodds, J. B. (1967). The Denver Developmental Screening Test. *Journal of Pediatrics, 71,* 181–191.

Frankenburg, W. K., Dodds, J., Archer, P., Bresnick, B., Machka, P., Edelman, N. & Shapiro, H. (1990). *Denver II. Traning and technical manual.* Denver: Denver Developmental Materials.

Frankenburg, W. K., Dodds, J. B. & Fandal, A. (1970). *The revised Denver Developmental Screening Test Manual.* Denver: University of Colorado Press.

Fritz, A. & Ricken, G. (2005). Früherkennung von Kindern mit Schwierigkeiten im Erwerb von Rechenfertigkeiten. In M. Hasselhorn, H. Marx & W. Schneider (Hrsg.), *Diagnostik von Mathematikleistungen* (S. 5–27). Göttingen: Hogrefe.

Frostig, M., Levefer, D. W. & Whittlesey, J. R. B. (1961). A developmental test of visual perception for evaluating normal and neurologically handicapped children. *Perceptual and Motor Skills, 12,* 383–394.

Fuiko, R. (2003). *Entwicklungspsychologische Beurteilung von Kleinkindern: Eine vergleichende Evaluation verschiedener Entwicklungsdiagnostika anhand von früh- und reif geborenen Kindern.* Wien: Dissertation.

Glascoe F. P. & Byrne K. E. (1993). The accuracy of three developmental screening tests. *Journal of Early Intervention, 17,* 368–379.

Goodman, R., Scott, S. & Rothenberger, A. (2000). *Kinderpsychiatrie Kompakt.* Darmstadt: Steinkopff.

Graf, C., Jouck, S., Staudenmaier, K., von Schlenk, D., Predel, H.-G., Tokarski, W. & Dordel, S. (2007). Motorische Defizite – Wie schwer wiegen sie? *Monatsschrift Kinderheilkunde, 155,* 631–637.
Grimm, H. (1999). *Störungen der Sprachentwicklung.* Göttingen: Hogrefe.
Grimm, H. (2000). *Sprachentwicklungstest für zweijährige Kinder (SETK-2).* Göttingen: Hogrefe.
Grimm, H. (2001). *Sprachentwicklungstest für drei- bis fünfjährige Kinder (SETK 3-5).* Göttingen: Hogrefe.
Grimm, H. & Aktas, M. (2002). Entwicklungstests im Vorschulalter: Beurteilung ihrer Nützlichkeit durch praktisch tätige Psychologen. *Frühförderung Interdisziplinär, 21,* 163–177.
Grimm, H. & Doil, H. (2006). *Elternfragebögen für die Früherkennung von Risikokindern (ELFRA)* (2., überarb. u. erw. Aufl.). Göttingen: Hogrefe.
Grimm, H. & Schöler, H. (1978). *Heidelberger Sprachentwicklungstest (HSET).* Göttingen: Hogrefe.
Gross, S. J., Slagle, T. A., D'Eugenio, D. B. & Mettelmann, B. B. (1992). Impact of a matched term control group on interpretation of developmental performance in preterm infants. *Pediatrics, 90,* 681–687.
Gross-Tsur, V., Manor, O. & Shalev, R. S. (1996). Developmental dyscalculia: Prevalence and demographic features. *Developmental Medicine and Child Neurology, 38,* 25–33.
Häuser, D., Kasielke, E. & Schneidereiter, U. (1994). *Kindersprachtest für das Vorschulalter (KISTE).* Weinheim: Beltz Test.
Hagmann-von Arx, P., Meyer, C. S. & Grob, A. (2008). Intelligenz- und Entwicklungsdiagnostik im deutschen Sprachraum. *Kindheit und Entwicklung, 17,* 232–242.
Hammill, D. D., Mather, N. & Roberts, R. (2001). *Illinois Test of Psycholinguistic Abilities* (3rd ed.). Austin: pro ed.
Hammill, D. D., Pearson, N. A. & Voress, J. K. (1993). *Developmental Test of Visual Perception (DTVP-2)* (2nd ed.). Austin: Pro-Ed.
Hanson, R., Smith, J. A. & Hume, W. (1985). Achievments of infants on items of the Griffiths Scales: 1980 compared with 1950. *Child Care Health and Development, 11,* 91–104.
Hasselhorn, M. & Schuchardt, K. (2006). Lernstörungen: Eine kritische Skizze zur Epidemiologie. *Kindheit und Entwicklung, 15,* 208–215.
Hein, J., Bzufka, M. W. & Neumärker, K.-J. (2000). The specific disorder of arithmetic skills. Prevalence studies in a rural and an urban population sample and their clinico-neuropsychological validation. *European Child and Adolescent Psychiatry, 9,* 87–101.
Hellbrügge, T. (Hrsg.). (1994). *Münchener Funktionelle Entwicklungsdiagnostik. Zweites und drittes Lebensjahr.* München: Dienstleistungsgesellschaft für gemeinnützige Institutionen mbH.
Hellbrügge, T. (Hrsg.). (2001). *Münchener Funktionelle Entwicklungsdiagnostik. Erstes Lebensjahr* (6. unveränd. Aufl.). Lübeck: Hansisches Verlagskontor.
Hellbrügge, T. & Pechstein, J. (1968). Entwicklungsphysiologische Tabellen für das Säuglingsalter. *Fortschritte der Medizin, 86,* 481–484 und 608–609.
Heller, K. A. (2000). *Begabungsdiagnostik in der Schul- und Erziehungsberatung.* Bern: Huber.
Henderson, S., Sugden, D. & Barnett, A. (2007). *Movement Assessment Battery for Children – 2 (M-ABC-2).* London: Pearson Assessment.
Herpertz-Dahlmann, B., Resch, F., Schulte-Markwort, M. & Warnke, A. (Hrsg.). (2007). *Entwicklungspsychiatrie: Biologische Grundlagen und die Entwicklung psychischer Störungen* (2. Aufl.). Stuttgart: Schattauer.
Ingenkamp, K. & Lissmann, U. (2005). *Lehrbuch der Pädagogischen Diagnostik.* Weinheim: Beltz.
Irblich, D. & Renner, G. (2009). Wie untersucht man Kinder? In D. Irblich & G. Renner (Hrsg.). *Diagnostik in der Klinischen Kinderpsychologie. Die ersten sieben Lebensjahre* (S. 21–32). Göttingen: Hogrefe.

Jacobs, C. & Petermann, F. (2005). *Diagnostik von Rechenstörungen.* Göttingen: Hogrefe.

Jacobs, C. & Petermann, F. (2008). Rechenstörung. In F. Petermann (Hrsg.), *Lehrbuch der Klinischen Kinderpsychologie* (6., vollst. überarb. Aufl., S. 207–222). Göttingen: Hogrefe.

Jansen, H., Mannhaupt, G., Marx, H. & Skrowronek, H. (1998). *Bielefelder Screening zur Früherkennung von Lese- und Rechtschreibschwierigkeiten (BISC).* Göttingen: Hogrefe.

Jordan, N. C., Hanich, L. B., Kaplan, D. (2003). A longitudinal study of mathematical competencies in children with specific mathematics difficulties versus children with comorbid mathematics and reading difficulties. *Child Development, 74,* 834–850.

Karch, D. (2002). Motorische Koordinationsstörungen: Umschriebene motorische Entwicklungsstörung. In D. Reinhardt (Hrsg.), *Leitlinien der Kinderheilkunde und Jugendmedizin* (Q5, S. 1–6). München: Urban & Fischer.

Kastner-Koller, U. & Deimann, P. (2002). *Der Wiener Entwicklungstest (WET)* (2., überarb. u. neu norm. Aufl.). Göttingen: Hogrefe.

Kiese-Himmel, C. (2005). *Aktiver Wortschatztest für 3- bis 5-jährige Kinder – Revision (AWST-R).* Göttingen: Hogrefe.

Kinder- und Jugendgesundheitssurvey (KIGGS). (2007). Ein Überblick über Planung, Durchführung und Ergebnisse unter Berücksichtigung von Aspekten eines Qualitätsmanagements. *Bundesgesundheitsblatt – Gesundheitsforschung – Gesundheitsschutz, 50, Heft 5/6.*

Kiphard, E. & Schilling, F. (2007). *Körperkoordinationstest für Kinder (KTK).* (2., überarb. und erg. Aufl.). Göttingen: Hogrefe.

Klicpera, C. & Gasteiger-Klicpera, B. (1993). *Lesen und Schreiben – Entwicklung und Schwierigkeiten: Die Wiener Längsschnittuntersuchungen über die Entwicklung, den Verlauf und die Ursachen von Lese- und Schreibschwierigkeiten in der Pflichtschulzeit.* Bern: Huber.

Knievel, J., Daseking, M. & Petermann, F. (2010). Kognitive Basiskompetenzen und ihr Einfluss auf die Rechtschreib- und Rechenleistung. *Zeitschrift für Entwicklungspsychologie und Pädagogische Psychologie, 42,* 15–25.

Knölker, U., Mattejat, F. & Schulte-Markwort, M. (2003). *Kinder- und Jugendpsychiatrie und -psychotherapie systematisch.* Bremen: UNI-Med-Verlag.

Köhler, G. & Egelkraut, H. (1994). *Münchner Funktionelle Entwicklungsdiagnostik. Zweites und drittes Lebensjahr* (4. Aufl.). München: Institut für Soziale Pädiatrie und Jugendmedizin der Universität.

Koocher, G. P. (1993). Ethical issues in the psychological assessment of children. In T. H. Ollendick & M. Hersen (Eds.). *Handbook of child and adolescent assessment* (pp. 51–61). Boston: Allyn & Bacon.

Krajewski, K., Nieding, G. & Schneider, W. (2008). Kurz- und langfristige Effekte mathematischer Frühförderung im Kindergarten durch das Programm „Mengen, zählen, Zahlen". *Zeitschrift für Entwicklungspsychologie und Pädagogische Psychologie, 40,* 135–146.

Krajewski, K. & Schneider, W. (2006). Mathematische Vorläuferfertigkeiten im Vorschulalter und ihre Vorhersagekraft für die Mathematikleistungen bis zum Ende der Grundschulzeit. *Psychologie in Erziehung und Unterricht, 53,* 246–262.

Krajewski, K., Schneider, W. & Nieding, W. (2008). Zur Bedeutung von Arbeitsgedächtnis, Intelligenz, phonologischer Bewusstheit und früher Mengen-Zahlen-Kompetenz beim Übergang vom Kindergarten in die Grundschule. *Psychologie in Erziehung und Unterricht, 55,* 100–113.

Kretschmar, J. (2003). Beweismangel für Bewegungsmangel? *Sportpädagogik, 6,* 42–45.

Kubinger, K. D. (2006). *Psychologische Diagnostik.* Göttingen: Hogrefe.

Landerl, K. & Kaufmann, L. (2008). *Dyskalkulie: Modelle, Diagnostik, Intervention*. München: Reinhardt.

Lewis, C., Hitch, G. J. & Walker, P. (1994). The prevalence of specific arithmetic difficulties in 9 to 10 year old boys and girls. *Journal of Child Psychology and Psychiatry, 35,* 283–292.
Liederman, J., Kantrowitz, L. & Flannery, K. (2005). Male vulnerability to reading disability is not likely to be a myth: A call for new data. *Journal of Learning Disabilities, 38,* 109–129.
Lienert, G. & Raatz, U. (1998). *Testaufbau und Testanalyse* (6. Aufl.). Weinheim: Beltz.
Lissmann, U. (2003). *Probleme und Möglichkeiten der Schülerbeurteilung – Folienatlas.* Landau: Verlag Empirische Pädagogik.
Lissmann, I., Domsch, H. & Lohaus, A. (2006). Zur Stabilität und Validität von Entwicklungstestergebnissen im Alter von sechs Monaten bis zwei Jahren. Eine Analyse am Beispiel des ET 6-6. *Kindheit und Entwicklung, 15,* 35–44.
Lösslein, H. & Deike-Beth, C. (2000). *Hirnfunktionsstörungen bei Kindern und Jugendlichen. Neuropsychologische Untersuchungen für die Praxis* (3. Aufl.). Köln: Deutscher Ärzte-Verlag.
Luria, A. R. (1970). The functional organization of the brain. *Scientific American, 222,* 66–78.
Luria, A. R. (1973). *The working brain: An introduction to neuropsychology.* London: Penguin Books.
Macha, T. & Petermann, F. (2006). Entwicklungsdiagnostik. In F. Petermann & M. Eid (Hrsg.), *Handbuch der Psychologischen Diagnostik* (S. 594–602). Göttingen: Hogrefe.
Macha, T. & Petermann, F. (2008). Entwicklungsdiagnostik. In F. Petermann (Hrsg.), *Lehrbuch der Klinischen Kinderpsychologie* (6., vollst. überarb. Aufl., S. 117–132). Göttingen: Hogrefe.
Macha, T., Proske, A. & Petermann, F. (2005). Validität von Entwicklungstests. *Kindheit und Entwicklung, 14,* 150–162.
Margraf-Stiksrud, J. (2003). Entwicklungsdiagnostik. In H. Keller (Hrsg.), *Handbuch der Kleinkindforschung* (3., korr., überarb. u. erw. Aufl., S. 1097–1124). Bern: Huber.
Martschinke, S., Kirschhock, E. & Frank, A. (2001). *Rundgang durch Hörhausen. Erhebungsverfahren zur phonologischen Bewusstheit. Diagnose und Förderung im Schriftspracherwerb.* Donauwörth: Auer.
Marx, P. & Weber, J. (2006). Vorschulische Vorhersage von Lese- und Rechtschreibschwierigkeiten: Neue Befunde zur prognostischen Validität des Bielefelder Screenings (BISC). *Zeitschrift für Pädagogische Psychologie, 20,* 251–259.
Meisels, S. J. (1989). Can developmental screening tests identify children who are developmentally at risk? *Pediatrics, 83,* 578–585.
Melchers, P., Floß, S., Brandt, I., Eßer, K.-J., Lehmkuhl, G., Rauh, H. & Sticker, E. (2003). *Erweiterte Vorsorgeuntersuchung (EVU).* Leiden: PITS.
Melchers, P. & Preuß, U. (2001). *Kaufman Assessment Battery for Children (deutsche Version)* (6., teilw. erg. Aufl.). Leiden: PITS.
Mersmann, H. (1998). *Gesundheit von Kindern – Forschung und Praxis der Gesundheitsförderung.* Köln: Bundeszentrale für gesundheitliche Aufklärung.
Michaelis, R. & Haas, G. (1994). Meilensteine der frühkindlichen Entwicklung – Entscheidungshilfen für die Praxis. In H. G. Schlack, R. H. Largo, R. Michaelis, G. Neuhäuser & Ohrt, B. (Hrsg.), *Praktische Entwicklungsneurologie* (S. 93–102). München: Marseille Verlag.
Michaelis, R. & Niemann, G. (2004). *Entwicklungsneurologie und Neuropädiatrie. Grundlagen diagnostischer Strategien* (3. Aufl.). Stuttgart: Thieme.
Montada, L. (2002). Fragen, Konzepte, Perspektiven. In R. Oerter & L. Montada (Hrsg.), *Entwicklungspsychologie* (5., überarb. Aufl., S. 1–83). Weinheim: Psychologie Verlags Union.
Müller, I. (2003). Stellenwert der Kinderneurologie im interdisziplinären Ansatz der Frühförderung. *Kindheit und Entwicklung, 12,* 3–11.
Nickel, H., Karch, D., Michaelis, R. & Rennen-Allhoff, B. (1989). *Normale und gestörte Entwicklung. Kritische Aspekte zu Diagnostik und Therapie.* Heidelberg: Springer.

Oerter, R. & Montada, L. (Hrsg). (2002). *Entwicklungspsychologie* (5., überarb. Aufl.). Weinheim: Psychologie Verlags Union.
O'Shea, A. G., Harel, B. & Fein, D. (2002). Neuropsychological assessment of the preschool child. In S. J. Segalowitz & I. Rapin (Eds.). *Handbook of neuropsychology* (pp. 249–280). Amsterdam: Elsevier.
Otten, G. (1991). *Psychomotorische Förderung von motorisch auffälligen Schülern des 1. und 2. Schuljahres – Überprüfung eines gezielten Übungsprogramms im Sportförderunterricht.* Köln: Diplomarbeit an der Deutschen Sporthochschule Köln.
Petermann, F. (1998). Methodische Grundlagen der Entwicklungspsychologie. In R. Oerter & L. Montada (Hrsg.), *Entwicklungspsychologie* (4. Aufl., S. 1147–1176). Weinheim: Psychologie Verlags Union.
Petermann, F. (2005). Verhaltens- und Entwicklungsstörungen bei Kindern und Jugendlichen: Intervention. In M. Perrez & U. Baumann (Hrsg.), *Lehrbuch Klinische Psychologie – Psychotherapie* (3., vollst. überarb. Aufl., S. 1061–1078). Bern: Huber.
Petermann, F. (Hrsg.). (2009). *Movement Assessment Battery for Children-2 (M-ABC-2)* (2., überarb. erw. Aufl.). Frankfurt: Pearson Assessment.
Petermann, F. (2010). *Sprachstandserhebungstest für Kinder im Alter zwischen 5 und 10 Jahren (SET 5-10).* Göttingen: Hogrefe.
Petermann, F. & Macha, T. (2003). Strategien in der testgestützten allgemeinen Entwicklungsdiagnostik. *Monatsschrift Kinderheilkunde, 151,* 6–13.
Petermann, F. & Macha, T. (2005a). Entwicklungsdiagnostik. *Kindheit und Entwicklung, 14,* 131–139.
Petermann, F. & Macha, T. (2005b). *Psychologische Tests für Kinderärzte.* Göttingen: Hogrefe.
Petermann, F. & Macha, T. (2008a). Entwicklungsdiagnostik. In F. Petermann & W. Schneider (Hrsg.), *Angewandte Entwicklungspsychologie* (S. 19–59). Göttingen: Hogrefe.
Petermann, F. & Macha, T. (2008b). Developmental Assessment. *Zeitschrift für Psychologie/Journal of Psychology, 216,* 127–134.
Petermann, F. & Petermann, U. (Hrsg.). (2010). *Hamburg-Wechsler-Intelligenztest für Kinder – Version IV (HAWIK-IV).* (3., erg. Aufl.). Bern: Huber.
Petermann, F. & Renziehausen, A. (2005). *Neuropsychologisches Entwicklungs-Screening (NES).* Bern: Huber.
Petermann, F. & Rudinger, G. (2002). Quantitative und qualitative Methoden in der Entwicklungspsychologie. In R. Oerter & L. Montada (Hrsg.), *Entwicklungspsychologie* (5., vollst. überarb. Aufl., S. 999–1028). Weinheim: Psychologie Verlags Union.
Petermann, F., Stein, I. A. & Macha, T. (2006). *Entwicklungsdiagnostik mit dem ET 6-6* (3., veränd. Aufl.). Frankfurt: Pearson Assessment.
Petermann, F., Stein, I. A. & Macha, T. (2008). *Entwicklungstest sechs Monate bis sechs Jahre (ET 6-6)* (3. Aufl.). Frankfurt: Pearson Assessment.
Petermann, F. & Winkel, S. (2005). Entwicklungspsychologische Diagnostik im frühen Kindesalter. *Frühförderung Interdisziplinär, 24,* 19–24.
Pohl, P. (2003). Entwicklungsdiagnostik in der Klinischen Kinderpsychologie – der ET 6-6. *Kindheit und Entwicklung, 12,* 249–257.
Portellano Pérez, J. A., Mateos Mateos, R., Martínez Arias, R., Tapia Pavón, A. & Granados García-Tenorio, M. J. (2002). *Cuestionario de Madurez Neuropsicológica Infantil (CUMANIN).* Madrid: TEA Ediciones.
Prätorius, B. (2008). *Entwicklung eines Koordinationstests für Kinder im Grundschulalter und dessen Validierung mit Hilfe biomechanischer Methoden.* Göttingen: Cuvillier.
Prätorius, B. & Milani, T. L. (2004). Motorische Leistungsfähigkeit bei Kindern. *Deutsche Zeitschrift für Sportmedizin, 55,* 172–176.
Ramaa, S. & Gowramma, I. P. (2002). A systematic procedure for identifying and classifying children with dyscalculia among primary school children in India. *Dyslexia, 8,* 67–85.
Raatz, U. & Moehling, R. (1971). *Frankfurter Test für Fünfjährige – Konzentration.* Weinheim: Beltz.

Rauchfleisch, U. (2001). *Kinderpsychologische Tests* (3., überarb. u. erw. Aufl.). Stuttgart: Thieme.
Remschmidt, H., Schmidt, M. H. & Poustka, F. (Hrsg.). (2001). *Multiaxiales Klassifikationsschema für psychische Störungen des Kindes- und Jugendalters nach ICD-10 der WHO: Mit einem synoptischen Vergleich von ICD-10 mit DSM-IV* (4., überarb. u. erw. Aufl.). Bern: Huber.
Rennen-Allhoff, B. (1989). Methodik der Entwicklungsdiagnostik. In D. Karch, R. Michaelis, B. Rennen-Allhoff & H. G. Schlack (Hrsg.), *Normale und gestörte Entwicklung. Kritische Aspekte zu Diagnostik und Therapie* (S. 29–40). Berlin: Springer.
Rennen-Allhoff, B. (1990). *Testgüte von Entwicklungstests – Ergebnisse der Marburger Säuglingsstudie*. Köln: Deutscher Ärzte-Verlag.
Rennen-Allhoff, B & Allhoff, P. (1987). *Entwicklungstests für das Säuglings-, Kleinkind- und Vorschulalter*. Berlin: Springer.
Rennen-Allhoff, B., Allhoff P., Bowi, U. & Laser, U. (1993). *Elternbeteiligung bei Entwicklungsdiagnostik und Vorsorge*. München: Juventa.
Renner, G. (2009). Testpsychologische Diagnostik bei Kindern. In D. Irblich & G. Renner (Hrsg.). *Diagnostik in der Klinischen Kinderpsychologie. Die ersten sieben Lebensjahre* (S. 73–85). Göttingen: Hogrefe.
Renziehausen, A. & Petermann, F. (2007). Zur prädiktiven Validität des Neuropsychologischen Entwicklungsscreenings NES. *Kindheit und Entwicklung, 16,* 62–72.
Reuner, G. & Pietz, J. (2006). Entwicklungsdiagnostik im Säuglings- und Kleinkindalter. *Monatsschrift Kinderheilkunde, 154,* 305–313.
Reuner, G., Rosenkranz, J., Pietz, J. & Horn, R. (Hrsg.). (2007). *Bayley Scales of Infant Development, Second Edition – Deutsche Fassung*. Frankfurt: Pearson Assessment.
Riebel, J. & Jäger, R. S. (2008). Kompetenzen von Schulanfängern: Was sollten Schulanfänger können? *Psychologie in Erziehung und Unterricht, 55,* 132–142.
Rosblad, B. & Gard, L. (1998). The assessment of children with developmental coordination disorder in Sweden: A preliminary investigation of the suitability of the Movement ABC. *Human Movement Science, 4–5,* 711–721.
Rosenbaum, P. (1998). Screening tests and standardized assessments used to identify and characterize developmental delays. *Seminars in Pediatric Neurology, 5,* 27–32.
Rost, J. (2004). *Lehrbuch Testtheorie, Testkonstruktion* (2., vollst. überarb. u. erw. Aufl.). Bern: Huber.
Sachse, S. (2005). Früherkennung von Sprachentwicklungsstörungen. In W. von Suchodoletz (Hrsg.), *Früherkennung von Entwicklungsstörungen: Frühdiagnostik bei motorischen, kognitiven, sensorischen, emotionalen und sozialen Entwicklungsauffälligkeiten* (S. 155–189). Göttingen: Hogrefe.
Sarimski, K. (1993). Die wichtigsten Entwicklungstests und ihre Bedeutung. In U. Brack (Hrsg.). *Frühdiagnostik und Frühtherapie* (S. 59–65). Weinheim: Beltz.
Sarimski, K. (2002a). Entwicklungstest 6-6: Ein Gewinn für die Arbeit in der Frühförderung? *Frühförderung Interdisziplinär, 21,* 178–181.
Sarimski, K. (2002b), Testinformation SETK 3-5, *Diagnostica, 48,* 200–207.
Sarimski, K. (2009). Entwicklungsdiagnostik. In D. Irblich & G. Renner (Hrsg.), *Diagnostik in der Klinischen Kinderpsychologie. Die ersten sieben Lebensjahre* (S. 123–135). Göttingen: Hogrefe.
Saß, H., Wittchen, H.-U., Zaudig, M. & Houben, I. (Hrsg.). (2003). *Diagnostische Kriterien des Diagnostischen und Statistischen Manuals Psychischer Störungen (DSM-IV-TR)*. Göttingen: Hogrefe.
Sauter, F. C. (1979). *Test zur Prüfung optischer Differenzierungsleistungen*. Braunschweig: Westermann.
Sauter, F. C. (2001). *Prüfung optischer Differenzierungsleistungen bei Vierjährigen* (POD-4). Göttingen: Hogrefe.
Schilling, F. & Kiphard, E. J. (1974). *Körperkoordinationstest für Kinder (KTK)*. Weinheim: Beltz.

Schmidt, M. H. (2008). Probleme der diagnostischen Klassifikation im Kindes- und Jugendalter. In G. Esser (Hrsg.), *Lehrbuch der Klinischen Psychologie und Psychotherapie des Kindes- und Jugendalters* (S. 134–151). Stuttgart: Thieme.

Schneider, W. & Marx, P. (2008). Früherkennung und Prävention von Lese-Rechtschreibschwierigkeiten. In F. Petermann & W. Schneider (Hrsg.), *Angewandte Entwicklungspsychologie* (S. 237–273). Göttingen: Hogrefe.

Schulte-Körne, G., Deimel, W. & Remschmidt, H. (2001). Zur Diagnostik der Lese-Rechtschreibstörung. *Zeitschrift für Kinder- und Jugendpsychiatrie und Psychotherapie, 29,* 113–116.

Schwenck, C. & Schneider, W. (2003). Einflussfaktoren für den Zusammenhang von. Rechen- und Schriftsprachleistungen im frühen Grundschulalter. *Kindheit und Entwicklung, 12,* 212–221.

Shalev, R. S., Auerbach, J., Manor, O. & Gross-Tsur, V. (1998). Persistence of developmental dyscalculia: what counts? Results form a three-year prospective follow-up study. *Journal of Paediatrics, 133,* 358–362.

Shaywitz, S. E., Shaywitz, B. A., Fletcher, J. M. & Escobar, M. D. (1990). Prevalence of reading disability in boys and girls. Results of the Connecticut longitudinal study. *The Journal of the American Medical Association, 264,* 998–1002.

Smits-Engelsman, B. C., Henderson, S. & Michels, C. (1998). The assessment of children with developmental coordination disorder in the Netherlands: The relationship between the Movement Assessment Battery for Children and the Körperkoordinationstest für Kinder. *Human Movement Science, 17,* 699–709.

Steinhausen H.-C. (2006). *Psychische Störungen bei Kindern und Jugendlichen: Lehrbuch der Kinder- und Jugendpsychiatrie und -psychotherapie*. München: Elsevier.

Stich, H. (2009). Teilleistungsstörungen bei Einschulungskindern. *Kinder- und Jugendmedizin, 9,* 42–51.

Süss-Burghart, H. (1997). Entwicklungstests in der Diagnostik mental retardierter Kinder. Vergleich der „Münchener Funktionellen Entwicklungsdiagnostik für das 2. und 3. Lebensjahr" mit den „Reynell Sprachentwicklungsskalen" und dem „Symbolic Play Test". *Frühförderung Interdisziplinär, 16,* 23–32.

Süss-Burghart, H. (1998). Der Untertest Sprechalter der Münchener Funktionellen Entwicklungsdiagnostik für das 2. und 3. Lebensjahr und die Mittlere Äußerungslänge in Morphemen aus Spontansprachproben bei mental retardierten Kindern. *Zeitschrift für Differentielle und Diagnostische Psychologie, 19,* 121–129.

Süss-Burghart, H. (2003). Die Validität des Sprachtests „SETK 3-5" im Vergleich mit „K-ABC"-Subtests und dem „AWST 3-6". *Frühförderung Interdisziplinär, 22,* 128–134.

Süss-Burghart, H. (2003). Der Sprachtest SETK-2 in der Anwendung bei entwicklungsauffälligen und geistig behinderten Kindern und im Vergleich mit der MFED2/3. *Frühförderung Interdisziplinär, 22,* 79–85.

Szagun, G., Stumper, B. & Schramm, S. A. (2009). *Fragebogen zur frühkindlichen Sprachentwicklung (FRAKIS)*. Frankfurt: Pearson Assessment.

Thomae, H. (1959). Entwicklungsbegriff und Entwicklungstheorie. In H. Thomae (Hrsg.), *Handbuch der Psychologie, Band 3: Entwicklungspsychologie* (S. 3–20). Göttingen: Hogrefe.

Tröster, H., Flender, J. & Reineke, D. (2004). *Dortmunder Entwicklungsscreening für den Kindergarten (DESK 3-6)*. Göttingen: Hogrefe.

Tröster, H., Flender, J. & Reineke, D. (2005). Dortmunder Entwicklungsscreening für den Kindergarten (DESK 3-6). *Kindheit und Entwicklung, 14,* 140–149.

van Luit, J. & van de Rijt, B. & Hasemann, K. (2001). *Osnabrücker Test zur Zahlbegriffsentwicklung (OTZ)*. Göttingen: Hogrefe.

von Aster, M. G. (1996). Psychopathologische Risiken bei Kindern mit umschriebenen schulischen Teilleistungsstörungen. *Kindheit und Entwicklung, 5,* 53–60.

von Aster, M., Kucian, K., Schweiter, M. & Martin, E. (2005). Rechenstörungen im Kindesalter. *Monatsschrift Kinderheilkunde, 153*, 614–622.
von Aster, M. G., Weinhold Zulauf, M. & Horn, R. (2006). *Neuropsychologische Testbatterie für Zahlenverarbeitung und Rechnen bei Kindern (ZAREKI-R)*. Frankfurt: Pearson Assessment.
von Loh, S. (2003). *Entwicklungsstörungen bei Kindern: Medizinisches Grundwissen für pädagogische und therapeutische Berufe*. Stuttgart: Kohlhammer.
von Suchodoletz, W. (Hrsg.). (2005). *Früherkennung von Entwicklungsstörungen: Frühdiagnostik bei motorischen, kognitiven, sensorischen, emotionalen und sozialen Entwicklungsauffälligkeiten*. Göttingen: Hogrefe.
von Suchodoletz, W. (2008). Sprech- und Sprachstörungen. In F. Petermann (Hrsg.), *Lehrbuch der Klinischen Kinderpsychologie* (6., vollst. veränd. Aufl., S. 223–238). Göttingen: Hogrefe.
Warnke, A. & Plume, E. (2008). Umschriebene Lese-Rechtschreibstörung. In F. Petermann (Hrsg.), *Lehrbuch der Klinischen Kinderpsychologie* (6., vollst. veränd. Aufl., S. 189–205). Göttingen: Hogrefe.
Weinhold Zulauf, M., Schweiter, M. & von Aster, M. (2003). Das Kindergartenalter: Sensitive Periode für die Entwicklung numerischer Fertigkeiten. *Kindheit und Entwicklung, 12,* 222–230.
WHO (1994). *Internationale Klassifikation psychischer Störungen. ICD-10: Forschungskriterien*. Bern: Huber.
Weise, G. (1975). *Psychologische Leistungstests, Band 1*. Göttingen: Hogrefe.
Weißhaupt, S., Peucker, S. & Wirtz, M. (2006). Diagnose mathematischen Vorwissens im Vorschulalter und Vorhersage von Rechenleistungen und Rechenschwierigkeiten in der Grundschule. *Psychologie in Erziehung und Unterricht, 53,* 236–245.
Willinger, U. (2003). Testbesprechung SETK 3-5, *Zeitschrift für Entwicklungspsychologie und Pädagogische Psychologie, 35,* 59–63.
Woerner, W., Becker, A., Friedrich, C., Klasen, H., Goodman, R. & Rothenberger, A. (2002). Normierung und Evaluation der deutschen Elternversion des Strengths and Difficulties Questionnaire (SDQ): Ergebnisse einer repräsentativen Felderhebung. *Zeitschrift für Kinder- und Jugendpsychiatrie und Psychotherapie, 30,* 105–112.
Wydra, G. (2008). Teststatistische Aspekte des MOT 4-6. In M. Knoll & A. Woll (Hrsg.), *Sport und Gesundheit in der Lebensspanne* (S. 131–135). Hamburg: Cwalina.
Wyschkon, A., Kohn, J., Ballaschk, K. & Esser, G. (2009). Sind Rechenstörungen genau so häufig wie Lese-Rechtschreibstörungen? *Zeitschrift für Kinder- und Jugendpsychiatrie und Psychotherapie, 37,* 499–512.
Zerahn-Hartung, C., Strehlow, U., Haffner, J., Pfüller, U., Parzer, P. & Resch, F. (2002). Normverschiebung bei Rechtschreibleistungen und sprachfreier Intelligenz. *Praxis der Kinderpsychologie und Kinderpsychiatrie, 51,* 281–297.
Zero to Three, National Center for Infants, Toddlers and Families (Hrsg.). (1999). *Diagnostische Klassifikation: 0–3 – Seelische Gesundheit und entwicklungsbedingte Störungen bei Säuglingen und Kleinkindern*. Wien: Springer.
Zimmer, R. & Volkamer, M. (1987). *Motoriktest für vier- bis sechsjährige Kinder (MOT 4-6)*. Weinheim: Beltz.